Anatomía Patológica

2.000 preguntas

de examen tipo test

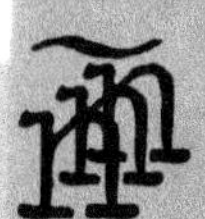

Triple Eñe Ediciones / TapaBlanda
ISBN: 978-8412207521

Fotos [Pixabay]
Portada: **German Zeiss** Alemania
Contraportada: **ACX** Polonia
Interior: **PawinG** Canadá y **Lars Plöger** Alemania

Diseño y maquetación: **Daniel García**
[www.daninet.net]

Última modificación:
26 de septiembre de 2023

Fuentes seleccionadas

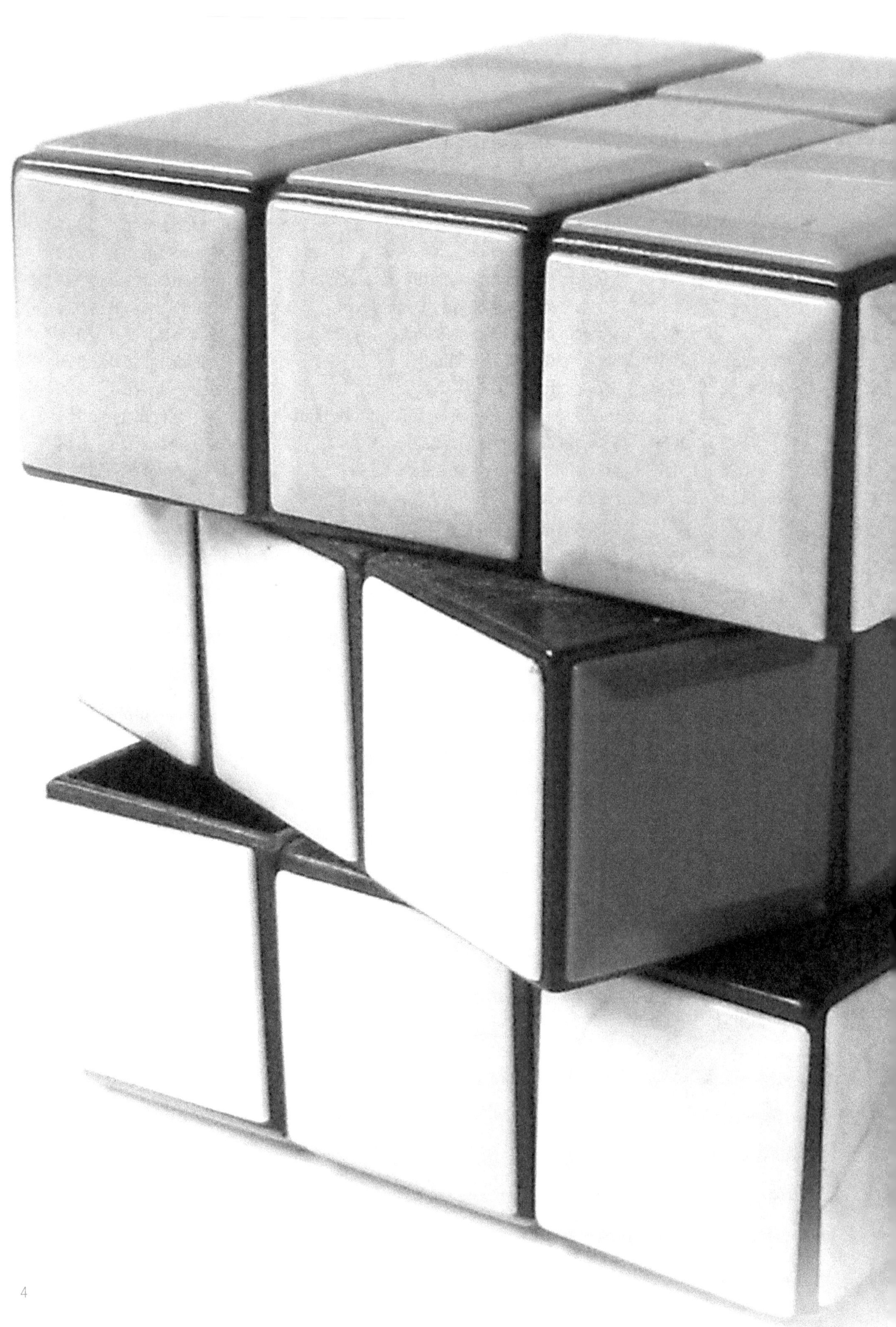

1. Qué es la biopsia incisional:

a. Biopsia en la que el tejido se obtiene con el endoscopio a través de cavidades naturales

b. La recogida de células provenientes de la descamación natural del epitelio

c. Es una extensión de la muestra sobre un portaobjeto

d. Biopsia en la que se extirpa todo el tejido anómalo

e. Biopsia en la que se extirpa solo una parte del tejido anómalo

2. Una vez realizado el proceso de coloración tisular, se realiza:

a. La rehidratación, aclaramiento y montaje definitivo

b. La deshidratación, aclaramiento y montaje definitivo

c. La hidratación, aclaramiento y montaje definitivo

d. La desparafinación y montaje definitivo

e. La decoloración y montaje definitivo

3. Cómo debe ser remitida al laboratorio de anatomía patológica una biopsia muscular:

a. En fresco

b. En formol tamponado al 4%

c. En glutaraldehído

d. En alcohol etílico

e. Ninguna de las anteriores

4. Cuál de estos fijadores actúa por reticulización de las proteínas:

a. Alcohol etílico

b. Ácido acético

c. Ácido pícrico

d. Formaldehido

e. Alcohol metílico

5. Qué cantidades necesitamos mezclar para preparar 100 ml. de ácido periódico al 0,5%:

a. 5 g de HIO4 y 100 ml de H2O

b. 10 g de HIO4 y 100 ml de H2O

c. 50 g de HIO4 y 100 ml de H2O

d. 0,1 g de HIO4 y 100 ml de H2O

e. 0,5 g de HIO4 y 100 ml de H2O

6. Aparato que permite realizar secuencialmente un número elevado de ciclos repetitivos programables con temperaturas diferentes y distintos tiempos de incubación, en biología molecular:

a. Termobloque

b. Cubeta de electroforesis

c. Termociclador

d. Espectrofotómetro

e. Vortex

7. Cuántos ml. de TBE 5X (Tampón de Tris, Borato y EDTA) hacen falta para preparar 1 litro de TBE 0,5X:

a. 50   b. 10   c. 5   d. 100   e. 0,5

8. Propiedad que tienen algunos tejidos de reducir el nitrato de plata amoniacal a plata metálica:

a. Argirofilia
b. Efecto mordiente
c. Argentafinidad
d. Metacromasia
e. Diferenciación

9. Instrumento más adecuado para cortar los cartílagos costales en autopsia de un paciente adulto:

a. Bisturí
b. Enterótomo
c. Costotomo
d. Tijeras de punta roma
e. Sierra de cráneo

10. El efecto persiana que se produce en los cortes realizados con el micrótomo pueden deberse a que:

a. La angulación de la cuchilla es inferior a 10°
b. La angulación de la cuchilla es superior a 15°
c. La angulación de la cuchilla es 0°
d. El bloque no está suficiente frío
e. La cuchilla ha perdido su filo

11. Técnica utilizada en histoquímica para detectar espiroquetas:

a. Grocott
b. Warthin-Starry
c. Plata metenamina
d. Azul de toluidina
e. Reticulina

12. Qué paso del procesamiento de las muestras histológicas en el laboratorio de anatomía patológica es el que confiere a los tejidos una dureza que impide su fragmentación durante el corte:

a. La fijación
b. La inclusión
c. La decalcificación
d. La hidratación
e. Ninguna de las anteriores

13. Fijador más usado para microscopía electrónica:

a. Bouin
b. Metanol
c. Glutaraldehido
d. Etanol
e. Formol

14. A qué se denomina impronta:

a. Al contacto del portaobjeto con la superficie del tejido
b. A la fijación del tejido con parafina
c. A la extensión de la muestra sobre un portaobjeto
d. A la centrifugación del material a estudio
e. Todas son correctas

15. Técnica de histoquímica utilizada para la detección de melanina:

a. Plata metenamina
b. Von Kossa
c. Reticulina
d. Tricrómico de Masson
e. Masson-Fontana

16. Qué es una sonda en biología molecular:

a. Una cadena de nucleótidos complementaria a la secuencia diana
b. Un fragmento de ADN o ARN con una secuencia desconocida
c. Un isótopo radiactivo
d. Un grupo amino marcado
e. Ninguna es correcta

17. Propiedad que tiene un tejido de adquirir una coloración diferente al del colorante utilizado:

a. Ortocromasia
b. Argirofilia
c. Impregnación
d. Diferenciación
e. Metacromasia

18. Sustancia que actúa como eslabón o vínculo entre el tejido y el colorante, acrecentado la unión específica entre ambos:

a. Cromógeno
b. Fluorocromo
c. Mordiente
d. Impregnación
e. Fosfatasa Alcalina

19. Procedimientos preestablecidos y autosuficientes que permiten conocer el histórico, la ubicación y la trayectoria de un producto o lote de productos a lo largo de la cadena de suministros en un momento dado, a través de herramientas determinadas:

a. Trazabilidad
b. Calidad
c. Documentación Sanitaria
d. Clonalidad
e. Ninguna es correcta

20. Cuando la cuchilla del micrótomo está excesivamente paralela al bloque:

a. Permite producir secciones muy finas
b. Se obtienen cortes discontinuos de gran grosor
c. El filo tiende a introducirse profundamente en la parafina
d. Origina pequeñas ondulaciones en la superficie del bloque
e. Ninguna es correcta

21. Como regla general las muestras han de llegar al Servicio de Anatomía Patológica:

a. En fresco
b. En formol al 10%
c. En Formol al 15%
d. En suero fisiológico
e. En alcohol etílico

22. En las coloraciones nucleares de las técnicas histoquímicas los núcleos:

a. se tiñen con colorantes básicos
b. se tiñen con colorantes ácidos
c. se tiñen con colorantes neutros
d. no se tiñen
e. Ninguna es correcta

23. Recomendación para evitar errores en la identificación del recipiente:

a. En caso de enviarse la muestra con fijador, la etiqueta se aplicará en el recipiente una vez se haya rellenado de formol y antes de introducir la muestra en su interior delante del paciente
b. En caso de enviarse la muestra con fijador, la etiqueta se aplicará en el recipiente, una vez se haya rellenado de formol y después de introducir la muestra en su interior una vez que se vaya el paciente
c. No se pondrán las etiquetas en las hojas ni en los recipientes hasta no haber sido retirados los del paciente anterior
d. Se deben etiquetar previos todos los recipientes de los pacientes del día, para agilizar el tiempo de la consulta
e. A y C son correctas

24. Cromógeno más utilizado en las técnicas de inmunohistoquímica:

a. Diaminobenzidina
b. Fosfatasa Alcalina
c. Peroxidasa
d. Avidina
e. Fluorocromo

25. Cuál de estos instrumentos es el más adecuado para cortar los cartílagos costales en una autopsia de un paciente adulto:

a. Bisturí
b. Enterótomo
c. Costotomo
d. Tijeras de punta roma

26. De las siguientes acciones que se llevan a cabo durante una autopsia, señale cuál puede producir riesgo de lesión por objeto cortante o punzante:

a. Depositar el instrumental en la mesa de autopsias o sobre el cadáver
b. Usar tijeras de punta roma en detrimento del bisturí
c. Deben localizarse de forma segura en la bandeja de instrumentación
d. Desechar los objetos punzantes en contenedores destinados a tal fin

27. La Cabina de seguridad biológica Clase II:

a. Ofrece protección al personal y al ambiente pero no protege el producto con el cual se trabaja
b. Protege al personal, producto y medio ambiente
c. Es una cabina totalmente sellada y la adecuada para trabajar con agentes clasificados con nivel de bioseguridad 4
d. Todas son correctas

28. Cuál de estos genotipos de HPV es de alto grado:

a. 6,11
b. 16,18
c. 42,44
d. 40, 72

29. Si sometemos el ADN a electroforesis, éste tendera a moverse hacia:

a. El polo positivo, porque su carga es negativa
b. El polo negativo, porque su carga es positiva
c. El polo más cercano
d. A ambos polos, negativo y positivo, porque su carga es neutra

30. Capas del corazón, de fuera adentro:

a. Pericardio, miocardio, endocardio
b. Miocardio, pericardio, endocardio
c. Pericardio, endocardio, miocardio
d. Endocardio, miocardio, pericardio

31. No es un requisito para realizar una autopsia clínica:

a. Certificado de muerte cierta
b. Autorización de estudio necrópsico o consentimiento informado
c. Resumen de la historia clínica
d. Documento de la declaración de voluntades anticipadas

32. Según el sistema Bethesda, la lesión escamosa intraepitelial de bajo grado (LSIL) incluye:

a. HPV(virus de papiloma humano), DL (displasia leve), CIN I (neoplasia intraepitelial cervical escamosa 1)
b. CIS (carcinoma in situ)
c. Metaplasia escamosa
d. Las tres son correctas

33. Las muestras recibidas en el laboratorio de Anatomía Patológica se revisan, comprobando que cumplen las normas de:

a. Obtención, recogida, conservación, transporte e identificación unívoca coincidiendo con los correspondientes volantes de solicitud
b. Recogida, conservación, transporte e identificación unívoca coincidiendo con los correspondientes volantes de solicitud
c. Conservación, transporte e identificación unívoca coincidiendo con los correspondientes volantes de solicitud
d. Recogida, transporte e identificación unívoca coincidiendo con los correspondientes volantes de solicitud

34. De las diferentes técnicas de evisceración en una autopsia cuál se caracteriza por extraer los órganos individualmente después de haber sido examinados y diseccionados in situ:

a. Rokitansky
b. Letulle
c. Virchow
d. Anton Ghon

35. Porción del cérvix en la que el epitelio glandular está sustituyéndose por escamoso:

a. Espacio de Hoeven
b. Unión Mülleriana
c. Zona de transformación
d. Zona de transmisión

36. Se conoce como Hiperplasia a:

a. El aumento del tamaño de las células de un tejido
b. El aumento del número de células de un tejido
c. El aumento del tamaño del núcleo celular
d. La desproporción entre el tamaño del núcleo y del citoplasma

37. Hábitat natural en el que un agente infeccioso vive, crece y se multiplica:

a. Vehículo
b. Reservorio
c. Huésped
d. Fuente de infección

38. En la detección de la proteína p16 y de la Ki-67 o "Tinción Dual" para la detección de lesiones del cuello uterino asociadas a infección por el virus del papiloma humano:

a. El citoplasma marrón indica sobreexpresión de la proteína p16
b. El citoplasma rojo indica sobreexpresión de la proteína p16
c. El citoplasma marrón indica sobreexpresión de la proteína ki 67
d. El núcleo marrón indica expresión del antígeno de proliferación celular Ki-67

39. Qué infección de cérvix produce coilocitosis y paraqueratosis/disqueratosis en el epitelio escamoso:

a. Cervicitis folicular
b. Clamidias
c. Infección por HPV (virus del papiloma humano)
d. Herpes genital

40. Qué técnica de histoquímica se utiliza para la detección de melanina:

a. Plata metenamina
b. Von kossa
c. Masson-Fontana
d. Tricrómico de Masson

41. Cuál de las siguientes medidas NO es necesaria para un nivel de contención de bioseguridad biológica 3 en la sala de autopsias:

a. Separación entre zona sucia y limpia
b. Acceso restringido al personal designado
c. Superficies de trabajo resistentes a ácidos, álcalis, disolventes y desinfectantes, impermeables al agua y de fácil limpieza
d. Tomas de aire para equipos de respiración autónoma

42. El lavado broncoalveolar (BAL) se obtiene mediante:

a. inyección de una cantidad de solución salina que lava los alveolos pulmonares
b. raspado de la lesión directamente
c. aspiración del moco bronquial
d. expectoración

43. Durante la fase proliferativa del endometrio son frecuentes:

a. Mitosis
b. Células endometriales de citoplasma amplio
c. Células endometriales que acumulan glucógeno en el citoplasma
d. Ninguna de las tres

44. Capacidad de un agente infeccioso de producir enfermedad en personas infectadas:

a. Patogenicidad
b. Inmunogenicidad
c. Infectividad
d. Virulencia

45. En las coloraciones nucleares de las técnicas histoquímicas los núcleos se tiñen con colorantes:

a. básicos
b. ácidos
c. neutros
d. Ninguna de las tres

46. Las categorías de calidad de las muestras en el sistema Bethesda 2001 son:

a. Satisfactoria para la evaluación-insatisfactoria para la evaluación
b. Satisfactoria- satisfactoria pero limitada-insatisfactoria
c. Muestra evaluada-muestra rechazada
d. Ninguna de las tres

47. NO es característica fundamental que deba tener el líquido fijador:

a. Efecto microbicida
b. Provocar sobre el tejido retracciones o distorsiones
c. Capacidad de bloquear de inmediato la autolisis
d. Inducción de cambios en la textura y composición tisular que favorezcan la inclusión, corte y coloración del material

48. Según las recomendaciones de la Sociedad Española de Anatomía Patológica, hay que conservar los bloques de parafina de biopsia y piezas quirúrgicas un mínimo de cuántos años tras el diagnóstico:

a. 2   b. 5   c. 8   d. 10

49. Qué proceso tiene como objetivo principal preservar la composición molecular y bioquímica de los tejidos:

a. Inclusión
b. Fijación histológica
c. Fijación histoquímica
d. Decalcificación

50. Señale la INCORRECTA. La citología por punción aspiración con aguja fina es una prueba:

a. Permite extraer por aspiración algunas células de una lesión tumoral
b. Se obtiene mediante la punción con agujas de corte trucut
c. Con la punta de la aguja se realizan varios movimientos para conseguir que se desprendan algunas células y poder aspirarlas
d. El material obtenido permite la valoración diagnóstica citológica, inmunocitoquímica y estudios moleculares

51. Las directrices requeridas por el sistema Bethesda 2001 para una "muestra suficiente" en citología líquida son, cuántas células escamosas bien conservadas y visualizadas para una evaluación satisfactoria:

a. 500
b. 5.000
c. 1.000
d. 8.000

52. Tras la muerte, la rigidez cadavérica de la musculatura estriada esquelética comienza al de:

a. 30 min
b. 3 h
c. 10 h
d. 24 h

53. Según la Nota Técnica de Prevención 878 del Instituto Nacional de Seguridad en el trabajo, sobre la clasificación, etiquetado y envasado de sustancias químicas en la UE, sobre indicaciones de peligro para la salud humana:

a. H300 Provoca irritación cutánea
b. H319 Provoca irritación ocular grave
c. H301 Puede irritar las vías respiratorias
d. H330 Tóxico en contacto con la piel

54. Técnica clave para el diagnóstico de enfermedad de Hirschsprung:

a. Fosfatasa alcalina
b. Acetilcolinesterasa
c. Fosforilasa
d. Deshidrogenasa succínica

55. Las biopsias renales recibidas en fresco en el laboratorio,se procesaran con los siguientes fijadores según la técnica de estudio a realizar. Indique la FALSA:

a. Glutaraldehído para microscopía electrónica
b. Isopentano -50ºC para técnicas de inmunofluorescencia
c. Acetato de uranilo para micrótomo de congelación
d. Formol para microscopía óptica

56. Qué células de las glándulas gástricas secretan ácido clorhídrico:

a. Las principales
b. Las endocrinas
c. Las parietales
d. Las glandulares o mucosas

57. En el microscopio óptico, la capacidad de aumentar las imágenes se produce por la combinación de:

a. Objetivo y oculares
b. Objetivo y condensador
c. Oculares y diafragma de campo
d. Diafragma de campo y condensador

58. Cuál de estos componentes del microscopio óptico no pertenece a la parte mecánica:

a. Condensador
b. Revólver
c. Platina
d. Tornillos macro y micrométricos

59. Uno de los siguientes componentes NO se utiliza en un microscopio óptico:

a. Platina
b. Condensador
c. Objetivo
d. Campos magnéticos

60. Qué técnica usaríamos para la detección de células hepáticas infectadas en la Hepatitis B:

a. Von Kossa
b. Pas
c. Orceina de Shikata
d. Gram

61. La pipeta Pasteaur es:

a. No graduada pero sí calibrada
b. No calibrada pero sí graduada
c. Graduada y calibrada
d. Ni graduada ni calibrada

62. Entre las funciones del Técnico Especialista de Anatomía Patológica y Citología NO se encuentra:

a. Realizar el registro fotográfico de piezas y preparaciones a nivel macroscópico bajo la supervisión del facultativo
b. Realizar el registro fotográfico de piezas y preparaciones a nivel microscópico y ultramicroscópico bajo la supervisión del facultativo
c. Realizar los bloques celulares, en caso requerido, siguiendo los protocolos de trabajo establecidos en el laboratorio y cumpliendo la normativa aplicable
d. Validar, realizar el control de calidad y emisión del informe final de los resultados de las citologías

63. Señale la INCORRECTA. El uso de la citología en medio líquido se recomienda por qué:

a. Disminuye el número de muestras insatisfactorias
b. No permite realizar pruebas complementarias
c. Requiere menor tiempo de estudio microscópico
d. Se puede obtener más de un porta en el mismo vial

64. Las células de Langhans son:

a. Una célula gigante en cuyo citoplasma se acumula glucógeno
b. Una célula escamosa queratinizada
c. Una célula multinucleada gigante típica de la tuberculosis
d. Ninguna de las tres

65. La cristalización de material de granulación de los leucocitos polimorfonucleares eosinófilos es característico de:

a. Espirales de Curschmann
b. Células de Langhans
c. Cristales de Charcot-Leyden
d. Cuerpos ferruginosos

66. Según la OMS, son 5 los momentos en los que esta indicados la higiene de manos:

a. 1. Antes del contacto con el paciente; 2. antes de realizar una tarea aséptica; 3. después del riesgo de exposición a fluidos corporales; 4. después del contacto con el paciente; 5. después del contacto con el entorno del paciente
b. 1. Antes de entrar en la habitación; 2. antes de realizar una tarea aséptica; 3. después del riesgo de exposición a fluidos corporales; 4. tras el contacto con el paciente; 5. tras salir de la habitación
c. 1. Antes del contacto con el entorno del paciente; 2. antes de realizar una tarea aséptica; 3. después del riesgo de exposición a sangre; 4. después del contacto con el paciente; 5. después del contacto con el entorno del paciente
d. 1. Antes de entrar en la habitación; 2. antes del contacto con el paciente; 3. antes de realizar una tarea aséptica; 4. después del riesgo de exposición a fluidos corporales; 5. antes de salir de la habitación

67. En el protocolo de detección precoz de cáncer de cérvix, el co-test es:

a. La realización de citología cervical y la prueba de VPH (virus de papiloma humano) simultáneamente
b. La realización de biopsia cervical y de citología cervical simultáneamente
c. La realización de dos pruebas de determinación de VPH (virus de papiloma humano) sucesivas
d. La realización de dos citologías cervicales sucesivas

68. La fotografía microscópica es muy importante en todos los ámbitos de la anatomía patológica, pero tiene un papel decisivo en:

a. La citología ginecológica
b. Las preparaciones histológicas de autopsias
c. Las preparaciones histológicas de biopsias
d. Las preparaciones de microscopía electrónica

69. El tipo de tejido epitelial que presenta la mucosa vaginal es:

a. Poliestratificado plano queratinizado
b. Poliestratificado plano no queratinizado
c. Cúbico ciliado
d. Cilíndrico ciliado

70. Variante de la autopsia que se realiza por punciones múltiples en la que se utiliza un ecógrafo para guiarnos en la toma de muestra por punción:

a. Virtopsia
b. Ecopsia
c. Endopsia
d. Radiopsia

71. En biología molecular, aparato que permite realizar secuencialmente un número elevado de ciclos repetitivos programables con temperaturas diferentes y distintos tiempos de incubación:

a. Termobloque
b. Cubeta de electroforesis
c. Termociclador
d. Espectrofotómetro

72. Se denomina 'decidua' a:

a. Endometrio con cambios característicos durante la gestación
b. Endocérvix con cambios característicos durante la gestación
c. Proliferación de células basales
d. Todas las respuestas son incorrectas

73. En las técnicas de inmunohistoquímica, qué ventaja tienen los anticuerpos policlonales respecto a los anticuerpos monoclonales:

a. Tienen mayor sensibilidad
b. Tienen una alta homogeneidad
c. Ausencia de variabilidad entre lotes
d. Producción independiente del estado inmunológico del animal

74. Desde la muerte del paciente, en la historia clínica deben conservarse los informes de necropsia durante como mínimo:

a. 3 años
b. 5 años
c. 10 años
d. 15 años

75. La presencia de Actinomyces en las muestras cervicovaginales está directamente relacionada con:

a. Tratamiento prolongado con antibióticos
b. La presencia de DIU
c. Aparecen durante el embarazo
d. Infecciones por virus

76. Método más adecuado para realizar el enfoque cuando se visualiza una preparación a microscopio óptico:

a. Comenzar colocando el objetivo lo más cerca de la preparación y alejarlo lentamente
b. Comenzar colocando el objetivo lo más alejado de la preparación y acercarlo lentamente
c. La situación de la preparación respecto al objetivo es indiferente
d. Comenzar colocando el objetivo a la mitad del recorrido total de la platina y mover lentamente hacia arriba y abajo

77. Impronta es:

a. Al contacto del portaobjeto con la superficie del tejido
b. A la fijación del tejido con parafina
c. A la extensión de la muestra sobre un portaobjeto
d. A la centrifugación del material a estudio

78. En el microscopio electrónico de transmisión, la fuente de electrones generalmente es de:

a. Iridio
b. Cuarzo
c. Tungsteno
d. Platino al vacío

79. Los criterios de calidad del sistema Bethesda 2001 son aplicables a:

a. La citología líquida pero no a extendidos convencionales
b. Los extendidos convencionales pero no a la citología líquida
c. La citología líquida y a extendidos convencionales
d. Ninguna de las tres

80. La técnica de elección en el diagnóstico citológico de la patología digestiva esofágica es:

a. Lavado
b. Cepillado
c. Abrasión
d. Ninguna de las tres

81. Una vez realizado el proceso de coloración tisular, se realiza:

a. La rehidratación, aclaramiento y montaje definitivo
b. La deshidratación, aclaramiento y montaje definitivo
c. La desparafinación y montaje definitivo
d. La decoloración y montaje definitivo

82. Visualización e interpretación remota de las diferentes muestras:

a. Preparaciones Virtuales
b. Video digital
c. Telepatología
d. Fotografía digital

83. En el concepto de preparación virtual en el ámbito de la Anatomía Patológica, es FALSO:

a. Es la imagen digitalizada de una preparación completa
b. Sustituye a la preparación convencional
c. Requiere de sistemas informáticos especiales para su visualización
d. Es una copia digital de la preparación convencional

84. Cómo debe ser remitida al laboratorio de anatomía patológica una biopsia muscular:

a. En fresco
b. En formol tamponado al 4%
c. En glutaraldehído
d. Ninguna de las anteriores

85. El EA-50 es un colorante:

a. Básico
b. Ácido
c. Neutro
d. Metacromático

86. La principal vía de entrada del Formaldehído en el organismo es la:

a. Vía inhalatoria
b. Absorción cutánea
c. La ingestión accidental
d. Percutánea

87. En el proceso inclusión de tejidos en parafina se realizan varios pasos por alcoholes de graduación creciente. Cómo se denomina a esta etapa:

a. Hidratación
b. Deshidratación
c. Aclaramiento
d. Infiltración

88. Según el reglamento (CE) número 1272/2008 sobre clasificación, etiquetado y envasado de sustancias y mezclas (CLP):

a. La etiqueta debe contener los siguientes elementos: Cantidad nominal de la sustancia o mezcla. Nombre químico o identificador del producto. Nombre, dirección y teléfono del proveedor o proveedores. Pictogramas de peligro, palabras de advertencia, indicaciones de peligro y consejos de prudencia. Información suplementaria si procede
b. La etiqueta no es una herramienta para comunicar información sobre los peligros y uso seguro de las mezclas
c. Se aplica solo a productos químicos industriales
d. No obliga a los proveedores a clasificar los productos químicos previo a su comercialización

89. La sustitución de un epitelio endocervical por epitelio escamoso se denomina:

a. Hiperqueratosis
b. Metaplasia escamosa
c. Hiperplasia
d. Ectopia

90. En qué zona del riñón se localizan los cálices:

a. Pelvis renal
b. Cápsula renal
c. Médula renal
d. Corteza renal

91. Según la Nota Técnica de Prevención 878 del Instituto Nacional de Seguridad en el trabajo En relación a los pictogramas de peligro, señale la INCORRECTA:

a. Son composiciones gráficas que contienen un símbolo negro sobre un fondo blanco con un marco rojo
b. Tienen forma de triángulo apoyado en un vértice
c. Deben figurar en la etiqueta según las categorías de peligro asociadas a cada sustancia o mezcla
d. Deben ser claramente visibles

92. El proceso de decalcificación en anatomía patológica:

a. Se realiza sobre el material no mineralizado y mineralizado
b. Es la capacidad que tienen algunas estructuras de eliminar sus elementos cálcicos
c. Elimina sales cálcicas insolubles
d. Por atracción electrostática, se hacen precipitar sales metálicas sobre los tejidos

93. Cuántos moles de NaOH hay en 80 gr de dicha sustancia sabiendo que su peso molecular es de 40:

a. 1 mol
b. 2 moles
c. 3 moles
d. 4 moles

94. El criostato consta de un micrótomo incluido en una cámara de congelación. Qué tipo de micrótomo es:

a. Microtomo de deslizamiento
b. Ultramicrotomo
c. Microtomo de rotación
d. Microtomo láser

95. Los cambios celulares reactivos NO están asociados con:

a. Inflamación
b. Radioterapia
c. Dispositivos intrauterinos (DIU)
d. Bacilos de Dodherleim

96. Técnica utilizada en histoquímica para detectar espiroquetas:

a. Grocott
b. Warthin-Starry
c. Plata metenamina
d. Azul de toluidina

97. Cuál de estas tres afirmaciones es FALSA:

a. El criostato es el aparato utilizado para realizar cortes histológicos de tejidos congelados
b. El criostato se destina a cortes fijados e incluidos en parafina
c. El criostato también se denomina criotomo
d. Las tres son falsas

98. Fijador validado para técnicas diagnósticas en Anatomía Patológica:

a. Bouin
b. Formol
c. Glutaraldehído
d. Todas son ciertas

99. Sobre el uso de la parafina como medio de inclusión en histología:

a. El punto de fusión oscila entre los 60 y los 65°C
b. El punto de plasticidad es la temperatura más baja a la que puede ocurrir una deformación permanente sin fracturar
c. No aumenta la dureza y homogeneidad del bloque
d. Todas son ciertas

100. La protección eficaz en materia de seguridad y salud en el trabajo es:

a. un derecho de los trabajadores y un deber del empresario y de las Administraciones Públicas
b. un derecho de los trabajadores y del empresario y un deber de las Administraciones Públicas
c. un derecho y un deber de los trabajadores, del empresario y de las Administraciones Públicas
d. un deber de los trabajadores, del empresario y de las Administraciones Públicas

101 A	126 D	151 D	176 C
102 B	127 A	152 B	177 C
103 A	128 A	153 C	178 A
104 D	129 C	154 D	179 B
105 B	130 C	155 A	180 D
106 B	131 B	156 C	181 C
107 A	132 C	157 C	182 D
108 D	133 C	158 D	183 B
109 A	134 A	159 C	184 C
110 A	135 CD	160 B	185 B
111 B	136 D	161 D	186 A
112 A	137 C	162 D	187 D
113 D	138 C	163 A	188 B
114 D	139 D	164 B	189 A
115 B	140 B	165 D	190 B
116 C	141 D	166 D	191 C
117 C	142 D	167 C	192 A
118 A	143 C	168 AC	193 A
119 A	144 B	169 B	194 B
120 D	145 B	170 B	195 B
121 C	146 D	171 A	196 A
122 D	147 C	172 C	197 B
123 B	148 D	173 B	198 A
124 D	149 DB	174 D	199 B
125 C	150 C	175 D	200 C

FALLOS:

* [sept. 2020] Tras impugnación, el tribunal ha aceptado como válida también la respuesta indicada en segundo lugar en: **135**, **149** y **168**

101. En un trasplante, el complejo mayor de histocompatibilidad es:

a. un grupo de genes
b. un solo gen
c. una proteína
d. una molécula

102. Con la técnica de Perl demostramos:

a. Hierro ferroso
b. Hierro férrico
c. Hierro en general
d. Cobre

103. Para incluir una estructura tubular en un bloque de parafina tendremos en cuenta que:

a. La orientación debe ser tan vertical como sea posible
b. Debe ser incluida con un ligero ángulo en relación al borde de la cuchilla
c. Debe colocarse de forma que la cuchilla no pase por todas las caras del tejido
d. La cuchilla debe hacer los cortes de forma paralela al eje longitudinal del tubo

104. El TEAP, ¿tiene responsabilidad legal derivada de una incorrecta manipulación de sustancias químicas que pueda producir daños a compañeros de trabajo, instalaciones o medio ambiente?

a. No, la responsabilidad legal es solo con respecto a los pacientes
b. Sí, pero solo en lo que se refiere al medio ambiente
c. No tiene ninguna responsabilidad legal
d. Sí, siempre

105. Técnica que NO se emplea para colorear fibras colágenas:

a. Picrofucsina de Van Gienson
b. Resorcina Fucsina de Weigert
c. Técnica de Cason
d. Rojo Sirio

106. La determinación de fibras elásticas se realiza con la técnica de:

a. Fontana-Masson
b. Método de la Orceína
c. Tricrómico de Mallory
d. Fucsina de Van Gienson

107. Con qué infección asociamos el cáncer de cérvix uterino:

a. Infección por virus del papiloma humano
b. Infección por virus de herpes simple
c. Infección gonocócica
d. Infección por Cándida Albicans

108. El personal estatutario temporal se clasifica según el tipo de nombramiento en:

a. Interino y sustituto
b. Interino, eventual y sustituto de larga duración
c. Temporales y fijos
d. Eventual, interino y sustituto

109. Con qué técnica histoquímica diferenciaremos el ARN del ADN:

a. Verde de metilo-pironina
b. Reacción de Feulgen
c. Reacción de Gordon-Sweet
d. Reacción de PAS

110. Instrumental más adecuado para abrir una pieza de colostomía:

a. Enterótomo
b. Costótomo
c. Tijeras de punta roma
d. Escoplo

111. Con qué tipo de colorantes se tiñen los nucléolos:

a. Básicos
b. Ácidos
c. Neutros
d. Metacromáticos

112. NO son elementos básicos de los que se sirve la seguridad biológica para la contención del riesgo provocado por los agentes infecciosos:

a. Informes normalizados
b. Prácticas de trabajo
c. Cabinas de seguridad
d. Equipos de Protección individual

113. Coloración más habitual para determinar sustancia amiloide:

a. Sudán Negro
b. PAS
c. Tricrómico de Masson
d. Tioflavina T

114. La columna vertebral se divide en cuatro porciones:

a. cervical, dorsal, lumbar y columna pélvica
b. cervical, dorso-lumbar, lumbo-sacra y pélvica
c. cérvico-dorsal, lumbar, pélvica y sacra
d. Ninguna de las tres

115. Células que contienen los túbulos seminíferos:

a. Células de Kupffer
b. Células de Sertoli
c. Células seminíferas
d. Son correctas A y C

116. De las siguientes soluciones descalcificantes, cuál contiene ácidos fuertes:

a. Citrato sódico
b. EDTA
c. Solución acuosa de ácido nítrico
d. Ácido fórmico

117. Líquido fijador que actúa formando sales con los tejidos:

a. Acetona
b. Ácido acético y ácido tricloro acético
c. Ácido pícrico y acetato de uranilo
d. Formol

118. En inmunohistoquímica, enzima más empleada como trazador:

a. La peroxidasa
b. Fosfatasa alcalina
c. Dioxigenina
d. Iones de plata

119. NO es una técnica de biología molecular:

a. AgNor
b. Secuenciación masiva
c. Polimerasa-transcripción-reversa
d. PCR

120. En el transcurso de un operativo de procuración, ablación e implante de órganos, se deben realizar los siguientes estudios:

a. Grupo sanguíneo del potencial donante vivo o cadavérico (PDC)
b. Tipificación HLA del PDC
c. Cross-match pre trasplante de los potenciales receptores (PR)
d. Todas son correctas

121. Un antígeno es:

a. Cualquier sustancia que introducida en un animal desencadena la síntesis de proteínas
b. La sustancia que solo provoca la producción de anticuerpos
c. Cualquier sustancia que introducida en un animal es capaz de provocar una respuesta inmunitaria, ya sea humoral, celular o ambas
d. Las moléculas que no son capaces de producir anticuerpos

122. Técnica de coloración rápida más utilizada para teñir preparaciones citológicas:

a. Shorr
b. Gram
c. Pas
d. Diff-Quik

123. Entre los distintos grados evolutivos que tienen las displasias:

a. La displasia nunca progresa hacia un carcinoma infiltrante
b. La displasia puede permanecer estable, con extensión o no a otras partes del epitelio
c. La displasia no suele regresar de modo espontáneo ni tras una terapia conservadora
d. Son ciertas A y B

124. NO es una parte mecánica del microscopio óptico:

a. Tornillo macrométrico
b. Tornillo micrométrico
c. Revólver
d. Estativo

125. Se denomina ángulo de inclinación en microtomía:

a. el determinado por el plano que se apoya sobre la faceta superior del filo de la cuchilla y la superficie del boque
b. el formado por el plano superior de la faceta de corte de la cuchilla y la perpendicular al plano del bloque
c. el formado por el plano que discurre por la cara inferior de la cuchilla y el plano de corte sobre el bloque
d. Ninguna de las tres

126. Qué técnica de tinción utilizaríamos en una biopsia de trasplante pulmonar:

a. Técnica de Gram
b. Pas
c. Hematoxilina-Eosina
d. Todas se pueden utilizar

127. Técnica útil para el diagnóstico de las células hepáticas infectadas en la Hepatitis B:

a. Orceína de Shikata
b. Pas
c. Hierro coloidal
d. Von Kossa

128. En las técnicas de hibridación in situ por fluorescencia (FISH) encontramos la señal en:

a. El núcleo
b. El citoplasma
c. En las mitocondrias
d. En la membrana celular

129. Cuál es el inconveniente para usar el alcohol etílico como fijador tisular:

a. No es un notable agente bactericida
b. No posee gran velocidad de penetración
c. Endurece y contrae excesivamente los tejidos
d. Deshidrata pero no fija los tejidos

130. Qué efecto negativo provoca la fijación con formol en las técnicas de inmunohistoquímica:

a. Aumento de la afinidad antígeno-anticuerpo
b. Fondo muy sucio
c. Enmascaramiento antigénico
d. Ninguna es cierta

131. Corresponde a la fase analítica:

a. Evaluación de los controles positivos y negativos
b. Tratamiento de las muestras en el laboratorio
c. Hoja de petición
d. Recepción, identificación y registro de muestras

132. A qué se denomina platina en un microscopio compuesto binocular:

a. A la base del microscopio que posee el peso suficiente para dar estabilidad al aparato
b. A la columna perpendicular al pie
c. A la plataforma horizontal con un orificio central donde se coloca la preparación
d. A la pieza metálica en forma de casquete situada en el extremo del tubo donde se encuentran los objetivos

133. En la técnica de Papanicolaou se utiliza como colorante nuclear:

a. La Eosina
b. El OG-6
c. La Hematoxilina
d. El EA-50

134. Secuencia correcta en una técnica de biología molecular:

a. Extracción/Purificación – Amplificación – Visualización
b. Extracción – Purificación – Visualización
c. Marcado enzimático – Extracción – Amplificación – Visualización
d. Ninguna es correcta

135. SNOMED significa:

a. Sistema normativo en medicina
b. Síndrome obstétrico en medicina
c. Nomenclatura sistematizada en medicina
d. Sistema nomenclatológico en medicina

136. La diferenciación de la sustancia amiloide AA de los otros tipos se realiza mediante:

a. Método Rojo Congo acidificado
b. Método Rojo Congo alcalino
c. Gomori alcalino
d. Reacción del Permanganato potásico más Rojo Congo

137. Para detectar lípidos en un tejido empleamos la técnica:

a. Método de Carmín de Best
b. Mucicarmín de Mayer
c. Método de Sudán IV
d. Coloración de Weigert

138. Según el artículo 56 de la Ley General de Sanidad, a quién corresponde delimitar las demarcaciones denominadas Áreas de Salud:

a. Al Estado
b. A las Entidades Locales
c. A la Comunidad Autónoma
d. Al Ministerio de Sanidad

139. Qué tipo de mantenimiento podemos realizar en los equipos de laboratorio:

a. global
b. correctivo
c. preventivo
d. Los tres

140. A partir de qué reactivo se obtiene el reactivo de Schiff:

a. Lipofucsina
b. Fucsina básica
c. Fucsina ácida
d. Hemofucsina

141. Las cuchillas empleadas en microscopía electrónica pueden ser:

a. De acero tipo filo C
b. De vidrio
c. De diamante
d. Son correctas B y C

142. Es característico de un buen fijador:

a. Que posea efecto bacteriolítico
b. Que provoque una mínima retracción en la arquitectura del tejido
c. Que tenga capacidad de bloquear la autolisis
d. Todas son correctas

143. Cuál de las siguientes muestras NO pertenece al grupo de citología exfoliativa:

a. Muestra de la mucosa cérvico-vaginal
b. Muestra de orina
c. Muestra obtenida por PAAF (Punción Aspiración con Aguja Fina)
d. Muestra de esputo

144. Glándula salival de mayor tamaño situada debajo del lóbulo de la oreja:

a. Submaxilar
b. Parótida
c. Sublingual
d. Timo

145. El microtomo tipo Minot es:

a. De deslizamiento
b. De rotación
c. De congelación
d. De oscilación

146. Qué parámetros intervienen en la deshidratación de los tejidos:

a. Volumen y número de pasos deshidratantes
b. Tiempo
c. Graduación de los alcoholes
d. Todas son ciertas

147. NO es un órgano linfoides:

a. Timo
b. Amígdalas
c. Riñón
d. Ganglios linfáticos

148. Qué trazadores o marcadores podemos emplear en técnicas inmunohistoquímicas:

a. Enzimas y fluorocromos
b. Iones metálicos
c. Isótopos radioactivos
d. Todas son correctas

149. Qué método o técnica se emplea para la determinación de espiroquetas:

a. Hematoxilina-Eosina
b. Giemsa
c. Van-Gieson
d. De impregnación argéntica

150. Secuencia correcta en una técnica de PCR:

a. Alineamiento – Desnaturalización – Extensión
b. Desnaturalización – Extensión – Alineamiento
c. Desnaturalización – Alineamiento – Extensión
d. Ninguna es correcta

151. Con respecto a la toma de muestras en la autopsia clínica:

a. Se deben tomar muestras de todo lo que nos pueda sugerir patología
b. Aun en el caso de que todo sea aparentemente normal se deben tomar muestras de cada uno de los órganos estudiados
c. Las muestras estarán perfectamente diferenciadas, según izquierdo, derecho, centro, etc
d. Todas son correctas

152. En una muestra de orina con infección, cuál es el hongo más frecuente que podemos encontrar:

a. Pneumocystis carinii
b. Cándida albicans
c. Citomegalovirus
d. No se suelen encontrar hongos en las orinas

153. La hiperplasia urotelial está representada por un aumento de células:

a. De estratos intermedios
b. De estratos altos, sobre todo escamosas
c. De estratos bajos, sobre todo basales
d. Es indiferente, depende del tipo de hiperplasia

154. En las técnicas de hibridación in situ, qué marcadores se pueden usar:

a. Cromógenos
b. Fluorocromos
c. Metales
d. Los tres

155. Tinción realizada con nitrato de plata:

a. Impregnación
b. Regresiva
c. Progresiva
d. Simultánea

156. El método de impregnación argéntica de Cajal tiñe:

a. Núcleos celulares
b. Neuronas
c. Astrocitos
d. Neurofibrillas

157. La presencia de un medio aclarante en el bloque de parafina provoca:

a. Un aumento del punto de fusión de la parafina volviéndola más blanda
b. Un descenso del punto de fusión de la parafina volviéndola más dura
c. Por evaporación del solvente tras la inclusión se produce desecación de la pieza
d. Ninguna de las tres

158. El epitelio de la tráquea se caracteriza por:

a. Ser pseudoestratificado
b. Poseer cilios
c. Todas sus células se apoyan en la membrana basal
d. Todas son correctas

159. Qué tipo de fibras marca la técnica de Gordon-Sweet:

a. Elásticas
b. Colágenas
c. Reticulares
d. Musculares

160. Real Decreto que regula los Comités de ética en los Biobancos es:

a. R.D. 1617/2011
b. R.D. 1716/2011
c. R.D. 2627/2011
d. R.D. 2726/2011

161. 'Autopsia', etimológicamente, significa:

a. El procedimiento post mortem que estudia las alteraciones clínicas de los órganos y tejidos como consecuencia de la enfermedad
b. Investigar por los demás
c. Investigar el origen del fallecimiento cuando existen implicaciones penales
d. Investigar por uno mismo

162. Solución descalcificante más empleada:

a. Ácido fórmico
b. Ácido acético glacial
c. EDTA
d. Solución de formalina-ácido nítrico

163. En el microscopio óptico, la capacidad de aumentar las imágenes se produce por combinación de:

a. Objetivo y oculares
b. Objetivo y condensador
c. Oculares y diafragma de campo
d. Diafragma de campo y condensador

164. La biopsia muscular para estudio histoenzimático debe ser congelada en:

a. No es necesario congelarla
b. Isopentano enfriado en nitrógeno líquido
c. En anhídrido carbónico
d. Directamente en el criostato

165. Indique la correcta:

a. La parafina y el alcohol son miscibles
b. El formol y la parafina son miscibles
c. La parafina no es miscible con el xileno
d. Ninguna de las tres

166. Nuestro sistema inmunitario está compuesto por:

a. Linfocitos B
b. Linfocitos T
c. Células NK
d. Todas son ciertas

167. A qué moléculas del agente extraño que invade el organismo se unen los anticuerpos:

a. Dímeros
b. Haptenos
c. Antígenos
d. Todas son ciertas

168. Técnica más adecuada para la apertura de riñones:

a. Corte con tijeras partiendo desde el tercio inferior del uréter hasta alcanzar la médula
b. Corte con tijeras desde la pelvis renal hasta alcanzar los cálices
c. Incisión de bisturí a través de la cápsula, corteza y médula, hasta alcanzar la pelvis
d. Cortes transversales desde el polo inferior al superior

169. De qué muestras NO podríamos obtener ácidos nucleicos para estudios moleculares:

a. De tejido fijado en formol e incluido en parafina
b. De tejido fijado en Bouin e incluido en parafina
c. De citología líquida
d. De tejido en fresco

170. Tipo de microscopio empleado para observar el amiloide tisular:

a. electrónico
b. óptico con luz polarizada
c. de fluorescencia
d. óptico de luz ultravioleta

171. En la técnica de Rojo Congo y bajo luz polarizada, de qué color se ve la sustancia amiloidea:

a. Birrefringencia verde-manzana
b. Birrefringencia naranja-rojiza
c. Azul brillante
d. Amarillo intenso

172. Para el envío de extensiones citológicas a otros centros, cuál sería el fijador más adecuado:

a. Acetona
b. Formol
c. Citospray o xiolina
d. Alcohol al 50%

173. Disminución del tamaño nuclear con condensación de la cromatina:

a. Cariorrexis
b. Cariopicnosis
c. Muerte celular
d. Cariolisis

174. Es una función del hígado:

a. Descomponer y almacenar nutrientes que el intestino absorbe
b. Producción de proteínas involucradas en la coagulación sanguínea
c. Servir de almacén para las proteínas
d. Son correctas A y B

175. La coloración de Azul de Nilo:

a. También se llama método de Lillie
b. Es utilizada para distinguir las sustancias grasas ácidas de las neutras
c. El Azul de Nilo siempre está contaminado por Rojo de Nilo en un 2%
d. Todas son correctas

176. Las muestras procedentes de punciones deben fijarse en etanol de 96% si posteriormente van a ser teñidas con:

a. Diff-Quick
b. May-Grünwald-Giemsa
c. Papanicolaou
d. Giemsa

177. El pH de una disolución neutra es:

a. 5   b. 6   c. 7   d. 8

178. En la gestión de Residuos Sanitarios, se define como 'recogida':

a. Toda operación consistente en recoger, clasificar, agrupar o preparar residuos para su transporte
b. Toda operación consistente en recoger materiales orgánicos, así como cualquier otra sustancia para su eliminación
c. Todo procedimiento dirigido, bien al vertido de residuos, o bien a su eliminación total o parcial
d. Toda operación consistente en recoger materiales orgánicos fermentables y materiales reciclables

179. Los reactivos en la técnica de coloración citológica de Papanicolaou, EA50 y OG6, son colorantes:

a. Nucleares
b. Citoplasmáticos
c. De membrana celular
d. El EA50 tiñe el núcleo y el OG6 el citoplasma

180. Medida higiénica más recomendable para evitar infecciones nosocomiales:

a. No utilizar batas desechables
b. El uso de humidificadores
c. No utilizar guantes de nitrilo
d. Lavado de manos

181. Cuál de los siguientes órganos está en la cavidad torácica:

a. Páncreas
b. Glándula suprarrenal
c. Timo
d. Yeyuno

182. Cuál de las siguientes técnicas emplearemos para detectar parásitos:

a. Azul Alcián
b. Orceína
c. Rojo Congo
d. Giemsa

183. Si una muestra procedente de una punción la dejamos secar al aire para posteriormente ser teñida, utilizaremos la tinción:

a. Hematoxilina-eosina
b. Diff-Quick
c. Pas
d. Papanicolaou

184. Si observamos histiocitos (ma-crófagos alveolares) en una muestra de esputo, podemos decir que la muestra:

a. Está mal tomada
b. Está artefactada
c. Es adecuada para examen
d. Se ha contaminado

185. Cuál de las siguientes paredes cardíacas es de mayor grosor en un corazón sano:

a. Aurícula izquierda
b. Ventrículo izquierdo
c. Aurícula derecha
d. Ventrículo derecho

186. Es un colorante básico:

a. Azul de metileno
b. Verde luz
c. Eosina
d. Eritrosina

187. Sobre la pirosecuenciación:

a. Una técnica fiable, precisa y de bajo coste
b. Una técnica de PCR basada en una re-acción quimioluminiscente
c. Una técnica rápida
d. Todas son correctas

188. El estudio de la histopatología se realizará a partir de material procedente de:

a. De extensiones citológicas
b. De necropsias y biopsias
c. Nunca de necropsias
d. De punciones

189. NO es un proceso postanalítico:

a. Petición del médico clínico
b. Custodia del material
c. Almacenamiento del material
d. Desecho de la muestra

190. Para determinar bilirrubina em-plearemos:

a. Azul de Perls
b. Método de Hall
c. PAS
d. Rojo nuclear

191. Cuál de los siguientes micros-copios NO es óptico:

a. de campo claro
b. de contraste de fases
c. de sonda de barrido
d. de luz ultravioleta

192. Si en un frotis de esputo se ob-servan linfocitos puede ser indi-cativo de:

a. Un proceso inflamatorio crónico
b. Una mala toma de la muestra
c. No nos indica nada
d. En un esputo nunca se deben ver

193. Es una localización frecuente de estudio en la citología exfolia-tiva:

a. Cavidad raquídea
b. Gónadas
c. Uñas
d. Músculos

194. Cómo se denomina la unión in-tercelular que recorre todo el borde apical de células vecinas:

a. Hemidesmosoma
b. Zónula adherente
c. Zónula ocluyente
d. Mácula adherente

195. ☐En infecciones virales del apa-rato respiratorio, en las que cito-lógicamente evidenciamos grandes inclusiones intranuclea-res basófilas o eosinófilas, habi-tualmente únicas que ocupan todo el núcleo dejando un pequeño halo próximo a la membrana nu-clear es posible que se trate de:

a. Virus Herpes Varicela Zoster
b. Citomegalovirus (CMV)
c. Adenovirus
d. Virus respiratorio sincitial

196. Para obtener 500 ml de alcohol etílico al 70%:

a. 350 ml de alcohol absoluto y 150 de agua destilada
b. 350 ml de alcohol absoluto y 500 de agua destilada
c. 150 ml de alcohol absoluto y 350 de agua destilada
d. 150 ml de alcohol absoluto y 500 de agua destilada

197. Señale la correcta:

a. El xileno disuelve la celoidina
b. El tolueno tiende a la acidificación
c. El benceno endurece y blanquea los teji-dos
d. El tetracloruro de carbono no está reco-mendado para piezas duras

198. La citología ginecológica en pa-cientes con amenorrea primaria, señale la INCORRECTA:

a. Las pacientes con ausencia de útero por alteración del desarrollo embrionario, no presentan maduración del epitelio esca-moso en relación con los cambios cícli-cos ováricos
b. Las pacientes con Síndrome de Turner, no presentan maduración del epitelio es-camoso en relación con los cambios cí-clicos ováricos
c. Las pacientes con Síndrome de feminiz-ación testicular, presentan maduración del epitelio escamoso en grado variable
d. Las pacientes con insuficiencia hipofisa-ria, presentan maduración del epitelio es-camoso en grado variable

199. El xileno:

a. Es un agente deshidratante
b. Tiende a volver blanquecino el tejido
c. Aclara desde el alcohol 70ºC
d. El comercial es una mezcla de dos isó-meros

200. Señala la INCORRECTA:

a. El manual de calidad debe incluir una descripción del campo de aplicación del sistema de gestión de la calidad
b. El laboratorio debe controlar los docu-mentos requeridos por el sistema de ges-tión de la calidad y debe asegurarse de que se impide la utilización no prevista de cualquier documentación obsoleta
c. Sólo podrán tener acceso al manual de calidad el director del laboratorio y el di-rector de la Calidad
d. Todos los documentos son revisados y aprobados por el personal autorizado antes de su emisión

201 D	226 A	251 A	276 B
202 B	227 B	252 B	277 A
203 B	228 D	253 A	278 C
204 B	229 C	254 A	279 A
205 C	230 B	255 D	280 C
206 B	231 A	256 D	281 C
207 C	232 C	257 B	282 C
208 C	233 A	258 C	283 A
209 D	234 C	259 B	284 C
210 A	235 D	260 B	285 A
211 D	236 C	261 A	286 C
212 C	237 D	262 C	287 A
213 D	238 D	263 B	288 B
214 D	239 B	264 B	289 A
215 A	240 B	265 B	290 C
216 C	241 A	266 D	291 A
217 A	242 D	267 D	292 D
218 B	243 B	268 C	293 C
219 A	244 A	269 A	294 A
220 A	245 D	270 D	295 C
221 C	246 D	271 C	296 C
222 B	247 A	272 A	297 C
223 B	248 D	273 A	298 A
224 D	249 C	274 A	299 A
225 C	250 D	275 D	300 A

FALLOS:

201. Dato que NO es necesario en el formulario de estudio macroscópico:

a. Número de biopsia
b. Tipo tejido
c. Petición de técnicas especiales
d. Fecha de' ingreso

202. En relación al tratamiento de los cortes tras la coloración, es FALSO:

a. Una vez completadas las manipulaciones que constituyen el proceso de coloración tisular, normalmente los tejidos han de ser de nuevo deshidratados y aclarados para conseguir la conservación definitiva de las preparaciones histológicas
b. Si las preparaciones han sido teñidas con colorantes de anilina, el aclaramiento en xileno debe ser de mayor duración
c. Si la deshidratación no se realiza de forma completa, el aclaramiento también es deficiente y aparecen opalescencias en la preparación final
d. Una vez realizado el aclaramiento de las preparaciones ha de procederse a su montaje

203. Respecto a la Función Aspirativa con Aguja Fina (PAAF), es FALSO:

a. A partir de 1966, la PAAF ocupa un lugar privilegiado dentro del diagnóstico actual en Anatomía Patológica
b. La PAAF siempre la realiza el patólogo
c. En las PAAF realizadas por el Servicio de Radiología, el patólogo podrá estar presente y se hará cargo de la muestra
d. Los dos grandes apartados de la PAAF son los órganos superficiales y los órganos profundos

204. La fotografía macroscópica en Anatomía Patológica habitualmente tiene las siguientes características, EXCEPTO:

a. Permite perpetuar las imágenes con fines didácticos
b. Se realiza tras el tallado, una vez extraídos los cortes
c. Las imágenes pertenecen a biopsias y piezas quirúrgicas
d. Se pueden fotografiar piezas en fresco y piezas fijadas

205. En la tinción de Gridley:

a. La capsula de levadura se colorea de azul intenso
b. Los micelios se tiñen de verde oscuro
c. Las conidias aparecen con una coloración de rosa a púrpura
d. Ninguna de las tres

206. Si en una citología ginecológica evidenciamos patógenos piriformes, cianofilos de entre 15-30 micras, de núcleo pálido, excéntrico, en el que podemos reconocer o no flagelo, debemos descartar:

a. Candida albicans
b. Trichomonas vaginalis
c. Bacilo de Doderlein
d. Gardnerella vaginalis

207. En una de las siguientes circunstancias NO debe realizarse una PAAF:

a. El estado de coagulación es correcto
b. Nódulo cercano a estructuras vasculares
c. Sospecha de quiste hidatídico
d. Masa inguinal que no sea una hernia

208. La argentafinidad se define como:

a. La propiedad que tienen determinadas estructuras tisulares de unirse a los iones de plata
b. El fenómeno por el que se realiza una oxidación
c. La propiedad que tienen algunos tejidos de reducir el nitrato de plata amoniacal a plata metálica
d. El fenómeno por el que el tejido atrae la plata metálica

209. En el Sistema Bethesda, en el Carcinoma escamoso de cérvix son criterios para diagnóstico, los siguientes, EXCEPTO:

a. Núcleos con variabilidad de tamaño, membrana nuclear irregular, núcleos hipercromáticos
b. Cromatina en grumos gruesos, de distribución irregular, acompañada de áreas claras de paracromatina
c. Diatesis tumoral
d. En la citología líquida, se observa un notable incremento de la celularidad tumoral respecto a los extendidos citológicos ginecológicos convencionales

210. La técnica para detectar iones férricos es:

a. Azul de Peris
b. Tirmann–Smeltzer
c. Método de Hall
d. Técnica de Gmelin

211. El Técnico Superior de Anatomía Patológica y Citodiagnóstico ¿tiene responsabilidad legal derivada de una incorrecta manipulación de sustancias químicas que puedan producir daños a compañeros de trabajo, instalaciones o medio ambiente?

a. No, solamente la responsabilidad legal es con pacientes
b. Si, pero solo en lo que se refiere al medioambiente
c. No tiene ninguna responsabilidad legal
d. Si, siempre

212. El anticuerpo HMB45 Se utiliza para identificar tumores:

a. De estirpe epitelial
b. De hábito linfoide
c. De estirpe melanocítica tipo Melanoma
d. De hábito neurógeno

213. En la coloración de los hidratos de carbono, es FALSO:

a. La técnica del PAS es la más comúnmente utilizada para colorear hidratos de carbono
b. El reactivo de Schiff se obtiene a partir de fucsina básica
c. Los núcleos se tiñen de azul
d. El material PAS positivo se tiñe de color negruzco

214. Medida más barata y útil para evitar las contaminaciones en las técnicas de PCR:

a. La esterilización con rayos ultravioleta
b. Utilización de puntas de pipeta con filtros antiaerosoles o de pipetas de desplazamiento positivo
c. Minimizar la manipulación de reactivos mediante mezclas de reactivos en alícuotas de un solo uso
d. Separación física de las zonas pre–PCR y post–PCR en el Laboratorio

215. El nitrato de plata:

a. Es muy soluble en agua
b. Es muy poco soluble en alcohol
c. Es muy soluble en alcohol
d. Es muy poco soluble en agua

216. El método de la floxina-tartracina de Lendrum, se utiliza para demostrar la presencia de:

a. hongos (hifas y esporas)
b. parásitos
c. inclusiones virales
d. Ninguna de las tres

217. El tiempo de fijación en formaldehído al 10 %:

a. Disminuye a mayor temperatura del fijador
b. Aumenta a mayor temperatura del fijador
c. Depende exclusivamente del espesor de la muestra
d. No depende de la temperatura del fijador

218. Cuántas hileras de células tiene el urotelio o epitelio normal:

a. 1 ó 2
b. 3 a 7
c. 8 a 10
d. Más de 10

219. La celoidina es soluble en:

a. Alcohol-Éter 50%
b. Agua
c. Disolvente orgánico
d. Metanol

220. El "ángulo libre" definido en la cuchilla del micrótomo es:

a. Es el formado entre el plano que pasa por la faceta inferior del corte de la cuchilla y la superficie del bloque
b. Es el determinado por el plano que se apoya sobre la faceta superior del filo de la cuchilla y la superficie del bloque
c. Es el formado por el plano que discurre por la cara inferior de la cuchilla y el plano de corte sobre el bloque
d. Es el formado por el plano superior de la faceta de corte de la cuchilla y la perpendicular al plano del bloque

221. En la técnica de inmunoperoxidasa indirecta existen:

a. Dos moléculas de peroxidasa y una de anticuerpo
b. Tres moléculas de peroxidasa y dos de anticuerpo
c. Una molécula de peroxidasa y dos de anticuerpo
d. Una molécula de peroxidasa y una de anticuerpo

222. La coloración policroma que resalta la presencia de vacuolas, gránulos o mucina y los distintos componentes del fondo, como la matriz mixoide, el colágeno, la mucina o el coloide y que proporciona un notable efecto metacromático, hace referencia a:

a. Coloración de Shorr
b. Coloración Panóptica de Pappenheim
c. Coloración de Feulgen
d. Coloración de Papanicolaou

223. Cuál de los siguientes colorantes utilizados en las tinciones tricrómicas NO es citoplasmático:

a. Acido picri
b. Fucsina ácida
c. Naranja G
d. Naranja de Metilo

224. Qué ponemos de manifiesto cuando utilizamos el método del ácido rubeánico:

a. Sales cálcicas
b. Hierro
c. Iones cálcicos
d. Cobre

225. La realización de una fotografía requiere de los siguientes pasos, EXCEPTO:

a. Colocación del negativo, enfoque y exposición
b. Revelado y tratamiento del negativo
c. Solarización
d. Positivo y posibilidad de técnicas especiales

226. En relación al material histológico:

a. Es la muestra de tejido obtenida de un individuo o animal sano
b. Su finalidad no es investigar su estructura y composición normales
c. Son muestras procedentes de individuos o animales enfermos utilizadas para el diagnóstico o investigación etiológica de la enfermedad
d. Ninguna es correcta

227. Respecto a la citometría, señale la INCORRECTA:

a. La citometría puede ser separada en citometría estática y citometría de flujo
b. La citometria es una técnica subjetiva de valoración de las imágenes
c. La citometría estática tiene como característica principal el análisis automático de las imágenes
d. En la citometría de flujo la imagen es secundaria, y el procesamiento se caracteriza por la posibilidad de seleccionar físicamente subpoblaciones celulares

228. Sobre los materiales líquidos como orina, esputo y aspirados, es FALSO:

a. Deben remitirse en fresco y procesarse en pocas horas
b. Pueden conservarse en líquidos fijadores
c. El fijador idóneo es el etanol al 50%, contenido en frascos de boca ancha con tapa de rosca
d. El volumen de fijador debe ser ligeramente inferior al del líquido objeto del estudio

229. Las maniobras de instrumentación incluyen las siguientes opciones, EXCEPTO:

a. Lavado vesical
b. Cateterización
c. Micción espontánea
d. Cepillado

230. Cuál de las siguientes acciones es INCORRECTA respecto a la exposición al formaldehido:

a. Limitar las cantidades del agente mutágeno en el lugar de trabajo
b. Reducir al máximo la exposición abriendo puertas y ventanas
c. Diseñar los procesos de trabajo para reducir al mínimo la formación de agentes cancerígenos
d. Limitar al menor número posible los trabajadores expuestos

231. El conjunto de manipulaciones y métodos que tienen por objetivo la confección de preparaciones histológicas:

a. Recibe el nombre de procesamiento histológico de los tejidos
b. Comprende los pasos de fijación, corte y coloración
c. Comprende los pasos de inclusión, corte y coloración
d. Ninguna de las tres

232. Los haptenos:

a. Por sí solos tienen capacidad inmunogénica
b. Es un producto elaborado por las células B
c. Son incapaces por si solos, de inducir respuesta inmune
d. Activan positivamente o negativamente los linfocitos

233. NO es un proceso postanalítico:

a. Petición del médico clínico
b. Retención del material
c. Almacenamiento del material clínico
d. Desecho de la muestra

234. En la evaluación de las preparaciones citológicas, es FALSO:

a. Debe examinarse el portaobjetos detenidamente y en toda su extensión
b. Se realiza un barrido (screening) vertical preferentemente, para examinar una preparación citológica
c. Se recomienda comenzar a realizar el barrido citológico, con el objetivo de 40X
d. El marcaje de las células se realiza con rotulador indeleble

235. Temperatura ideal para realizar una decalcificación (aprox):

a. 15°
b. 40°
c. 45°
d. 25°

236. Son indicaciones de Función aspiración por ecoendoscopia, EXCEPTO:

a. Masas pancreáticas quísticas o sólidas
b. Masas mediastínicas tumorales o de origen incierto
c. Metástasis cerebrales
d. Lesiones en glándula suprarrenal o bazo

237. Señale la correcta:

a. El sistema inmunitario adaptativo es la primera barrera frente a las agresiones
b. El sistema inmunitario innato produce una respuesta especifica para cada agente infeccioso
c. En el sistema inmunitario adaptativo actúan los granulocitos neutrófilos, los monocitos y los macrófagos
d. Ninguna de las tres

238. En el Sistema Bethesda en citología ginecológica, cuando se describen cambios celulares compatibles con Virus del Herpes simple, son criterios los siguientes, EXCEPTO:

a. Núcleos en "vidrio esmerilado"
b. Células epiteliales multinucleadas con núcleos moldeados, aunque a veces no están presentes
c. En algunos casos, se hallan densas inclusiones intranucleares eosinófilas rodeadas de un halo o zona clara
d. Núcleos pequeños, redondeados y centrales

239. NO se corresponde con la gestión de residuos extraCentro:

a. Pesado y transporte
b. Clasificación
c. Almacenaje
d. Tratamiento

240. Las secciones ultrafinas deben tener un espesor de:

a. 20-25 nm
b. 30-120 nm
c. 130-150 nm
d. 160-200 nm

241. Sobre la organización general de un laboratorio de anatomía patológica:

a. En todo laboratorio debe existir al menos un microscopio para controlar los resultados de los métodos de coloración utilizados
b. El almacenamiento de materiales explosivos e inflamables debe hacerse dentro del laboratorio principal
c. A la hora de seleccionar la zona de trabajo con micrótomos y baños no se tendrá en cuenta la iluminación
d. Los instrumentos para la inclusión automática de tejidos y la confección de bloques no deben estar en una habitación independiente o aislados en campanas de extracción de gases

242. Estos controles se utilizan en técnicas inmunohistoquímicas, EXCEPTO:

a. Control positivo
b. Control negativo
c. Control de absorción
d. Control de precipitación

243. Es un objetivo general del examen macroscópico:

a. Describir exactamente el tipo de material remitido para el estudio sin especificar su morfología
b. Seleccionar detalladamente las áreas sobre las que va a realizarse el estudio microscópico
c. La descripción macroscópica nunca aporta tantos datos como la descripción microscópica
d. Ninguna de las tres

244. Las cápsulas de gelatina utilizadas en microscopia electrónica se eliminan:

a. Por disolución en un baño de agua a 70°C
b. En xileno
c. En tolueno
d. En glutaraldehído durante 30 minutos

245. NO forma parte de la gestión intracentro de los residuos sanitarios:

a. Generación y minimización
b. Clasificación y almacenamiento interno
c. Contenedor y etiquetado
d. Tratamiento

246. Cuál de los siguientes anticuerpos de inmunohistoquímica se emplea como marcador de proliferación celular:

a. p40
b. CD3
c. p16
d. Ki67

247. En la citología normal endometrial, en una mujer postmenopáusica con atrofia endometrial pronunciada encontramos células:

a. con núcleos arrugados de limites irregulares, a veces desprovistas de citoplasma
b. de citoplasma amplio y núcleos retraídos
c. estromales con citoplasma amplio, a veces estrellado
d. ciliadas dispuestas en empalizada

248. En una citología esofágica normal (no patológica) se evidencian las siguientes células, EXCEPTO:

a. Células escamosas de estratos superficiales o intermedios no queratinizantes
b. Células de aspecto parabasal
c. Células deglutidas de epitelio respiratorio
d. Células enterocromafines

249. Un sistema de análisis de imágenes moderna suele constar de lo siguiente, EXCEPTO:

a. Ordenador personal con tarjeta de captación y elaboración de imágenes, y monitor de alta resolución
b. Cámara de televisión
c. Tarjeta microfluídica
d. Dispositivo de almacenamiento de imágenes

250. El pH de los fijadores se puede corregir con soluciones de:

a. Ácido pícrico y glutaraldehído
b. Ácido sulfúrico e hidroquinona
c. éter sulfúrico y glucosa
d. Hidróxido sódico y ácido clorhídrico

251. pH óptimo al que deben utilizarse los colorantes para las tinciones de las fibras colágenas:

a. 1.5
b. 1.7
c. 2.5
d. 2.7

252. Para las técnicas de obtención de material citológico en aparato digestivo por lavado se requiere:

a. Una emulsión de alcoholes y aceites inyectados en la zona a evaluar y posterior aspiración para procesamiento y estudio
b. inyección de líquido (tipo suero fisiológico) en la zona a evaluar y posterior aspiración para procesamiento y estudio
c. Sonda con globo distal que se adhiere a las paredes del tubo digestivo y cuando se extrae se lava en suero y se obtienen las células de este lavado
d. Extensión sobre portaobjetos de manera inmediata del líquido extraído, sin centrifugación y fijación con etanol

253. De los siguientes fijadores, cuál NO actúa por formación de sales con los tejidos:

a. Tetróxido de osmio
b. Cloruro mercúrico
c. Dicromato potásico
d. Acido pícrico

254. En el estudio de los límites de resección quirúrgica, sobre todo en patología neoplásica:

a. Son de vital importancia por su trascendencia pronóstica y terapéutica
b. Se deben marcar con un colorante, generalmente tinta china, que no permanezca indeleble tras el procesamiento histológico del tejido
c. No son de vital importancia ya que su estudio no tiene trascendencia pronóstica y terapéutica
d. Nunca se hace un estudio de los límites de resección quirúrgica

255. Una de las ventajas del micrótomo de deslizamiento es:

a. Realizar cortes seriados
b. Obtener cortes de un espesor inferior a cuatro micras
c. La escasez de accidentes
d. Efectuar cortes de tejido incluido en celoidina

256. En una citología esofágica en la que se evidencian células cilíndricas o caliciformes, en ausencia de sospecha de malignidad, podemos plantearnos la posibilidad diagnóstica en el adecuado contexto clínico-endoscópico de:

a. Esofagitis inespecífica
b. Esofagitis micótica
c. Divertículo de Zenker
d. Esófago de Barret

257. En una citología cervicovaginal en una mujer postmenopáusica encontramos habitualmente:

a. Un frotis con efecto estrogénico
b. Un frotis atrófico
c. Un frotis intermedio
d. Un frotis postovulatorio

258. El técnico que realiza citodiagnóstico en la evaluación citológica inicial denomina artefactos de la técnica a las alteraciones siguientes, EXCEPTO:

a. Alteraciones del extendido citológico ocasionadas durante el procesamiento
b. Filamentos aislados de cromatina, vacuolización nuclear y restos citoplasmáticos por aplastamiento celular durante el procesamiento
c. Partículas de organismos contaminantes, ajenos a la población celular y flora específica de la región orgánica objeto de estudio
d. Manchas marronáceas de forma reticulada encima de las células por defectos de fijación

259. En cuanto a la oxidación de la hematoxilina, es FALSO:

a. Las soluciones alcohólicas glicerinadas poseen mayor duración media de oxidación
b. Las soluciones de carácter básico enlentecen la oxidación
c. Las soluciones acuosas neutras se sobreoxidan con facilidad
d. Las soluciones moderadas o fuertemente ácidas enlentecen la oxidación

260. El técnico que realiza citodiagnóstico en un servicio de Anatomía Patológica acreditado por una agencia de garantía de calidad:

a. No necesita tener conocimientos básicos de los equipos de tinción citológica ya que son automáticos
b. Debe colaborar en el desarrollo del sistema de garantía de calidad, en la realización de pruebas del laboratorio y cumplir los protocolos establecidos
c. Debe realizar las tinciones citológicas obligatoriamente de forma manual, no en teñidores automatizados
d. Un laboratorio acreditado en un alcance que incluye diagnóstico citológico, no requiere la implicación del citotécnico

261. Qué tinción permite detectar cuerpos de inclusión intracitoplasmáticos de color rojo vivo:

a. Shorr
b. Diff–Quik
c. Papanicolaou
d. May–Grünwald–Giemsa

262. La presencia de un medio de aclaramiento en la parafina provoca:

a. Un aumento en el punto de fusión de la parafina volviéndola más blanda
b. Un descenso en el punto de fusión de la parafina volviéndola más dura
c. Por evaporación del solvente tras la inclusión, se produce desecación de la pieza
d. Ninguna de las tres

263. La inmunidad de adaptación:

a. Representa la primera barrera de defensa frente a las infecciones
b. Puede estar mediada por anticuerpos o células
c. Es una barrera física
d. La integran los cilios de la tráquea, la secreción ácida del estómago, y la secreción mucosa y sebácea

264. Cuál de las siguientes técnicas NO es adecuada para detectar hierro:

a. Azul de Peris
b. Azul Alcián
c. Tirmann–Schmeltzer
d. Azul de Turnbull

265. NO es una variante del verde metilo pironina:

a. Brachet
b. Groccot
c. Papenhein–Unna
d. Jordan–Baker

266. Los mucopolisacáridos pueden dividirse en:

a. Mucopolisacáridos neutros y mucoproteínas
b. Mucopolisacáridos ácidos y mucolipidos
c. Mucolipidos y mucoproteínas
d. Mucopolisacáridos neutros y ácidos

267. En una citología cervicovaginal de una mujer menopáusica, sin patología podemos encontrar los siguientes cambios, EXCEPTO:

a. En el comienzo de la menopausia, disminución de células superficiales y predominio de intermedias
b. En ausencia de actividad estrogénica, fondo sucio, con células parabasales aisladas o en sábanas sinciciales
c. Células endocervicales muy escasas o ausentes
d. Células de Arias Stella con núcleos hipercromáticos e inclusiones intranucleares

268. NO es competencia del técnico que realiza citodiagnóstico:

a. Gestionar una unidad de un laboratorio de citología

b. Realizar el procesamiento integral y complementario del material biológico citológico para su estudio por el patólogo

c. Realizar la selección y diagnóstico de citologías ginecológicas

d. Realizar la selección y aproximación diagnóstica en muestras citológicas de líquidos y secreciones corporales bajo la supervisión de un patólogo

269. Señale la INCORRECTA, según la Norma UNE-EN ISO 15189, todos los documentos se identifican por incluir:

a. La fecha de la edición anterior y / o el número de la edición anterior

b. Un identificador único en cada página

c. Quién ha autorizado su emisión

d. Un título

270. Cuál de estos deshidratantes NO puede utilizarse para la inclusión en celoidina:

a. Alcohol Etílico

b. Alcohol Metílico

c. Alcohol Butílico

d. Alcohol Isopropílico

271. Fijador adecuado para las proteínas:

a. Ttetróxido de osmio

b. Alcohol etílico

c. Formaldehído

d. Líquido de Bouin

272. En los cambios citológicos inducidos por tratamiento hormonal estrogénico:

a. La administración de estrógenos induce maduración del epitelio escamoso cervical

b. Existe paralelismo entre la dosis de estrógenos administrada y la maduración epitelial conseguida

c. El tratamiento estrogénico en la infancia no produce cambios celulares en el frotis cervical

d. El tratamiento estrogénico en mujeres menopáusicas da lugar a frotis atróficos

273. En un paciente sano al que le realizan una citología de esputo, las células más frecuentes son células:

a. escamosas

b. ciliadas

c. mucosecretoras

d. cilíndricas no ciliadas

274. Respecto a la carioteca, es FALSO:

a. Está formada por una membrana monolipidica

b. Normalmente lleva adosados ribosomas en su cara citoplasmática

c. Contiene poros nucleares que comunican el medio intranuclear y el citoplasma

d. La cara externa se encuentra en contacto con el citosol

275. En la técnica de azul alcián para mucopolisacáridos ácidos, éstos se tiñen de:

a. rojo

b. verde

c. negro

d. azul

276. 'Colorantes neutros' son:

a. Los que tiñen estructuras básicas contenidas en los citoplasmas celulares

b. Los que se producen por la unión de carácter salino entre colorantes ácidos y básicos para formar un precipitado

c. Las sustancias puras y no de carácter salino

d. Ninguna de las tres

277. Sobre el método avidina-biotina:

a. Es un procedimiento técnico muy sensible que utiliza anticuerpos marcados y se basa en la gran afinidad qUe entre si poseen las moléculas de biotina y las de avidina, de forma que se genera un fuerte enlace no inmune

b. El método puente avidina–biotina consiste en aplicar un complejo de avidina y trazador enzimático biotinilado que contenga lugares de Unión libres en» la avidina para que se produzca la fijación sobre el anticuerpo primario o secundario biotinilado

c. El método de complejo avidina– biotina 0 ABC Consiste en realizar una unión del anticuerpo biotinilado con avidina sin marcar para ligar a continuación el complejo con una enzima también biotinilada

d. Todas son correctas

278. Sobre la citopatología, es FALSO:

a. Los antecedentes históricos se remontan a los trabajos de Virchow, siguiendo la teoría celular

b. En la década de los 20, Papanicolaou correlacionó los hallazgos morfológicos celulares del epitelio descamado vaginal de ratas con el estado hormonal del animal

c. Se puede estudiar material de punción de aguja fina y aguja gruesa

d. Se pueden realizar técnicas especiales inmunohistoquímicas y moleculares

279. "N° de moles de soluto dividido entre N° litros de disolución":

a. Molaridad

b. Molalidad

c. Normalidad

d. Moralidad

280. Los microorganismos causantes de la Enfermedad de Weil se demuestran con:

a. La técnica de Ziehl-Neelsen

b. El método de la Floxina-Tartracina de Lendrum

c. El método de Warthin-Starry

d. La técnica de Gram

281. Cuál de los siguientes reactivos es un ácido débil:

a. Nítrico

b. Clorhídrico

c. Sulfuroso

d. Ninguna de las tres

282. Sobre la fotografía en Anatomía Patológica, es FALSO:

a. Permite perpetuar las imágenes Con carácter didáctico

b. La fotografía macroscópica corresponde a biopsias y órganos completos

c. La fotografía en microscopía electrónica no es necesaria para el diagnóstico

d. Permite perpetuar las imágenes para la transmisión de información

283. El Reglamento (UE) n°605/2014 modifica la clasificación del formaldehído en:

a. Mutágeno de categoría 2 y cancerígeno de categoría 1B

b. Cancerígeno de categoria 2B

c. Cancerigeno de peligro H351

d. Mutágeno de categoría 1 con la indicación de peligro H352

284. Una de las formas de control para la identificación de glucógeno es la digestión por:

a. Fibrina

b. Pepsina

c. Ptialina

d. Dlipasa

285. Cuáles son las características que debe cumplir un desinfectante:

a. No irritante, no corrosivo, no sensibilizante y no tóxico

b. Que sea corrosivo

c. Capacidad de destrucción de todos los microorganismos excepto los patógenos

d. Que no sea soluble en agua y otros disolventes

286. Sobre la técnica de Papanicolaou:

a. Es técnica de rutina en histología
b. No usa hematoxilina
c. Usa eosina y naranja G como colorantes
d. Las muestras deben fijarse en formol

287. La presencia de un frotis atrófico en la citología cérvicovaginal nos indica:

a. Ausencia de estrógenos
b. Embarazo
c. Presencia de un tumor ovárico
d. Presencia de un tumor endometrial

288. La reacción en cadena de la polimerasa (PCR) consiste en:

a. Eliminar determinadas secuencias específicas de ADN
b. Amplificar una secuencia específica de ADN
c. Facilitar la acción de la enzima de restricción
d. Encadena diferentes fragmentos de ADN

289. Combinación de colorantes que se mezcla con la eosina en la técnica de Papanicolaou:

a. Orange G y Verde Luz
b. Verde Metilo y Rojo Mallory
c. Escarlata de Biebrich y Verde Metilo
d. Azul de metileno y rojo oleoso

290. El lavado higiénico de manos se realiza con:

a. antisépticos durante 3 minutos
b. agua abundante
c. agua y jabón durante 30 segundos
d. povidona yodada

291. Sobre la técnica de PAP, es FALSO:

a. El revelado se realiza con hematoxilina
b. Utiliza la enzima peroxidasa
c. Utiliza un Ac primario
d. Utiliza un Ac puente o secundario

292. Primera etapa en que se manifiesta la ausencia de salud:

a. Sintomatología
b. Prevención
c. Genética o hereditaria
d. Incubación

293. El método de Grimelius para argirofilia, qué utiliza como sustancia reductora del nitrato de plata:

a. Formol
b. Acido oxálico
c. Hidroquinona
d. Cloruro de oro

294. Qué forma tiene la incisión que se realiza al cadáver para practicarle la autópsia:

a. "T"   b. "Z"   c. "X"   d. "W"

295. El estudio de ganglios linfáticos vecinos a un tumor mediante biopsia intraoperatoria busca:

a. Estudiar el grado de defensas del organismo
b. Descartar una posible infección sobreañadida
c. Comprobar si hay metástasis
d. Comprobar si hay suficiente material para diagnóstico

296. Para la esterilización del material termosensible utilizaremos:

a. Formaldehido al 40% durante 12 horas
b. Los compuestos fenólicos
c. El glutaraldehído al 2% con pH entre 7,5 y 8,5
d. Compuestos clorados

297. La neoplasia maligna más frecuente del cérvix uterino es:

a. Adenocarcinoma
b. Sarcoma
c. Carcinoma epidermoide
d. Linfoma

298. Qué técnica empleamos para la tinción de espiroquetas en cortes histológicos:

a. Warthin-Starry
b. Shikata
c. Ácido rubeánico
d. Von-Kossa

299. Qué fijador actúa por reticularización de las proteínas:

a. Formaldehído
b. Ácido Pícrico
c. Alcohol etílico
d. Acetona

300. Cuál de éstas características es recomendable para la mesa o estación de tallado en anatomía patológica:

a. Diseñada con esquinas redondeadas
b. Material de construcción absorbente
c. La extracción, única y superior
d. Diseñada específicamente para introducir la cabeza del operador en su interior

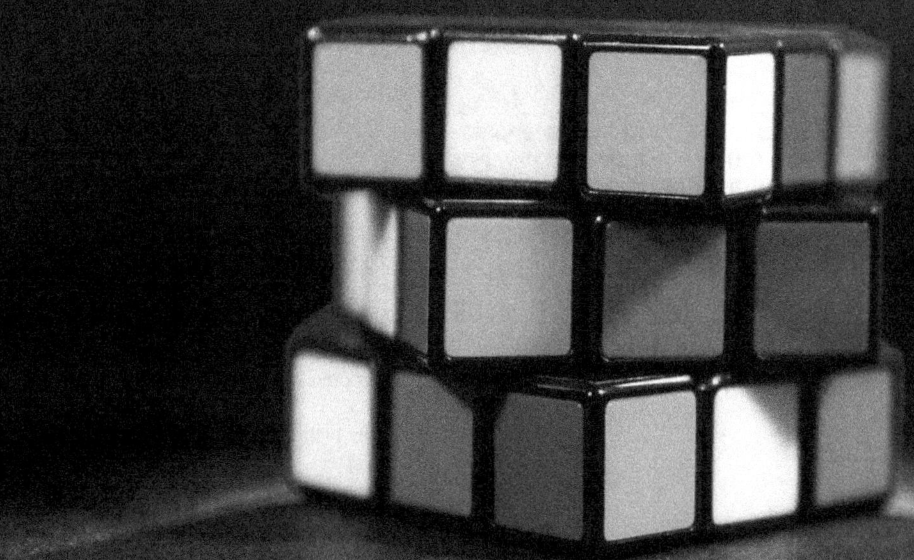

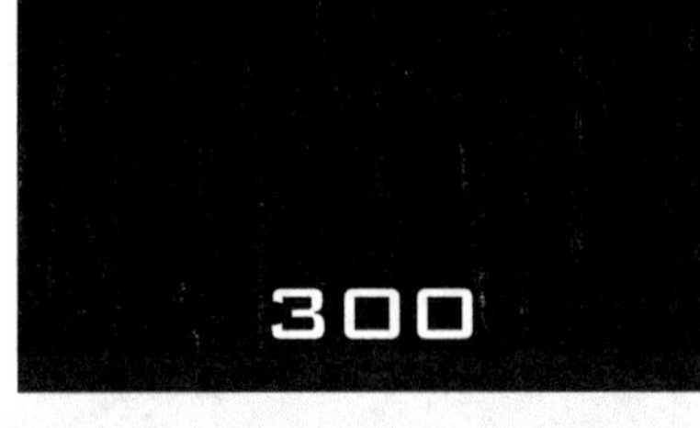

301 C	326 B	351 A	376 D
302 B	327 C	352 C	377 B
303 B	328 D	353 C	378 A
304 A	329 B	354 B	379 D
305 B	330 C	355 B	380 B
306 B	331 C	356 C	381 B
307 A	332 D	357 D	382 B
308 A	333 B	358 B	383 C
309 B	334 D	359 B	384 A
310 B	335 C	360 C	385 B
311 B	336 A	361 A	386 B
312 C	337 D	362 B	387 C
313 C	338 D	363 A	388 A
314 D	339 C	364 A	389 A
315 C	340 B	365 B	390 A
316 A	341 A	366 A	391 C
317 A	342 D	367 B	392 C
318 C	343 B	368 B	393 C
319 C	344 A	369 A	394 D
320 B	345 B	370 B	395 A
321 D	346 A	371 C	396 C
322 B	347 A	372 B	397 B
323 C	348 D	373 B	398 A
324 D	349 B	374 A	399 A
325 B	350 C	375 B	400 D

FALLOS:

301. La triple toma de Wied es un método de Obtención de material citológico para citología...

a. de derrames
b. respiratoria
c. ginecológica
d. urinaria

302. Infección que puede producir alteraciones precancerosas:

a. Infección por cándida albicans
b. Infección por HPV
c. Infección por Trichomonas
d. Infección por Torulopsis

303. Resultado correcto cuando utilizamos la hematoxilina de Werhoeff:

a. Fibras colágenas en amarillo
b. Fibras elásticas en negras
c. Núcleos rojos
d. Citoplasma gris oscuro

304. Cuál de las siguientes lacas de hematoxilina es acuosa:

a. Hematoxilina de Mayer
b. Hematoxilina de Ehrlich
c. Hematoxilina de Weigert
d. Hematoxilina de Heidenhein

305. Estructura que se encuentra en el núcleo celular:

a. Ribosomas
b. Cromatina
c. Vacuolas
d. Lisosomas

306. En referencia al formaldehído:

a. También llamado etanol
b. En solución, acuosa se denomina formalina o formol
c. En forma gaseosa no se utiliza como esterilizante
d. No se considera un buen conservante

307. Una técnica esencial histoenzimológica para la patología muscular es la determinación de :

a. Colinesterasas
b. Lipasas
c. Fosfatasas
d. Aliesterasas

308. La mayor parte de las anomalías renales pueden observarse, en cortes parafinados, mediante las siguientes reacciones:

a. Técnica de PAS: para glucógeno
b. Azul Alcián-Pas: para epitelio glandular
c. Orceina Van Gieson: para las estructuras generales
d. Tricrómico de Masson: para carbohidratos

309. Los controles utilizados en las técnicas inmunohistoquímicas, tienen como finalidad determinar falso-positivos y falso-negativos. Cuál de las siguientes puede ser una causa de falso-positivos:

a. Enmascaramiento de los antígenos
b. Presencia de peroxidasa endógena por una mala inhibición
c. Desnaturalización de los antígenos por el calor
d. La fijación con aldehidos

310. En referencia a los residuos sanitarios peligrosos, los envases contenedores a suministrar por el gestor de residuos. De qué color deben ser:

a. Amarillo
b. Verde
c. Blanco
d. Rojo

311. Qué pigmento procede de la degradación de la hemoglobina:

a. Cobre
b. Bilirrubina
c. Melanina
d. Lipofucsina

312. En la recuperación o desenmascaramiento antigénico:

a. Se realiza en cortes por congelación
b. Es el proceso mediante el cual se inhibe la peroxidasa endógena
c. Pretende recuperar la pérdida de antigenicidad ocasionada por el formol
d. Solo se realiza cuando utilizamos la técnica de PAP

313. Método de elección para demostración de bacilos de la tuberculosis:

a. Técnica de Hall
b. Técnica de Schmorl
c. Técnica de Auramina-rodamina
d. Rojo de Alizarina S

314. En referencia a los quistes hidatídicos:

a. La PAAF (Punción- Aspiración con Aguja Fina) está indicada
b. Con la PAAF se identifican los ganchos y el escólex pero no la menbrana hidatídica
c. En la tinción de Romanowsky, los parásitos se tiñen de rojo
d. En la tinción de Romanowsky se identifican mejor las membranas hidatídicas

315. Qué es un Biobanco:

a. Un establecimiento únicamente público
b. Acoge un único tipo de muestras biológicas
c. Una plataforma de apoyo a la investigación
d. Su ubicación es en la recepción del hospital

316. Qué tinción se utiliza para diferenciar los distintos estadios madurativos de la célula:

a. Papanicolaou
b. PAS
c. Carmín de Best
d. Hematoxilina-Eosina

317. Hongo que con más frecuencia infecta el aparato genital femenino:

a. Cándida albicans
b. Torulopsis glabrata
c. Mucor
d. Criptococo

318. En referencia a los Equipos de Protección Individual (EPI). Cuál de los siguientes aspectos ha de comprender la implantación satisfactoria de un programa de gestión de EPI en un laboratorio:

a. Facilitar una formación en materia de EPI sólo al personal de laboratorio que los use y no a todo el personal
b. No hace falta un stock mínimo de todos los EPI
c. Los EPI deben entregarse con acuse de recibo
d. No todo el personal de laboratorio deberá conocer y disponer por escrito de un documento en el cuál se indique el número y tipos de equipos disponibles

319. En cuál de estas enfermedades es muy útil la realización de técnicas de Inmunofluorescencia, para su diagnóstico e interpretación:

a. Hepatitis
b. Encefalitis
c. Glomerulonefritis
d. Uveitis

320. Entre los fluorocromos más utilizados en la Inmunofluorescencia, se encuentra la Rodamina, que absorbe...

a. luz azul y emite fluorescencia verde manzana
b. luz verde y emite fluorescencia rojo-anaranjado
c. luz azul y emite fluorescencia roja
d. luz verde y emite fluorescencia verde

321. Mediante el sistema informático Diraya, se puede:

a. Realizar la gestión de Citas Médicas
b. Desarrollar recetas médicas electrónicas
c. Consultar los datos de una historia clínica
d. Todas son correctas

322. Para una fijación óptima, el volumen del líquido fijador ha de ser:

a. Es indiferente, siempre que la muestra esté sumergida en el mismo
b. Será de 10 a 20 veces mayor al de la muestra
c. Volumen de fijador igual al volumen de la muestra
d. Basta con que cubra 1 cm sobre el fondo del recipiente

323. A qué tipo de tinción corresponde la realizada con sales metálicas:

a. Regresiva
b. Progresiva
c. Impregnación
d. Simultánea

324. Terminado el proceso de decalcificación en el que han intervenido ácidos la muestra se lava con:

a. Alcohol 70°
b. Alcohol 96°
c. Ácido acético
d. Agua corriente

325. La técnica del Tricrómico de Masson da como resultados:

a. Glucógeno y fibras elásticas en rojo
b. Fibras colágenas en azul o verde y fibras musculares en rojo
c. Fibras colágenas en rojo y fibras musculares en azul
d. Fibras elásticas en color pardo

326. En una PAAF de tiroides hallamos "Extendidos con abundante celularidad, escaso coloide, núcleos grandes con inclusiones intranucleares, y cuerpos de psammoma". El diagnóstico más probable es carcinoma:

a. medular
b. papilar
c. anaplásico
d. folicular

327. El secado de las preparaciones histológicas antes de la tinción debe realizarse preferiblemente:

a. A temperatura ambiente
b. Con un secador
c. A 37°C en estufa
d. Una temperatura alrededor de 90°C para facilitar la adhesión del corte al portaobjetos

328. Método de tinción que permite volver a teñir con Papanicolaou sin tener que decolorar:

a. May-Grünwald-Giemsa
b. Gram
c. Rojo Oleoso
d. Diff-Quick

329. En los cortes en micrótomo para estudios por PCR:

a. Los cortes deben ser de 50 micras o superiores
b. Hay que cambiar la cuchilla entre los cortes para evitar las contaminaciones
c. El baño termostático debe estar a muy baja temperatura para que no se desnaturalicen los ácidos nucleicos
d. Deben ultracongelarse para realizar los estudios moleculares

330. NO pertenecen al Citoplasma:

a. Retículo endoplásmico
b. Complejo de Golgi
c. Nucleolo
d. Mitocondria

331. Las soluciones yodadas de Gram o Lugol son excelentes métodos de tinción para:

a. Fibras elásticas
b. Fibras de reticulina
c. Amiloide fresco
d. Material citológico en fresco

332. Cuál de estos territorios orgánicos NO es susceptible de ser estudiado mediante citología exfoliativa:

a. Cérvix
b. Pulmón
c. Vías urinarias
d. Tiroides

333. Para diferenciar ADN y ARN:

a. Azul Alcián
b. Verde Metil-Pironina
c. Técnica de May
d. Ácido Rubeánico

334. Cuando de forma protocolizada se toman muestras de fondo vaginal, cérvix uterino y endocérvix. Se trata de citología:

a. endometrial
b. de líquido pleural
c. de excreción
d. triple toma

335. Al examinar una toma citológica, si nos encontramos que hay Cristales Poligonales de doble refringencia, estamos ante una contaminación por:

a. Espirales de moco
b. Óvulos
c. Polvos de Talco
d. Polvos de almidón

336. Hipertrofia es:

a. Incremento del tamaño celular
b. Incremento del número de células de un órgano
c. Al aumento de la intensidad tintorial de un tejido
d. Malformación del tejido

337. Cuál de los siguientes colorante es citoplasmático:

a. Safranina
b. Hematóxilina
c. Galocianina
d. Xanténicos

338. La técnica de May Grünwald Giemsa, precisa:

a. Fijación con acetona
b. Fijación con glutaraldehído
c. Fijación con alcohol 96°
d. Secado al aire

339. En referencia a la Reacción en Cadena de la Polimerasa (PCR), qué control de calidad se utiliza para asegurar la fiabilidad de resultados:

a. Sólo control blanco
b. Control negativo y blanco
c. Control positivo, blanco y negativo
d. Sólo control blanco y positivo

340. Cuando realizamos una valoración de una citología, si encontramos Gardnerellas, lo incluiremos en:

a. Elementos trofoblásticos
b. Hallazgos microbiológicos
c. Detritus
d. Cuerpos extraños

341. Indique la correcta:

a. Los ácidos nucleicos están formados por cadenas de nucleótidos unidos por enlaces covalentes
b. El ADN es el responsable de la transmisión de la información nuclear al citoplasma
c. El ARN es portador de la carga hereditaria de un individuo
d. La timina es una pentosa que entra en la composición del ADN

342. El tratamiento postfijación de una muestra para microscopía electrónica de barrido se realiza con:

a. Acetato de amilo
b. Acetato de uranilo
c. Carbonato de litio
d. Tetróxido de osmio

343. En qué órgano se encuentran las Criptas de Lieberkühn:

a. Hígado
b. Intestino delgado
c. Estómago
d. Páncreas

344. Un exceso de bacilos de Döderlein, produce en el frotis:

a. Un aumento de citólisis
b. Una coloración deficiente
c. Un pH básico en la vagina
d. Cambios inflamatorios en las células

345. En la técnica de inmunofluorescencia directa se utiliza:

a. Inmunoglobulinas específicas
b. Un Anticuerpo conjugado con un fluorocromo
c. Un Anticuerpo capaz de fijar un complemento
d. Un Anticuerpo específico sin marcar

346. NO es un nivel de acreditación de profesionales:

a. Acreditación Esencial
b. Acreditación Avanzada
c. Acreditación Experto
d. Acreditación Excelente

347. Sobre el control de calidad en anatomía patológica, fase que comienza con el manejo de las preparaciones sin tratar ni teñir en el laboratorio y concluye cuando éstas han sido recubiertas con el cubreobjetos:

a. Analítica
b. Preanalítica
c. Trazabilidad
d. Postanalítica

348. Cuál de estos tipos de fijación lo hace por método químico:

a. Congelación
b. Criodesecación
c. Liofilización
d. Desnaturalización de las proteínas

349. NO pertenece al núcleo del proyecto Diraya:

a. Dase de Datos de Usuarios (BDU)
b. Gerhonte
c. Historia Digital de Salud del Ciudadano (HDS)
d. NUHSA

350. Excepto en el esófago, el tubo digestivo está constituido por un epitelio del tipo:

a. Seudoestratificado
b. Estratificado pavimentoso
c. Simple
d. Estratificado prismático

351. Sustancia que introducida en un animal es capaz de provocar una respuesta inmune:

a. Antígeno
b. Hapteno
c. Microorganismo
d. Determinante antigénico

352. Sobre las medidas de bioseguridad, qué nivel deberían cumplir las salas de autopsia:

a. Nivel 1
b. Nivel 2
c. Nivel 3
d. Nivel 4

353. Es función de los Técnicos Especialistas:

a. Auxiliar al personal médico en las intervenciones quirúrgicas
b. Realizar exploraciones manuales prescritas por el médico
c. Inventario y control de los suministros de piezas de repuesto y material necesario para el correcto funcionamiento y realización de las técnicas
d. Realizar labores de identificación del recién nacido

354. En microscopía electrónica un corte ultrafino debe tener un espesor de:

a. 1 micra
b. Entre 30 y 90 nm
c. Entre 150 y 190 nm
d. 0,5 micras

355. En referencia al método del Carmín de Best:

a. Es una técnica muy específica
b. Se utiliza para la detección de glucógeno en las biopsias endometriales
c. En la interpretación, el glucógeno aparece rojo y los núcleos grises
d. Carece de preparaciones control que determinen si lo que se ha coloreado es o no glucógeno

356. Las células Naviculares son típicas de:

a. Infancia
b. Pubertad
c. Embarazo
d. Menopausia

357. A qué grupo corresponde el micrótomo tipo Minot:

a. Oscilación
b. Deslizamiento
c. Balanceo
d. Rotación

358. 'Aclaramiento' de un tejido es:

a. Extraer todos los componentes químicos, no propios del tejido, para conseguir que quede transparente
b. Sustituir el alcohol que contiene el tejido, por una sustancia miscible con el medio de inclusión
c. Sustituir el agua que contiene el tejido, por una sustancia miscible con el medio de inclusión
d. Extraer todos los componentes químicos del tejido, que dificulten el proceso de tinción

359. Trazador enzimático más utilizado en las técnicas de inmunohistoquímica convencionales:

a. Hapteno-antihapteno
b. Peroxidasa
c. Glucosa oxidasa
d. Oro coloidal

360. Ante un vertido en el almacén de reactivos, qué NO haríamos:

a. Interrumpir el paso de personas por el área del vertido
b. Recoger los cristales, si los hubiera, con pinzas
c. Utilizar el sistema habitual de limpieza en el laboratorio
d. Apagar toda fuente de ignición de la habitación donde se produjo el vertido

361. En referencia a la orina el grado de coloración depende de su concentración. El color pardo amarillento y pardo verdoso se debe a la presencia de:

a. Bilirrubina
b. Bacterias
c. Sulfamidas
d. Grasa

362. La composición de las espirales de Curschmann, que frecuentemente aparecen en los estudios citológicos de pacientes con enfermedades pulmonares obstructiva, es:

a. Hemosiderina
b. Moco
c. Material cristalizado
d. Restos nucleares

363. Sobre la Reacción en Cadena de la Polimerasa (PCR):

a. Es el método de amplificación de ácido nucleico blanco o diana usado con mayor frecuencia
b. No es una técnica de síntesis enzimática
c. No se requieren cebadores para su realización
d. Para iniciar una PCR se debe enfriar la mezcla de la reacción para separar las dos hebras del ADN diana

364. Para observar el amiloide tisular, qué tipo de microscopio utilizaremos:

a. Óptico con luz polarizada
b. Electrónico
c. De Fluorescencia
d. Óptico con luz ultravioleta

365. En qué tinción las células alfa de los Islotes de Langerhans aparecen de color negro:

a. Tricrómico de Gomori
b. Tinción de Grimelius para argirofilia
c. Tinción de PAS
d. Tricrómico de Masson

366. Coloración producida por un colorante simple que tiñe el tejido sin necesidad de mordientes:

a. Coloración directa
b. Coloración sucesiva
c. Coloración simultánea
d. Coloración indirecta

367. En referencia a las técnicas de hibridación.cuál se utiliza en anatomía patológica:

a. Hibridación in situ sin filtro
b. Hibridación Southern Blot
c. Hibridación en fase sólida
d. Hibridación nuclear

368. Técnica que NO es de impregnación argéntica:

a. Gordon-Sweet
b. PTAH
c. Grimelius
d. Bodian

369. En relación a la técnica de Ziehl Neelsen, es FALSO:

a. Esta técnica no sirve para identificar la micobacteria de la lepra
b. Los bacilos ácido-alcohol resistentes se tiñen de rojo
c. El colorante principal es una fucsina
d. Tiñe el pigmento ceroide

370. En el microscopio óptico, parte que se utiliza para sujetar el objeto a estudiar:

a. Pie
b. Platina
c. Diafragma
d. Columna

371. La fuente de iluminación del microscopio electrónico es un haz de:

a. protones
b. radiación violeta
c. electrones
d. luz

372. Qué es la diaminobencidina (DAB):

a. Una enzima
b. Un cromógeno
c. Un anticuerpo primario
d. Un anticuerpo secundario

373. Operaciones de mantenimiento encaminadas a prevenir fallos, deterioro, averías, o mal funcionamiento de los equipos:

a. Correctivo
b. Preventivo
c. Calibración
d. Operativo

374. Cuál corresponde a una cadena ligera:

a. Kappa
b. Ig G
c. Ig M
d. Ig A

375. Cuando la asignación de los individuos participantes en grupos de estudios o grupos control es al azar se trata de estudios:

a. comunitarios
b. clínicos
c. controlados no aleatorios
d. descriptivos

376. En relación a los agentes biológicos:

a. Una medida preventiva para evitar pinchazos con agujas es volver a encapsular las agujas
b. El riesgo de transmisión de una infección después de un accidente es el mismo para todos los tipos de virus
c. Las características de los agentes biológicos infecciosos están recogidas en las denominadas 'Fichas de datos de Seguridad'
d. La mayor parte de las lesiones por pinchazos son por mala praxis de trabajo

377. Acerca del registro del material que llega al laboratorio de Anatomía Patológica:

a. El registro será el último paso a realizar
b. Una vez registrado será procesado, diagnosticado y se hará el archivo de los bloques
c. Una vez diagnosticado será registrado y luego archivado
d. Tras el archivo de bloques y completar la fijación procedemos al registro de la muestra

378. Material que se consume con el uso, en general tiene un periodo corto de vida, bien de una sola vez o en varias utilizaciones:

a. Material fungible
b. Material inventariable
c. Material estéril
d. Material grupo A

379. La melanina es un pigmento:

a. Artefactual
b. Exógeno
c. Endógeno hemoglobinógeno
d. Endógeno no hemoglobinógeno

380. En la recogida de muestra de un líquido cefalorraquídeo de un paciente para su estudio en Anatomía Patológica:

a. Es una técnica fácil en la que el propio paciente puede recoger la muestra en su domicilio
b. La muestra debe llegar identificada al servicio de Anatomía Patológica
c. Un hisopo estéril con medio de conservación es el ideal para recoger el líquido cefalorraquídeo para estudio en Anatomía patológica
d. El diagnóstico de la muestra es un paso previo al registro de la muestra

381. Grupo biológico que puede causar una enfermedad en el hombre, y puede suponer un peligro para los trabajadores, siendo poco probable que se propague a la colectividad y existiendo generalmente profilaxis o tratamiento eficaz. Es agente biológico del Grupo:

a. 1   b. 2   c. 3   d. 4

382. Cuál es la fase esencial del método de la hematoxilina de Werhoeff:

a. La tinción de la mielina
b. La diferenciación con cloruro férrico
c. El contraste con la coloración de Van Gieson
d. La fijación

383. Sobre la Historia del paciente:

a. Los centros sanitarios tienen la obligación de conservarla documentación clínica en condiciones como mínimo 1 año desde la fecha del alta de cada proceso asistencial
b. El paciente no tiene derecho al acceso a la Historia clínica según la Ley 41/2002
c. El personal que accede a los datos de la historia clínica en el ejercicio de sus funciones queda sujeto al deber de secreto, según la Ley 41/2002
d. La documentación de la Historia clínica se rige por la Ley Orgánica 16/2000

384. Medline y Cochrane son:

a. Fuentes de información científica
b. Fórmulas matemáticas para los artículos científicos
c. Algoritmos científicos
d. Fondos internacionales para la financiación sanitaria

385. La coloración de Papanicolau utiliza como colorante citoplasmático:

a. Hematoxilina
b. Diversas mezclas como naranja G, la eosina, el verde luz SF y el pardo Bismarck (EA)
c. May-Grünwald Giemsa
d. Pas

386. Conjunto de operaciones que se realizan de forma concreta, a un instrumento analítico, o a cualquier equipo de medidas, para que nos garantice la exactitud de sus especificaciones:

a. Verificación
b. Calibración
c. Codificación
d. Mantenimiento correctivo

387. En qué orden realizaremos los distintos pasos durante el procedimiento de inclusión de los tejidos:

a. Aclaramiento, deshidratación e impregnación
b. Deshidratación, impregnación y aclaramiento
c. Deshidratación, aclaramiento e impregnación
d. Es indiferente

388. Qué elementos celulares del organismo destacan por la sintetización de las fibras de colágena:

a. Fibroblastos
b. Leucocitos
c. Oligodendroblastos
d. Macrófagos

389. Durante la confección de bloques, cómo se orientan las estructuras tubulares:

a. Verticalmente
b. Horizontalmente
c. Es indiferente
d. Ninguna de las tres

390. Los fragmentos que se incluirán en las cestillas deberán de tener un tamaño algo inferior a las dimensiones de la cestilla sin superar un espesor de:

a. 3-5 mm
b. 10-15 mm
c. 20-25 mm
d. 30-35 mm

391. Es un fluorocromo utilizado en el marcaje de sondas para hibridación in situ fluorescente:

a. Hematoxilina
b. Auramina
c. Rodamina en forma de isotiocianato de tetrametilrodamina (TRITC)
d. Fast red

392. En relación a los riesgos por agentes químicos:

a. Los efectos de las sustancias tóxicas en el organismo son siempre irreversibles
b. Los daños a la salud que se manifiestan de forma inmediata se denominan 'toxicidad crónica'
c. El adecuado almacenamiento de sustancias tóxicas es una medida preventiva frente a sustancias químicas
d. No son necesarios los equipos de protección individual (EPI) en el manejo de sustancias tóxicas

393. Es una solución descalcificante de ácidos fuertes:

a. Líquido de Carnoy
b. Líquido de Gendre
c. Líquido de Perenyi
d. EDTA

394. El sistema inmunitario puede ser innato (inespecífico) o de adaptación (específico), cuál está en el grupo de adaptación:

a. Secreción ácida del estómago
b. Piel
c. Lisozima
d. Anticuerpos

395. Qué reactivo tiene la propiedad de transformarse y cambiar de color en presencia de depósito de hierro y por acción del ácido clorhídrico:

a. Ferrocianuro potásico
b. Permanganato potásico
c. Hidróxido potásico
d. Ácido acético

396. La coloración de Diff-Quik, consta de:

a. Solución Hematoxilina y Eosina
b. Tres soluciones colorantes
c. Un fijador y dos soluciones colorantes
d. Dos fijadores y un colorante

397. Se utiliza como primer fijador en microscopía electrónica:

a. Formaldehido
b. Glutaraldehido
c. Cacodilato
d. Tetróxido de Osmio

398. Qué elemento NO forma parte de los equipos de protección individual (EPI) en un servicio de Anatomía Patológica:

a. Aparato portátil de detección de niveles altos de vapores de formol
b. Guantes anticorte
c. Pantalla facial
d. Mandil

399. Qué técnica tiñe el glucógeno:

a. Pas
b. Pas diastasa
c. Azul de Nilo
d. Orceina

400. En relación a la citopatoiogia:

a. El territorio orgánico que con más frecuencia se estudia en la citología exfoliativa es la cavidad abdominal
b. El cribado de las citologías ginecológicas es una de las funciones de los administrativos
c. El sistema de lectura automática de preparaciones no está aún preparado para las citologías, solo para las biopsias
d. La punción aspiración con aguja fina se puede realizar mediante control simple por palpación o ayudada con control radiológico

401 **A**	426 **C**	451 **A**	476 **D**
402 **B**	427 **B**	452 **D**	477 **B**
403 **B**	428 **B**	453 **C**	478 **B**
404 **B**	429 **B**	454 **C**	479 **D**
405 **B**	430 **A**	455 **A**	480 **B**
406 **B**	431 **C**	456 **A**	481 **C**
407 **C**	432 **C**	457 **D**	482 **B**
408 **C**	433 **C**	458 **B**	483 **A**
409 **B**	434 **B**	459 **A**	484 **D**
410 **D**	435 **B**	460 **D**	485 **C**
411 **C**	436 **B**	461 **A**	486 **D**
412 **C**	437 **A**	462 **B**	487 **C**
413 **D**	438 **D**	463 **C**	488 **C**
414 **B**	439 **C**	464 **D**	489 **B**
415 **A**	440 **D**	465 **C**	490 **D**
416 **D**	441 **C**	466 **C**	491 **A**
417 **A**	442 **A**	467 **A**	492 **A**
418 **C**	443 **D**	468 **B**	493 **C**
419 **C**	444 **B**	469 **B**	494 **A**
420 **C**	445 **D**	470 **B**	495 **B**
421 **C**	446 **C**	471 **B**	496 **C**
422 **B**	447 **A**	472 **B**	497 **D**
423 **B**	448 **C**	473 **A**	498 **C**
424 **C**	449 **C**	474 **A**	499 **C**
425 **C**	450 **D**	475 **C**	500 **A**

FALLOS:

401. En las coloraciones nucleares los núcleos se tiñen con colorantes:

a. Básicos
b. Ácidos
c. Neutros
d. Acordes a la carga del núcleo

402. Una lesión escamosa intraepitelial (SIL) de alto grado:

a. En la mayoría de casos no se debe a una infección por el virus papiloma humano
b. Es una terminología utilizada según la clasificación de Bethesda
c. Afecta al tercio basal del epitelio
d. La mayoría de los casos se debe a una infección por el virus herpes tipo II

403. Es un colorante básico:

a. Eosina
b. Azul Metileno
c. Eritrosina
d. Verde Brillante

404. Es una infección de transmisión aérea:

a. Fiebre tifoidea
b. Legionella
c. Hepatitis virus C
d. SIDA

405. Qué tipo de desenmascaramiento antigénico NO es por calor:

a. Horno microondas
b. Proteasa
c. Olla a presión
d. Autoclave

406. El método del Oxalato Cálcico es un método químico usado para la comprobación de que un tejido:

a. está bien fijado
b. está bien descalcificado
c. está bien deshidratado
d. no tiene restos de fijador antes de la decalcificación

407. Es una técnica de impregnación argéntica en un tiempo:

a. Gordon-Sweet
b. Gomori
c. Grimelius
d. Masson–Fontana

408. Generalidades sobre la inspección, muestreo y selección del material anatomopatológico. Cuál es FALSA:

a. El estudio de los limites de resección quirúrgica en patología neoplásica es de vital importancia
b. Las piezas de tamaño muy pequeño (cilindros obtenidos por punción con aguja gruesa, biopsias endoscópicas, etc.) se fijan e incluyen directamente
c. El número máximo de bloques que se debe incluir de una pieza es de 1 por cada 5 cm de diámetro
d. Los fragmentos que se incluyen en los casetes no deben superar 3-5 mm de espesor

409. Sobre la técnica de la PCR, es FALSO:

a. Se trata de una técnica muy sensible y requiere un ambiente de trabajo determinado para evitar contaminaciones
b. Un ciclo de PCR consiste en 2 pasos que se repiten continuamente: desnaturalización y amplificación
c. El producto especifico de amplificación de PCR que contiene el ácido nucleico blanco de interés se denomina amplicón
d. La PCR transcriptasa inversa es una variante de la PCR

410. Qué fijador por cambios en el estado coloidal de las proteínas es también un excelente medio de descalcificación:

a. Acido pícrico
b. Ácido crómico
c. Acetona
d. Ácido Iricloroacético

411. Sobre los estudios descriptivos:

a. Incluyen ensayos clínicos en su metodología
b. La edad no es importante en estos estudios
c. Se pueden utilizar medidas de frecuencias, incidencias o prevalencias
d. Precisan grupo control

412. Los procedimientos preanalíticos en Anatomía Patológica incluyen:

a. Técnicas de inmunohistoquímica
b. Informe diagnóstico de una muestra
c. Hoja de petición, condiciones de transporte de la muestra, registro de muestra
d. Archivo de bloques, de preparaciones y de muestras analizadas

413. Sobre las autopsias:

a. La regulación legal de las autopsias clínicas y las judiciales es la misma
b. La autopsia médico-legal es la realizada por el médico anatomo-patólogo
c. No se necesita autorización para realizar la autopsia clínica
d. La autopsia médico-legal es realizada por orden judicial

414. La fluorescencia:

a. es una emisión de luz que se produce a partir de una fuente de energía térmica
b. la primaria es aquella que presentan determinadas sustancias de forma espontánea sin necesidad de ser modificadas
c. la secundaria no puede ser inducida mediante tinción con moléculas fluorescentes
d. es el anticuerpo monoclonal que más se utiliza en la técnica de inmunofluorecencia

415. En la técnica de inmunofluorescencia directa:

a. Se utiliza un anticuerpo especifico frente al antígeno que se desea detectar, conjugado a un fluorocromo

b. Se utiliza un anticuerpo primario no marcado y un anticuerpo secundario marcado con el correspondiente fluorocromo que reacciona con el anticuerpo primario

c. Si no se observa fluorescencia (reacción negativa) es porque se ha unido el anticuerpo al antígeno diana y ha desaparecido con el lavado

d. Si se observa fluorescencia (reacción positiva) se puede ver directamente en el microscopio óptico de campo claro

416. La obtención de cortes seriadas se logrará con un microtomo tipo:

a. Deslizamiento   b. Balanceo
c. Oscilación   d. Rotación

417. De cuál se obtiene una muestra de citología exfoliativa:

a. Aparato genital femenino   b. Tiroides
c. Ganglio   d. Hígado

418. Sobre la punción aspiración con aguja fina (PAAF):

a. No sirve para obtener muestras de nódulos subcutáneos

b. Para realizarla no hace falta solicitar al paciente su consentimiento informado por la baja frecuencia de complicaciones

c. Las muestras obtenidas por PAAF se pueden fijar en alcohol al 96% o dejar secar al aire

d. La PAAF de nódulos hepáticos las suele hacer el anatomopatólogo

419. Acerca de la recepción de una muestra de grandes dimensiones y su tratamiento:

a. Para órganos sólidos se realizarán cortes seriados de las piezas separando e incluyendo cada sección obtenida en un recipiente independiente

b. Las vísceras huecas no se podrán abrir

c. En las lesiones quísticas es aconsejable extraer por punción su contenido para estudio citológico y/o bioquímico y reemplazarlo por formol

d. En las piezas de gran tamaño es siempre aconsejable fijarlas mediante calor

420. Punto crucial de la técnica de Gram:

a. La coloración con ver luz
b. La fijación con líquido de Bouin
c. La diferenciación con alcohol o acetona
d. La saturación con ácido periódico

421. Permite conocer en todo momento la ubicación y la trayectoria de la muestra:

a. Registro
b. Código de identificación
c. Trazabilidad
d. Incidencia

422. Sobre la tinción con Diff–Quik, es FALSO:

a. Con esta técnica se obtienen las mismas tonalidades que con la May-Grünwald-Giemsa

b. Las preparaciones teñidas con Diff–Quik no se pueden colorear de nuevo sin desteñir previamente

c. Es una tinción rápida

d. Las preparaciones teñidas con Diff–Quik se pueden colorear con Papanicolau sin desteñirlas previamente

423. Sobre la biopsia diagnóstica, es FALSO:

a. Un objetivo es concretar el diagnóstico histopatológico de una enfermedad

b. Suele contener la totalidad de la lesión

c. Son de pequeño tamaño

d. Permite realizar técnicas moleculares

424. La morfología celular "en renacuajo" o "en fibra", es característica:

a. Del SIL de bajo grado
b. Del ASCUS
c. Del carcinoma epidermoide
d. Del adenocarcinoma endocervical

425. Es un inconveniente del microtomo de deslizamiento o tipo Leitz:

a. Produce frecuentes averías
b. Permite seccionar bloques tisulares de mayor tamaño
c. Proceso de corte lento (uno a uno)
d. Permite efectuar cortes incluidos en celoidina

426. Pigmento que NO es originado por la destrucción de la hemoglobina:

a. Hemosiderina
b. Bilirrubina
c. Lipofucsina
d. Hematoidina

427. Durante el procedimiento de las técnicas de hibridación in situ se realiza un pretratamiento del tejido con proteasas para facilitar la accesibilidad al ARN de interés, este proceso de digestión se detiene con un lavado en:

a. una solución alcohólica
b. una solución salina
c. formalina
d. permanganato

428. Desde el punto de vista de histología convencional las técnicas de tinción de fibras de colágeno tipo I son coloraciones...

a. de impregnación argéntica
b. tricrómicas
c. nucleares
d. citoplasmáticas

429. Con qué técnica demostraríamos argirofilia en granulaciones intracitoplasmáticas:

a. Tricrómico de Masson   b. Grimelius
c. Pas   d. Gomori

430. Sobre el ultramicrotomo, la balsa de agua que se elabora como pocillo para poder extender los cortes de metacrilato, usaremos:

a. Solución de bario 0,5 Molar
b. Acetona 10%
c. Acetona 20%
d. Acetona 30%

431. La técnica de inmunofluorescencia directa se utiliza especialmente en el diagnóstico de:

a. Hepatitis   b. Sarcomas
c. Glomerulonefritis   d. Mastitis

432. El método del ácido rubeánico se utiliza para determinar:

a. La bilirrubina
b. Los depósitos de plata
c. El cobre
d. El hierro

433. En el procedimiento Avidina-Biotina. La biotina es:

a. Una enzima   b. Un cromógeno
c. Una vitamina   d. Un anticuerpo

434. Sometemos los cortes a una solución alcohólica de ácido pícrico durante 5 min. para eliminar el pigmento provocado por el...

a. Cloruro Mercúrico
b. Formol
c. Dicromato Potásico
d. Ácido Crómico

435. 'Velocidad de penetración' es la rapidez con la que un fijador:

a. bloquea la autolisis
b. se difunde en el interior de un tejido
c. elimina las sales de calcio
d. mejora el efecto mordiente de los colorantes

436. Las proteasas sirven para:

a. realizar la fijación en inmunohistoquímica
b. la digestión enzimática
c. la decalcificación de los tejidos
d. la deshidratación y el aclaramiento

437. "Se hace un corte único desde el borde inferior del mentón, descendiendo por la línea media del cuello, tórax y abdomen, rodeando el ombligo por la parte izquierda." A qué técnica de autopsia se refiere:

a. Técnica de Virchow
b. Técnica de Leutelle- Mata
c. Incisión en "T"
d. Técnica de Gohn

438. En relación a la coloración de una muestra:

a. No es necesario quitar la parafina antes de la coloración

b. Los tiempos de coloración son iguales para todas las tinciones

c. Cuando una estructura se tiñe con un tono semejante al colorante utilizado se denomina metacromasia

d. Un mordiente es una sustancia que se utiliza para aumentar la captación selectiva de un determinado colorante

439. Qué característica tienen en común el Ácido Crómico, el Cloruro de mercurio y el dicromato potásico:

a. Son buenos bactericidas

b. Fijan el tejido por la formación de sales

c. Poseen efecto mordiente

d. Poseen una gran velocidad de penetración

440. Cuál de las siguientes reglas generales a considerar en el empleo de líquidos fijadores es INCORRECTA:

a. El tejido debe ser colocado lo más rápidamente posible en el líquido fijador

b. El volumen necesario del fijador debe ser 20:1 respecto a la pieza

c. El pH del líquido fijador debe aproximarse al pH fisiológico

d. Todos los fijadores tienen el mismo tiempo de fijación

441. La legislación que rige las autopsias clínicas en España es:

a. La ley 29/1980 y el Real Decreto 1230/1984

b. La ley 23/1978 y el Real Decreto 2230/1982 y

c. La Ley 29/1980 y el Real Decreto 2230/1982

d. La legislación que rige las autopsias clínicas depende de cada autonomía

442. En relación al formol:

a. Está clasificado como sustancia cancerígena de categoría 1B

b. El personal de los servicios de Anatomía Patológica es el único grupo profesional en los centros hospitalarios con riesgo de exposición a los vapores del formol

c. El xilol se utiliza como fijador alternativo al formol

d. Entre las medidas de prevención frente al riesgo de exposición al formol no se incluyen los equipos de protección individual (EPI)

443. En el contenido de la Historia clínica del paciente NO figura:

a. Consentimiento informado

b. Informe clínico de alta

c. Informe Anatomía Patológica

d. Informe costes de ingreso

444. Cambio del epitelio endocervical por epitelio escamoso:

a. Aplasia   b. Metaplasia

c. Displasia   d. Hipertrofia

445. Cuántos subtipos de inmunoglobulinas hay según las cadenas pesadas H:

a. 4   b. 2   c. 3   d. 5

446. Qué función tiene el óxido de propileno durante el procedimiento de inclusión en microscopía electrónica:

a. Agente deshidratante

b. Agente de inclusión como epoxirresina

c. Agente aclarante

d. Ninguna de las tres

447. La técnica de hibridación in situ:

a. Se utiliza una sonda marcada que híbrida con la secuencia de ácido nucleico diana

b. Las técnicas de marcaje colorimétricas utilizan moléculas radiactivas para el revelado

c. La fijación de la muestra no es un paso crítico para obtener buenos resultados

d. Las sondas de oligonucleótidos no se usan en la técnica de hibridación in situ

448. Cuando la cuchilla del microtomo está excesivamente perpendicular al bloque:

a. El ángulo de inclinación es menor de 10°, el ángulo libre es negativo y el de corte menor de 60°

b. Permite producir secciones seriadas muy finas

c. Provoca pequeñas ondulaciones en la superficie del bloque y cortes de grosor muy irregular

d. El filo de la cuchilla no incide sobre la superficie del bloque

449. El peto esternocostal se queda unido a la piel en:

a. El método de Virchow

b. En la variante de Fischer

c. En el método de Leutelle-Mata

d. En el método de Rokitansky

450. El proceso de afilado de las cuchillas consta habitualmente de tres fases:

a. Afilado, suavizado y desbastado

b. Suavizado, afilado y desbastado

c. Desbastado, afilado y suavizado

d. Afilado, desbastado y suavizado

451. Las inmunoglobulinas, poseen una estructura básica común formada por:

a. Dos cadenas pesadas y dos cadenas ligeras

b. Una cadena pesada y tres cadenas ligeras

c. Cuatro cadenas pesadas

d. Cuatro cadenas ligeras

452. Sistema de codificación de los diagnósticos más usados en AP:

a. UNE-EN ISO 15189

b. PatWin

c. VitroPath

d. SNOMED–CT

453. Cómo debe llegar la muestra para estudio intraoperatorio al Servicio de Anatomía Patológica:

a. Fijada en formol al 10%

b. Fijada en alcohol 96%

c. En fresco

d. La fijación no influye para el estudio intraoperatorio

454. Neumotórax es la presencia de:

a. Líquido linfático dentro de la cavidad pleural

b. Líquido hemático dentro de la cavidad pleural

c. Aire en la cavidad pleural

d. Aire en la cavidad gástrica

455. Colorante nuclear más apropiado para tinciones tricrómicas:

a. Hematoxilina férrica

b. Azul de anilina

c. Hematoxilina de Harris

d. Rojo nuclear

456. La impregnación argéntica en un tiempo, qué agente reductor emplea:

a. Hidroquinona

b. Ácido pícrico

c. Ácido acético

d. Los tres

457. Impronta es:

a. La lámina de tejido de pequeño calibre preparada sobre un portaobjetos, que ha sido seccionada previamente mediante un microtomo

b. La sección obtenida de un tejido mediante cortes en un criostato y extendida sobre un portaobjetos en forma de capa unicelular, que permite su observación microscópica

c. El conjunto de células sanguíneas extendidas sobre un portaobjetos en forma de capa unicelular, que permite su observación microscópica

d. La capa unicelular obtenida sobre un portaobjetos por contacto directo de este con la superficie de sección de un órgano

458. Sobre la técnica de la reacción en cadena de la polimerasa (PCR):

a. La Taq proteasa es la enzima que suele usarse para extender el cebador, ya que tiene la capacidad de funcionar a temperaturas bajas y es termoestable

b. Se necesitan 2 primers o cebadores para la realización de la técnica con éxito

c. El aparato donde se lleva a cabo la PCR se llama centrífuga

d. La PCR no se puede utilizar para la detección de agentes infecciosos

459. Sobre las fases de la mitosis:

a. En la telofase se produce la citoquinesis
b. En la metafase, las cromátidas se separan por división del centrómero
c. En la anafase aparece el huso donde se insertan los cromosomas
d. En la profase cada centrómero migra en dirección opuesta arrastrando una cromátida

460. La técnica mixta o incisión en T comienza con una incisión profunda:

a. que va desde la región submentoniana hasta la sínfisis púbica
b. que va desde la articulación acromio-clavicular hasta las crestas iliacas
c. transversal, que va desde la cresta iliaca derecha hasta la cresta iliaca izquierda
d. que abarca desde el hombro izquierdo hasta el derecho

461. El examen externo en la necropsia anatomoclínica incluye:

a. Examinar la presencia de ulceras por presión en las zonas de prominencias oseas
b. Elaborar una ficha estomatológica completa
c. Anotar la posición del cuerpo y su relación con el estado de las ropas
d. Anotar signos relativos a la identificación del cadáver

462. La vacunación es una inmunización de tipo:

a. Quimioprofiláctico
b. Activo
c. Pasivo
d. Completo

463. El proceso de inclusión en parafina consiste en estos pasos 'Fijación, lavado, deshidratación mediante pasos sucesivos por...:

a. etanol de gradación decreciente, aclaramiento, infiltración y confección del bloque
b. alcohol etílico de gradación decreciente, infiltración y confección del bloque
c. etanol de gradación creciente, aclaramiento, infiltración y confección del bloque
d. etanol de gradación decreciente, infiltración y confección del bloque

464. Las resinas empleadas para la inclusión en microscopia electrónica:

a. Se endurecen mediante inmersión del bloque en etanol absoluto
b. Se polimerizan colocando el bloque en placa fría
c. Se endurecen a temperatura ambiente
d. Se polimerizan mediante calor o radiación ultravioleta (UV)

465. Una enfermedad nosocomial es cualquier enfermedad transmisible adquirida en un:

a. centro sanitario, y afecta a los pacientes
b. centro sanitario, y puede afectar a los pacientes y al personal sanitario
c. centro sanitario, que puede afectar a los pacientes, al personal sanitario o cualquier otra persona
d. quirófano de un hospital

466. La cadena epidemiológica de las enfermedades transmisibles se compone de:

a. Bacterias, virus, hongos y protozoos
b. Bacterias y virus
c. Fuente de infección, mecanismo de transmisión y hospedador susceptible
d. Periodo de incubación, periodo clínico y periodo de convalecencia

467. En la autopsia, la disección del polígono de Willis:

a. Es ineludible realizarla si existe hemorragia subaracnoidea
b. Se debe evitar realizarla si existe hemorragia subaracnoidea
c. Se debe evitar realizarla si se sospecha la existencia de aneurismas
d. Es ineludible realizarla si existe hemorragia abdominal

468. El método de procesamiento por saccomanno se utiliza con muestras procedentes de:

a. Exudado vaginal
b. Esputo
c. Sangre arterial
d. Autopsias médico-legales

469. Sobre la técnica de la PCR:

a. Se utiliza como control negativo un tubo con la mezcla máster sin Taq polimerasa
b. Consta de las siguientes fases principales: desnaturalización, replicación y extensión
c. Los ciclos de replicación se realizan a 4°C durante 30 minutos
d. En la fase de replicación la secuencia de los cebadores no es importante

470. En la microscopía electrónica, el aumento de las imágenes se obtiene:

a. Cambiando de objetivo
b. Modificando el haz de electrones y el voltaje de la lente proyectora
c. Cambiando de oculares
d. Modificando la intensidad de la fuente de luz

471. Ante la sospecha de malignidad en un ganglio linfático, procedimiento más empleado:

a. BAG
b. PAAF
c. Exéresis
d. Trucut

472. El metanol es un fijador:

a. Entrecruzante
b. Precipitante
c. Oxidante
d. Físico

473. El fijador Bouin está compuesto por:

a. Formol, ácido pícrico y ácido acético
b. Formol, ácido clorhídrico y ácido pícrico
c. Formol, ácido acético y ácido nítrico
d. Formol y ácido pícrico

474. Para resaltar las fibras de colágeno del tejido conjuntivo frente a otras estructuras tisulares se pueden emplear:

a. Las tinciones histoquímicas tricrómico de Masson o tricrómico de Van Gieson
b. La tinción histológica hematoxilina fosfotúngstica ácida (PTAH) o fosfatasa ácida
c. Las tinciones histoquímicas PAS o negro sudan
d. Las tinciones histoquímicas verde de metilo-pironina o la lectina RCA

475. Obtención de biopsia de órgano sólido con agujas tipo Tru-cut:

a. Biopsia por aspiración con aguja fina
b. Biopsia tipo PAAF
c. Biopsia tipo BAG
d. Biopsia por punch

476. El hepes es:

a. El indicador de pH más empleado en los cultivos celulares
b. Una sustancia que hace que la concentración de suero se mantenga estable en un cultivo
c. Un factor de crecimiento que se añade a todos los cultivos de células
d. Una sustancia que se emplea en concentraciones 10-20 mM como tampón en un cultivo celular

477. En inmunología se llama epítopo a:

a. La región de la IgE, reconocible por los macrófagos
b. La región de una macromolécula reconocible por un anticuerpo específico
c. La región de la IgG que se une específicamente a su antígeno correspondiente
d. La región de la IgG reconocible por un antígeno específico

478. Las parafinas:

a. Son biopolímeros cuyo punto de fusión oscila entre 40 y 70°C
b. Son mezclas de hidrocarburos. Las de uso rutinario suelen tener un punto de fusión entre 54 y 58°C
c. Son mezclas de hidrocarburos, cuyo punto de fusión es inversamente proporcional a su dureza
d. Son biopolímeros, cuyo punto de fusión suele ser entre 54 y 58°C

479. Si en biopsia de riñón se utiliza una solución fijadora hipertónica:

a. El tejido no se verá afectado, ya que proviene de un órgano relacionado con la osmorregulación del organismo
b. Puede producir problemas de turgencia en el tejido
c. El tejido no se verá afectado, ya que no existe diferencia entre la presión osmótica del tejido y del fijador
d. El tejido puede sufrir retracción

480. Dada la siguiente secuencia de ADN bicatenario, 5'-ATG-GAGTGTGCCAAATTTACTACACCCA-TATAGCGCG-3' selecciona su complementaria:

a. 3'-ATGGAGTGTGCCAAATTTACTA-CACCCATATAGCGCG-5'
b. 3'-TACCTCACACGGTTTAAAT-GATGTGGGTATATCGCGC-5'
c. 5'-TACCTCACACGGTTTAAAT-GATGTGGGTATATCGCGC-3'
d. 5'-ATGGAGTGTGCCAAATTTACTA-CACCCATATAGCGCG-3'

481. El gel OCT se utiliza para:

a. Incluir la biopsia después de su fijación con formaldehído
b. Incluir la biopsia fijada antes de su corte en el criostato, ya que evita la deshidratación del tejido
c. Incluir la biopsia sin fijar, ya que proporciona a la muestra una consistencia adecuada para su corte en el criostato
d. Incluir la biopsia antes de su corte en el criostato, ya que proporciona una mejor tinción de la muestra

482. Criopreservación de muestras:

a. Las células se mantienen a -50°C
b. Las muestras de ARN se mantienen estables a -80°C
c. El ADN ha de guardarse siempre a -150°C sino se desestabiliza
d. El tejido fresco se conserva a 20°C

483. El reglamento 1272/2008 (CE) sobre la clasificación, etiquetado y envasado de sustancias y mezclas, modifica y deroga los sistemas anteriores para lograr una armonización a nivel internacional. En él se recoge un listado de frases H, que son:

a. Indicaciones de peligro
b. Consejos de prudencia
c. Indicaciones de seguridad
d. Indicaciones de higiene

484. Una reacción general que pueden sufrir las células es:

a. Metaplasia: conversión de una célula poco diferenciada en otra más diferenciada
b. Necrosis: muerte celular programada
c. Hiperplasia: aumento del tamaño del órgano por sobreestimulación
d. Displasia: proliferación celular anormal con pérdida de orden

485. Las fichas internacionales de seguridad química (FISQ) están en la web del del Instituto...

a. Internacional del Trabajo
b. Nac. de Inspección y Seguridad Laboral
c. Nac. de Seguridad e Higiene del Trabajo
d. Nacional de Empleo

486. Procedimiento físico, químico o combinado que destruye todo microorganismo y esporas de una superficie:

a. Asepsia
b. Antisepsia
c. Desinfección
d. Esterilización

487. Capacidad del microscopio para distinguir dos puntos cercanos:

a. Amplitud de campo
b. Apertura numérica
c. Poder de resolución
d. Profundidad de campo

488. La hoz del cerebro es:

a. la circunvolución cerebral situada en la región occipital
b. una red vascular de la base del cerebro
c. un pliegue de la duramadre que se introduce en la cisura entre los dos hemisferios cerebrales
d. una parte del tronco encefálico

489. Sobre la tinción de Papanicolau, es FALSO:

a. Es la tinción universal en citopatología
b. El colorante EA 50 es una mezcla de eosina, azul de anilina y pardo Bismark
c. Tiñe los citoplasmas de las células queratinizadas con Orange-G
d. Es una tinción polícroma

490. Las frases P se expresan...

a. Una letra P y dos números
b. Dos números y la letra P
c. Tres números y la letra P
d. La letra P y tres números

491. Tinción para visualizar estructuras fúngicas:

a. Metenamina de plata de Grocott y PAS
b. PAS y Gram
c. Fontana Masson y Gram
d. Giemsa y Ziehl-Neelsen

492. Se producen más errores en la:

a. Fase preanalítica
b. Fase analítica
c. Fase postanalítica
d. Fase final

493. En la citología cervicovaginal la inmunotinción dual (P16 y Ki67), se aplica en:

a. Aquellos casos con citología positiva y determinación de HPV negativo
b. El cribaje primario, fundamentalmente en las mujeres mayores de 30 años
c. El triaje de ASC-US
d. Las lesiones de alto grado

494. La técnica de microscopía que permite visualizar sustancias cristalinas como la sustancia amiloide es la 'microscopía de...

a. polarización
b. interferencia
c. contraste de fases
d. campo oscuro

495. Las piezas quirúrgicas se obtienen:

a. por curetaje de un canal o una cavidad
b. mediante la resección de un órgano o de varios órganos
c. con intención terapéutica pero no diagnostica
d. con intención diagnostica pero no terapéutica

496. El protocolo de la tinción histoquímica tricrómico de Masson incluye tres colorantes:

a. Hematoxilina Mayer, fucsina ácida y azul de toluidina
b. Hematoxilina Mayer, fucsina ácida y azul de bromofenol
c. Hematoxilina férrica de Weigert, fucsina ácida y azul de anilina
d. Hematoxilina férrica de Weigert, Rojo Congo y verde alcián

497. Los fijadores más empleados para microscopía electrónica son:

a. El glutaraldehído y el formaldehído
b. El glutaraldehído y el metanol
c. El formaldehído y el tetróxido de osmio
d. El glutaraldehído y el tetróxido de osmio

498. Para demostrar que las regiones PAS positivas en un tejido son debidas a la presencia de glucógeno se realiza la técnica:

a. PAS-Azul Alcián
b. PAS-Hematoxilina
c. PAS-amilasa
d. Mucicarmin

499. Según el RD 767/2014, NO es competencia del técnico especialista en anatomía patológica:

a. Realizar la aproximación diagnóstica de muestras citológicas ginecológicas
b. Tallar y procesar muestras histológicas y citológicas, obteniendo preparaciones microscópicas de calidad
c. Realizar funciones de ayudante técnico en laboratorios de toxicología
d. Aplicar técnicas de análisis genético a muestras biológicas y cultivos celulares, según los protocolos establecidos

500. Uno de estos métodos no se utiliza para la esterilización:

a. Biguanida
b. Óxido de etileno
c. Autoclave
d. Plasma de peróxido de hidrógeno

501 A	526 D	551 C	576 B
502 B	527 C	552 D	577 B
503 D	528 A	553 B	578 B
504 B	529 C	554 A	579 B
505 D	530 D	555 B	580 D
506 C	531 A	556 B	581 A
507 B	532 B	557 D	582 D
508 A	533 A	558 A	583 C
509 A	534 B	559 D	584 D
510 A	535 C	560 B	585 B
511 C	536 A	561 C	586 D
512 C	537 D	562 C	587 C
513 A	538 B	563 B	588 B
514 B	539 D	564 B	589 B
515 B	540 B	565 B	590 A
516 C	541 C	566 D	591 D
517 B	542 B	567 C	592 A
518 A	543 C	568 D	593 D
519 D	544 A	569 A	594 C
520 D	545 B	570 B	595 A
521 C	546 B	571 D	596 C
522 D	547 C	572 C	597 A
523 C	548 A	573 A	598 D
524 A	549 A	574 D	599 D
525 D	550 B	575 B	600 A

FALLOS:

501. La descalcificación se realiza:

a. Entre el lavado del fijador y la deshidratación
b. Antes de la fijación
c. Entre el lavado del fijador y el agente aclarante
d. Durante la fijación

502. Es una ventaja del empleo de anticuerpos monoclonales frente a policlonales:

a. Su forma de producción es más sencilla, rápida y barata
b. Dan un menor marcaje inespecífico
c. Poseen un espectro de reactividad mayor
d. Las diluciones de uso suelen ser mayores

503. Estructura y composición de los ácidos nucleicos:

a. Las bases nitrogenadas están unidas a un fosfato y constituyen un nucleósido
b. Las bases nitrogenadas citosina y timina derivan de la base púrica
c. La timina está presente en el ADN y ARN
d. Las bases nitrogenadas adenina y guanina derivan de la base púrica

504. Cuantas PCR se realizan en la secuenciación automática de primera generación con cebador fluorescente:

a. 1   b. 4   c. 3   d. 2

505. Respecto al HPV, es FALSO:

a. Es una enfermedad de transmisión sexual
b. Los subtipos 6 y 11 desarrollan fundamentalmente condilomas acuminados y papilomatosis laríngea
c. Las proteínas E codificadas por el genoma de HPV son las responsables de su patogenicidad
d. Las proteínas L1 y L2 están implicadas en la regulación del ciclo celular

506. En el microscopio óptico simple, el diafragma de apertura se emplea para:

a. Centrar el condensador
b. Aumentar la aberración cromática
c. Aumentar la profundidad de enfoque
d. Centrar la preparación histológica

507. El marcador nuclear inmunocitoquímico para las células mioepiteliales presentes en las punciones de mama es:

a. Calponina
b. p63
c. Actina
d. Citoqueratinas

508. La diferenciación es un paso propio de:

a. Las tinciones de tipo regresivo, y consiste en eliminar el exceso de colorante mediante el empleo de una solución alcohol-ácido
b. Las tinciones de tipo progresivo, y consiste en eliminar el exceso de colorante mediante inmersión en agua de grifo
c. La tinción H-E, y se realiza después de la tinción con Hematoxilina Mayer
d. La tinción H-E, y se realiza después de la tinción con Eosina alcohólica

509. La calota craneal se debe serrar formando una circunferencia:

a. Desde el hueso frontal, por encima de los arcos supraciliares, hasta la escama occipital pasando por la zona temporal
b. Desde el hueso parietal hasta el vértice del cráneo, pasando por la protuberancia occipital
c. Desde una apófisis mastoides hasta la otra, pasando por el vértex
d. Desde el hueso esfenoidal hasta el etmoidal, pasando por el cóndilo occipital

510. La pureza del ADN viene determinada por:

a. El cociente A260/A280, que ha de estar entre 1,7 y 2
b. La absorbancia medida a 320nm
c. El cociente A260/230, que ha de estar entre 1,7 y 2
d. La ausencia de banda en una electroforesis

511. En un frotis cervicovaginal teñido con Papanicolau se observan balas de cañón, leptotrix y unos microorganismos con forma de pera con un granulado rojizo en el citoplasma. Se trata de una infección por:

a. Virus Herpes simple
b. Citomegalovirus
c. Trichomonas vaginalis
d. Candida glabrata

512. En una célula eucarióta ocurren los siguientes procesos:

a. La síntesis de proteínas es realizada por los ribosomas en el núcleo
b. El ADN sale del núcleo para poder duplicarse
c. La transcripción de los genes a ARN se produce en el núcleo
d. El ARNt transporta histonas al ADN

513. En los extendidos citológicos cervicovaginales de adenocarcinoma in situ (AIS) NO se observa:

a. Diátesis tumoral
b. Hipercromasia
c. Anisocariosis
d. Efecto feathering

514. En inmunohistoquímica el resultado puede ser un falso negativo debido a:

a. Un incorrecto desbloqueo de la peroxidasa endógena en el tejido
b. La desnaturalización de los antígenos por el calor, haciendo que éstos sean irreconocibles por los anticuerpos
c. Reacciones cruzadas entre antígenos y anticuerpos, de forma que algunos anticuerpos pueden reaccionar con antígenos parecidos
d. Una sobretinción con el colorante nuclear empleado como contraste

515. Las medidas de protección y contención se deberían de aplicar como mínimo en los laboratorios de citogenética y cultivos celulares son Grado de confinamiento :

a. 1   b. 2   c. 3   d. 4

516. Sobre la tinción Diff-Quick:

a. Es un método rápido de May Grünwald-Giemsa
b. Tiene gran utilidad en las punciones e improntas
c. Los citoplasmas de las células maduras son incoloros
d. Los núcleos se tiñen del color azul al púrpura-negro

517. Indica la correcta:

a. La célula únicamente puede morir por necrosis
b. La degeneración celular es reversible
c. La atrofia se produce generalmente por una sobreestimulación
d. Los tres signos característicos de la inflamación son: el calor, el rubor y el tumor

518. Son técnicas de impregnación argéntica:

a. tinción de Grimelius y tinción de Cajal
b. tinción de Grimelius y tinción de Nissl
c. tinción de Schultz y tinción de Cajal
d. tinción de Nissl y tinción de Schultz

519. Ante una muestra de líquido cefalorraquídeo se debería realizar un análisis... :

a. Físico, químico y microscópico
b. Microscópico y microbiológico
c. Microbiológico y de las bandas oligoclonales
d. Microscópico, físico, químico y realización de otro tipo de estudios especiales (tinta china, etc.)

520. El criostato o criotomo:

a. Es un aparato que permite obtener cortes en congelación de un grosor mínimo de 12 µm
b. Se emplea exclusivamente para demostrar actividad enzimática o el estudio de la presencia en tejido de lípidos solubles
c. Se emplea exclusivamente para el estudio de piezas quirúrgicas
d. Es un aparato equivalente al microtomo de Minot y se emplea para la obtención de cortes en congelación

521. En la autopsia, la apertura de la caja torácica se realiza:

a. Con un enterotomo, seccionando las costillas 1 o 2 centímetros por fuera de la articulación costovertebral
b. Con un costotomo, seccionando las costillas 1 o 2 centímetros por fuera de la articulación condroesternal
c. Con un costotomo, seccionando las costillas 1 o 2 centímetros por fuera de la articulación condrocostal
d. Con un periostotomo, seccionando las costillas 1 o 2 centímetros por fuera de la articulación manubrio-esternal

522. Para realizar la técnica de apertura toracoabdominal del cadáver, este debe ser colocado en:

a. Decúbito prono con un zócalo debajo de la cabeza
b. Trendelemburg con un zócalo debajo de la cabeza
c. Decúbito ventral con un zócalo debajo de la cabeza
d. Decúbito supino con un zócalo debajo de la cabeza

523. La técnica inmunohistoquímica de los complejos avidina-biotina (ABC) es un método:

a. Directo, en el que, tras la incubación con el anticuerpo primario, se incuba la muestra con un anticuerpo secundario biotinilado y posteriormente con el complejo Avidina- peroxidasa
b. Directo, en el que se incuba con el anticuerpo primario marcado con avidina, y después se procede a la incubación con biotina y peroxidasa
c. Indirecto en el que, tras la incubación con el anticuerpo primario, se incuba con un anticuerpo secundario biotinilado y después se añaden los complejos ABC-peroxidasa
d. Indirecto, en el, que tras la incubación con el anticuerpo primario, se procede a la incubación con el anticuerpo secundario marcado con avidina, y por último se añade la biotina-peroxidasa

524. NO es un efecto citopático de la infección herpética en frotis cervicovaginales teñidos con Papanicolau:

a. Presencia de cuerpos reticulares
b. Cariomegalia
c. Moldeamiento de los núcleos
d. Aspecto esmerilado

525. Hemorragias intracraneales localizadas entre la aracnoides y la piamadre:

a. subdurales   b. epidurales
c. intraventriculares d. subaracnoideas

526. Los colorantes ácidos o aniónicos son un grupo de colorantes con carga neta:

a. Negativa, que tiñen los núcleos y los carbohidratos ácidos
b. Positiva, que tiñen los núcleos y los carbohidratos ácidos
c. Positiva, que tiñen citoplasmas y colágeno
d. Negativa, que tiñen citoplasmas y colágeno

527. En la congelación de células eucariotas es importante:

a. Incubar el DMSO con las células durante 10 minutos
b. Congelarlas lo más rápido posible
c. Congelar las células con un 10% de DMSO y suero animal
d. Que en el vial de células congelado haya un mínimo de 1010 células/mL

528. Durante la autopsia, los casos sospechosos de neumotórax se pueden poner de manifiesto antes de realizar incisión alguna:

a. ...puncionando posteriormente un espacio intercostal hasta alcanzar el espacio pleural, y observando la presencia de burbujeo intenso
b. ...puncionando posteriormente un espacio intercostal hasta alcanzar el espacio pericárdico, y observando la presencia de burbujeo intenso
c. ...puncionando anteriormente un espacio intercostal hasta alcanzar el espacio pleural, y observando la presencia de pus y sangre
d. ...puncionando posteriormente un espacio intercostal hasta alcanzar el espacio pericárdico, y observando la presencia de pus y sangre

529. La triple toma de Wied consiste en depositar en un portaobjetos desde el borde esmerilado hacia la parte más distal:

a. Material del endocérvix, exocérvix y del fondo del saco vaginal posterior
b. Material del exocérvix, endocérvix y del fondo del saco vaginal posterior
c. Material del fondo del saco vaginal posterior, exocérvix y endocérvix
d. Material del fondo del saco vaginal posterior, endocérvix y exocérvix

530. Qué tipo de células han de estar presentes en una muestra de esputo para que se considere valorable citológicamente:

a. Células caliciformes
b. Células escamosas
c. Linfocitos
d. Macrófagos alveolares

531. Qué tipo de moléculas permite amplificar y analizar la PCR con transcripción inversa :

a. ARNm
b. ADNc
c. ADNm
d. ADN polimerasa

532. La legislación española establece que los locales destinados para la realización de estudios autópsicos clínicos, debe constar de:

a. Una superficie máxima de 20 metros cuadrados
b. Refrigeradores con capacidad para dos cadáveres por cada doscientas camas de hospital
c. Refrigeradores con capacidad para dos cadáveres por cada trescientas camas de hospital
d. Una superficie mínima de 15 metros cuadrados

533. Los siguientes compuestos químicos se emplean como agentes aclarantes:

a. Xileno, benceno, tolueno, cloroformo
b. Xileno, benceno, metanol, dioxano
c. Xileno, isopentano, metanol, cloroformo
d. Xileno, acetona, metanol, isopentano

534. Sobre la hematoxilina:

a. Es un colorante que no necesita mordiente para teñir el tejido
b. En la tinción histológica H-E, se busca que la hematoxilina de un color azul, por lo que se realiza un paso que consiste en lavar con agua de grifo la preparación
c. La hematoxilina es incolora y necesita ser reducida para convertirse en una molécula coloreada
d. Las hematoxilinas de Gill, Mayer y Weigert son tinciones regresivas

535. Para demostrar hemosiderina acumulada en el hígado utilizaremos la tinción de:

a. Verhoeff
b. Von Kossa
c. Azul de Perls
d. Hierro coloidal

536. 'Éxodos' son:

a. Células endometriales e histiocitos
b. Células endocervicales e histiocitos
c. Células endometriales y linfocitos
d. Células rodeadas de cocos

537. La muestra más adecuada para el diagnóstico de la tuberculosis pulmonar es:

a. Cepillado bronquial
b. Lavado broncoalveolar
c. Punción con aguja fina
d. Esputo

538. En las biopsias incisionales:

a. Se eliminan las lesiones por completo
b. Se extirpan fragmentos representativos de la lesión
c. Se extirpan lesiones presumiblemente benignas
d. Se aspiran células aisladas

539. El examen interno de la cavidad torácica en la autopsia, incluye la observación de adherencias:

a. entre la bolsa pericárdica y el borde posterior del esófago
b. entre la bolsa peritoneal y los bordes anteriores de los pulmones
c. entre la bolsa epiploica y los bordes anteriores de los riñones
d. entre la bolsa pericárdica y los bordes anteriores de los pulmones

540. Material mucoso espesado que puede observarse en el esputo de pacientes con asma bronquial:

a. Cuerpos ferruginosos
b. Espirales de Curschmann
c. Cuerpos de Charcot-Leyden
d. Cristales de hematoidina

541. Tinción para visualizar bacilos Alcohol-Acido resistentes:

a. Giemsa
b. Gram
c. Ziehl-Neelsen
d. Metenamina de plata de Grocott

542. El cerebro extraído en la autopsia se introduce para su fijación en un recipiente amplio, con tapa y bien cubierto con:

a. Formol al 4%
b. Formol al 10%
c. Cloroformo al 10%
d. Alcohol absoluto

543. En una citología cervicovaginal se observan coilocitos con binucleación. Clasifica según el 'Sistema Bethesda':

a. ASC-US
b. ASC-H
c. LSIL
d. HSIL

544. 'IRAS' son:

a. Infecciones relacionadas con la Asistencia Sanitaria
b. Infecciones relacionadas con la Atención en la Sanidad
c. Infecciones relativas a la Atención Sociosanitaria
d. Ninguna de las anteriores opciones es correcta. ITZ

545. Estructuras no celulares rojizas, de forma redondeada, con láminas concéntricas de un material en el que predominan sales de calcio:

a. Cuerpos amiláceos
b. Cuerpos de Psammoma
c. Cristales de Charcot-Leyden
d. Perlas córneas

546. La presencia de más de un 5% de células ciliadas en un muestra proveniente de un lavado broncoalveolar indica que:

a. La muestra ha sido tomada correctamente, el porcentaje de un 5% es normal
b. Ha habido contaminación por material bronquial
c. La muestra es representativa
d. La muestra es adecuada siempre que el citotécnico así lo evalúe

547. Selecciona el fijador de uso habitual en estudios del sistema endocrino, para la identificación de péptidos de pequeño tamaño:

a. Glutaraldehído
b. Carnoy
c. Bouin
d. Zenker-formol

548. La célula está formada por orgánulos. Selecciona el orgánulo y su función correcta:

a. Las mitocondrias que aportan energía y sintetizan ATP
b. Los lisosomas que participan en la síntesis de glúcidos
c. El retículo endoplasmático rugoso sintetiza lípidos
d. El retículo endoplasmático liso sintetiza proteínas

549. Con el ultramicrotomo se pueden realizar:

a. Cortes semifinos (de 1 μm de grosor), empleados para seleccionar el área de estudio mediante microscopía óptica, y cortes finos (de 10-100 nm) para su estudio por microscopía electrónica
b. Cortes finos (50-500 nm), empleados para el estudio por microscopía electrónica
c. Cortes finos (100-1000 nm), empleados para el estudio por microscopía electrónica
d. Corte finos (50-500 nm), empleados para el estudio exclusivo por microscopía electrónica de barrido

550. No es un agente descalcificante el 'ácido...

a. nítrico
b. sulfúrico
c. fórmico
d. clorhídrico

551. Sobre microtomía:

a. El microtomo de deslizamiento es el más adecuado para obtener cortes seriados
b. Para realizar cortes con un vibratomo es necesario que la muestra haya sido previamente incluida en parafina o celoidina
c. El microtomo de rotación, también llamado Minot, es el más empleado. Con él se suelen hacer cortes de entre 3 y 5 µm
d. Una vez realizados los cortes de material incluido en parafina, éstos se recogen en un baño con agua destilada a una temperatura entre 45 y 50°C

552. El colorante apropiado para visualizar los mucopolisacáridos ácidos es:

a. Azul de toluidina
b. Azul Tripán
c. Azul de metileno
d. Azul Alcián

553. La citología líquida en el procesado de muestras de orina, presenta la siguiente ventaja en comparación con los métodos convencionales:

a. Menor coste económico
b. Mayor celularidad
c. Menor tiempo empleado
d. Mayor presencia de material de fondo

554. La clasificación ABC de los medios materiales sanitarios se hace en base a su:

a. Valor económico
b. Uso y duración
c. Composición
d. Peligrosidad

555. Sobre la tinción de lípidos con Sudán Negro, es FALSO:

a. Se produce por un mecanismo de disolución diferencial
b. Es muy importante hacer la deshidratación
c. Se realiza sobre muestras congeladas
d. Tras la tinción se emplea un medio de montaje hidrosoluble

556. Los reales decretos 2/2000 y 1098/2001 regulan:

a. El orden y control en el almacenamiento de los productos tóxicos del laboratorio
b. Que los laboratorios de titularidad pública deben aplicar procedimientos de compra sujeta a la ley de contratos de las administraciones públicas
c. La manipulación y reciclaje de las muestras biológicas
d. La gestión en casos de devolución de productos a los proveedores

557. En relación con el ocular de compensación de un microscopio:

a. Se denomina ocular de Huyghens
b. Se denomina ocular de Ramsden
c. Está constituido por dos lentes
d. Está constituido por tres lentes

558. Método de elección para identificar bacilos ácido alcohol resistentes:

a. Auramina-rodamina
b. Gram
c. Groccott
d. PAS

559. Las muestras procedentes de punción suelen fijarse, para su posterior tinción con Papanicolaou, en:

a. Etanol al 50%
b. Mediante secado al aire
c. Formol al 4%
d. Etanol al 96%

560. En relación con el secreto profesional del personal sanitario:

a. Debe ser guardado solo en vida del paciente
b. Debe ser guardado también después del fallecimiento del paciente
c. Se debe compartir con familiares de primer grado del paciente
d. Se refiere sólo a la salud del paciente

561. Qué paso no suele ser necesario en la inmunohistoquímica aplicada a extensiones citológicas:

a. Bloqueo de la actividad enzimática endógena
b. Fijación
c. Pretratamiento enzimático con proteasas
d. Revelado

562. Qué estudia la bioética:

a. La relación profesional sanitario-paciente
b. La provisión de servicios accesibles y equitativos
c. La conducta humana en las ciencias de la vida y de la atención a la salud, según los valores y principios morales
d. Las acciones humanas encaminadas al beneficio de otras personas

563. Método más preciso para evidenciar y valorar la extensión de un neumotórax en autopsias de neonatos y niños:

a. Palpación del tórax
b. Radiografía de tórax
c. Detección de burbujas bajo la piel del tórax
d. No se puede poner de manifiesto un neumotórax en la autopsia

564. La eliminación del formol de los laboratorios debe realizarse en recipientes cuyo contenido es identificado como:

a. Disolventes halogenados
b. Disolventes no halogenados
c. Líquidos con metales
d. Reactivos de laboratorio

565. Cuál de las siguientes hematoxilinas es acuosa:

a. Hematoxilina de Harris
b. Hematoxilina de Mayer
c. Hematoxilina ácida de Ehrlich
d. Hemalumbre de Delafield

566. Tarea que forma parte de la gestión de un almacén en un laboratorio de anatomía patológica:

a. Etiquetado de productos
b. Recogida de muestras eliminados por riesgo químico
c. Recogida de muestras eliminados por riesgo biológico
d. Recepción de albaranes

567. En la autopsia clínica, para qué se emplea la técnica de 'sales de tetrazolio' :

a. En una posible hipertrofia cardíaca
b. En una hipertrofia valvular
c. Para el diagnóstico macroscópico del infarto de miocardio reciente
d. Para el diagnóstico macroscópico del infarto de miocardio muy evolucionado

568. El adenocarcinoma tipo difuso de células en anillo de sello se localiza con mayor frecuencia en:

a. Hígado
b. Páncreas
c. Pulmón
d. Estómago

569. Qué es el CMBD:

a. Conjunto mínimo de datos administrativos y clínicos recogidos en atención hospitalaria
b. Conjunto mínimo de datos administrativos y clínicos recogidos en atención primaria
c. Conjunto mínimo básico de datos administrativos y clínicos recogidos en consultas privadas
d. Conjunto mínimo de datos administrativos y clínicos recogidos en atención exclusivamente en urgencias

570. Superficie mínima que debe tener la sala de autopsias clínica:

a. 10 M2
b. 20 M2
c. 50 M2
d. Las tres son válidas

571. En el método de Virchow para extracción de los órganos del cuello se extrae:

a. Cada órgano por separado
b. El tiroides por un lado, laringe y tráquea por otro y la parte superior del esófago por otro
c. Tiroides, laringe y tráquea en un bloque y la parte superior del esófago por otra
d. Laringe, tiroides, tráquea y la parte superior del esófago en un bloque

572. Técnica que demuestra conjuntamente grasas de carácter ácido y neutro:

a. Método Bodian
b. Tioflavina T
c. Azul de Nilo (método Lillie)
d. Sudán IV (Escarlata R)

573. El líquido de Perenyi es:

a. Una solución descalcificante ácido fuerte
b. Una solución descalcificante ácido débil
c. Un quelante químico
d. Una solución de lavado

574. Las muestras citológicas procedentes de punciones que se van a teñir con May-Grumwald-Giemsa se fijan habitualmente en:

a. Alcohol de 96°
b. Alcohol de 50°
c. Con citospray
d. Se dejan secar al aire

575. Los residuos biosanitarios asimilables a urbanos son de Clase:

a. I   b. II   c. III   d. IV

576. Se considera riesgo ergonómico a:

a. Riesgo por el tallado de piezas infectadas por priones
b. Alteraciones musculoesqueléticas derivadas de la
c. Riesgo relacionado con las proyecciones de líquidos
d. Los cortes producidos con instrumental

577. Una vez completadas las manipulaciones que constituyen el proceso de coloración tisular, se realiza:

a. La rehidratación, aclaramiento y montaje definitivo
b. La deshidratación, aclaramiento y montaje definitivo
c. La desparafinación y montaje definitivo
d. La decoloración y el montaje definitivo

578. La técnica de inmunofluorescencia directa se usa fundamentalmente para el diagnóstico de:

a. Hepatitis
b. Glomerulonefritis
c. Enteritis
d. Mastitis

579. El viraje en las técnicas de impregnación argéntica se realiza con solución de:

a. Tiosulfato sódico
b. Cloruro de oro
c. Ácido oxálico
d. Metabisulfito sódico

580. La apoptosis es:

a. La deshidratación celular
b. La disminución extrema del tamaño celular
c. La fragmentación del núcleo celular
d. La muerte celular programada

581. Método de elección para detectar células hepáticas infectadas por el virus de la hepatitis B:

a. Orceina de Shikata
b. Warthin-Starry
c. Orceina Fosfotungsstica
d. Auramina-rodamina

582. Respecto a la historia clínica, es FALSO:

a. La historia clínica puede ser usada no solo con fines asistenciales, sino también con fines de investigación, si se cumplen los requisitos legales establecidos
b. El personal sanitario que accede a los datos de la historia clínica en el ejercicio de sus funciones queda sujeto al deber de secreto
c. El paciente tiene derecho de acceso a la historia clínica
d. Los centros sanitarios tienen la obligación de conservar la historia clínica de 10 años contados desde la fecha de alta de cada proceso asistencial

583. La enfermedad de Paget de la vulva ocurre con más frecuencia:

a. En el embarazo
b. En la pubertad
c. En la menopausia
d. La enfermedad de Paget sólo se da en la mama

584. Qué debe contener un esputo para ser representativo de vías aéreas distales:

a. Células escamosas
b. Microorganismos saprófitos
c. Pigmento antracótico
d. Macrófagos

585. La deshidratación en microscopía electrónica se realiza con:

a. Tetracloruro de Osmio
b. Etanol y acetona
c. Benceno
d. Cloroformo

586. El control por digestión con maltasa o diastasa se emplea para identificar:

a. Colágeno   b. Fibrina
c. Lípidos   d. Glucógeno

587. 'Sistema de control de calidad' es el conjunto de... :

a. técnicas realizadas en el laboratorio con resultados protocolizados para diagnóstico
b. actuaciones realizadas en un Servicio para programar sus objetivos anuales
c. normas y protocolos por los cuales se establece la política de Calidad y la forma de conseguirla
d. normas ISO-1489 por las que se evalúan los objetivos anuales

588. Parte específica del antígeno que es reconocida por el anticuerpo:

a. Hapteno
b. Epítopo
c. Región constante
d. Cadena polipeptídica

589. Es una conducta asertiva en la comunicación:

a. Interrumpir al que habla
b. Expresar los propios sentimientos y opiniones
c. Juzgar de forma airada las opiniones de los demás
d. Tomar una actitud provocadora durante una entrevista

590. 'Técnica de Latulle':

a. Incisión oval en cara anterior de tórax y abdomen para extraer en bloque los órganos
b. Incisión en el retro-peritoneo y apertura de éste con fórceps
c. Incisión craneal de una a otra apófisis mastoides
d. Disección de los órganos por separado tras la evisceración

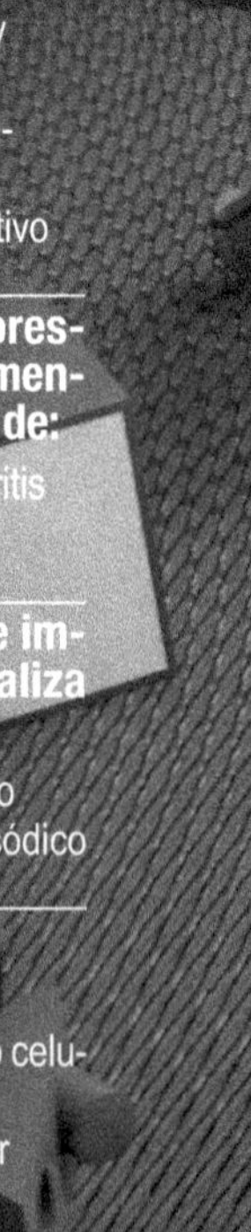

591. Es una fase exclusiva de la autopsia médico legal en comparación con la autopsia clínica:

a. Examen externo
b. Examen interno
c. Toma de muestras toxicológicas
d. Levantamiento del cadáver

592. Se considera que un derrame es eosinofílico cuando...

a. hay más del 10% de eosinófilos
b. hay más del 50% de eosinófilos
c. hay más eosinófilos que neutrófilos
d. sólo aparecen eosinófilos

593. La técnica de lavado broncoalveolar en citología está principalmente indicada para:

a. Diagnóstico de metástasis en pulmón
b. Estudio de contaminantes por tratamiento con quimioterapia
c. Diagnóstico del carcinoma adenoide quístico bronquial
d. Estudio de las enfermedades intersticiales pulmonares

594. Cuál de las siguientes mezclas fijadoras no contiene formol:

a. Líquido de Bouin
b. Líquido de Gendre
c. Líquido de Carnoy
d. Solución de B-5

595. Cromógeno adecuado cuando se utiliza la técnica inmunohistoquímica de peroxidasa:

a. Diaminobencidina
b. Fast-red TR
c. Fast-blue BB
d. Neofucsina

596. La autopsia médico-legal la realiza:

a. El médico forense por orden de los familiares
b. El patólogo hospitalario a petición de los familiares
c. El médico forense por orden judicial
d. El patólogo hospitalario por orden del gerente del hospital

597. La técnica de Masson-Fontana para argentafinidad es una impregnación argéntica cuántos tiempos:

a. 2   b. 1   c. 3   d. 4

598. Cómo se debe enviar una muestra al laboratorio de anatomía patológica para estudio intraoperatorio:

a. Fijada en formol al 4% durante menos de 1 hora
b. Fijada en formol al 10% durante al menos 1 hora
c. Acetona fría
d. En fresco

599. Qué paso previo requiere la inclusión en gelatina:

a. Aclarado
b. Fijación mercúrica
c. Deshidratación de menor a mayor graduación
d. Lavado prolongado post-fijación en agua corriente

600. En qué se basa la técnica de hibridación in situ:

a. En la unión mediante puentes de hidrógeno entre secuencias específicas de ADN o ARN marcadas y sus secuencias complementarias en el ADN o ARN celular
b. En la formación de "híbridos" por inoculación de células de control
c. La inmovilización de una muestra de ADN sobre una membrana de nitrocelulosa
d. En la digestión del ADN con una o más enzimas de restricción

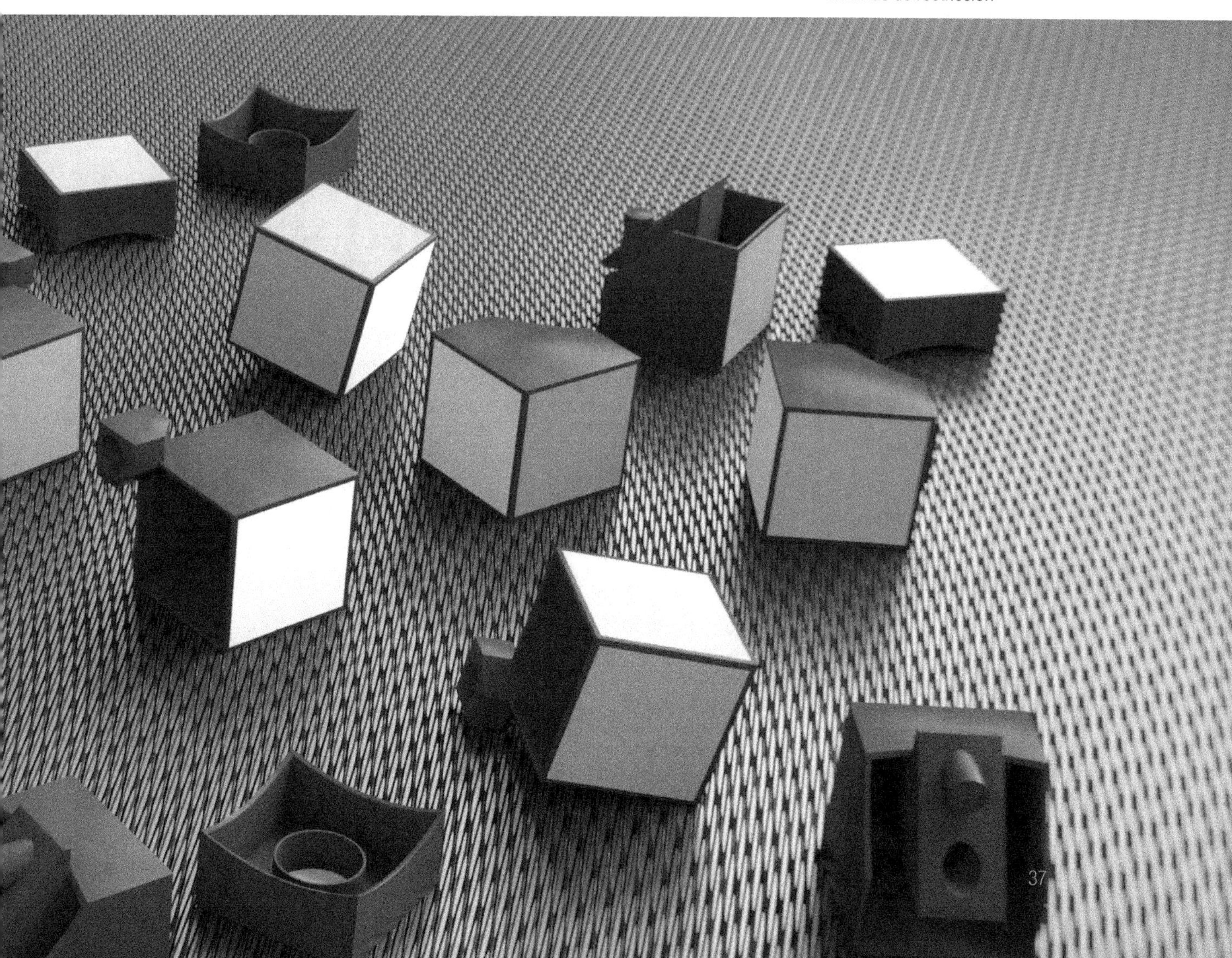

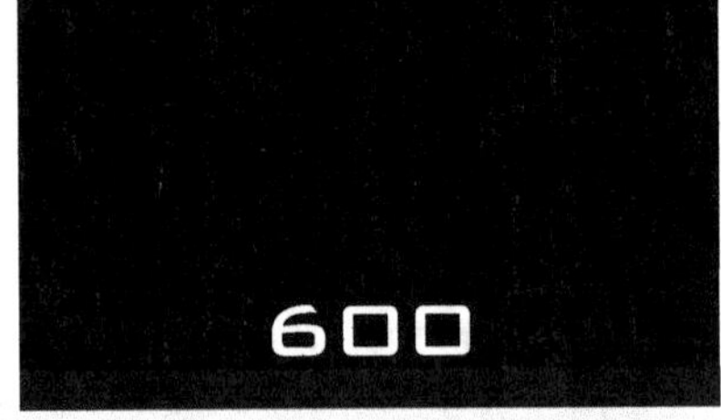

601 C	626 B	651 D	676 D
602 A	627 B	652 C	677 D
603 C	628 B	653 A	678 D
604 C	629 D	654 B	679 B
605 B	630 C	655 C	680 B
606 B	631 B	656 C	681 C
607 B	632 A	657 B	682 B
608 D	633 B	658 B	683 A
609 A	634 D	659 A	684 D
610 D	635 D	660 B	685 D
611 A	636 B	661 A	686 C
612 B	637 C	662 A	687 C
613 B	638 A	663 D	688 C
614 B	639 A	664 A	689 C
615 A	640 C	665 A	690 B
616 A	641 A	666 A	691 C
617 B	642 A	667 D	692 B
618 D	643 C	668 C	693 D
619 B	644 A	669 D	694 C
620 D	645 C	670 C	695 C
621 A	646 C	671 D	696 A
622 A	647 D	672 A	697 B
623 A	648 D	673 B	698 B
624 D	649 B	674 C	699 B
625 B	650 D	675 A	700 B

FALLOS:

601. Método de elección para visualizar espiroquetas:

a. Mucicarmin
b. PAS
c. Warthin-Starry
d. Giemsa

602. La denominada "triple toma" en citología ginecológica debe contener material procedente de:

a. Fondo de saco vaginal, exocérvix y endocérvix
b. Vulva, exocérvix y endocérvix
c. Fondo de saco vaginal, endocérvix y endometrio
d. Vulva, fondo de saco vaginal y endocérvix

603. Hallazgo más característico en las muestras obtenidas por PAFF de lesiones de sarcoidosis:

a. Hongos
b. Pigmento melánico
c. Cuerpos de Schaumann
d. Bacilos de Koch

604. En la inclusión en microscopía electrónica, qué agente intermediario suele usarse entre los alcoholes o acetonas y el medio de inclusión:

a. Tolueno
b. Tetróxido de osmio
c. 1:2 epoxipropano u óxido de propileno
d. Glutaraldehído

605. Qué requiere la realización de bloques de parafina de estructuras tubulares:

a. Tinción previa con tintes basófilos
b. Orientación específica para cortes transversales
c. Seriación de los cortes
d. Incremento en el tiempo de fijación previa

606. Qué detecta la técnica osna que se utiliza de forma intraoperatoria para poner de manifiesto micrometástasis y macrometástasis en ganglios de pacientes con cáncer de mama:

a. Citoqueratina 17
b. Citoqueratina 19
c. Citoqueratina 20
d. Mutaciones en ADN

607. En una prueba diagnóstica, proporción de individuos sanos que tiene una prueba negativa:

a. Sensibilidad
b. Especificidad
c. Valor predictivo positivo
d. Valor predictivo negativo

608. Función principal de la mitocondria:

a. Mantener la forma de la célula
b. La fagocitosis celular
c. Participar activamente en el plegamiento de las proteínas nucleares
d. Proporcionar energía a la célula

609. En las técnicas histoquímicas el objetivo más importante de la fijación es:

a. Preservar la composición molecular y bioquímica de los tejidos
b. Conservar los detalles morfológicos celulares
c. Conservar la arquitectura tisular
d. Preservar la estructura de tejidos y células

610. Sobre el trabajo en equipo en el ámbito sanitario:

a. se forma en torno a objetivos comunes
b. Existe coordinación de técnicas y conocimientos
c. Existe complementariedad de sus componentes
d. La responsabilidad final recae en un representante ejecutivo

611. Es el primer fijador de elección en microscopía electrónica:

a. Glutaraldehído
b. Tetróxido de osmio
c. Cacodilato
d. Fijador de Müler

612. El proceso de decalcificación electrolítica suele realizarse:

a. A 0ºC
b. Entre 30º y 45ºC
c. A 100ºC
d. Entre 0º y 15ºC

613. Propiedad que poseen determinadas estructuras tisulares de unirse a los iones de plata derivados del nitrato de plata o plata amoniacal:

a. Policromasia
b. Argirofilia
c. Argentafinidad
d. Metacromasia

614. Punto de fusión del tipo de parafina más comúnmente utilizada para inclusión de tejidos:

a. 60º
b. 56º-58º
c. 50º-52º
d. 45º-48º

615. Con luz polarizada, el amiloide teñido con Rojo Congo se visualiza con birrefringencia:

a. verde
b. roja
c. amarilla
d. incolora

616. La reacción de Feulgen realiza una hidrólisis ácida del ADN en una primera fase, qué reactivo utiliza en la segunda fase:

a. Reactivo de Schiff
b. Fucsina ácida
c. Verde malaquita
d. Ferrocianuro potásico

617. Qué técnica realiza una impregnación argéntica por reacción argentafín:

a. Gomori
b. Masson-Fontana
c. Gordon-Sweet
d. Ziehl-Nielsen

618. Con cuál de los siguientes métodos que utilizamos para realizar una toma endometrial obtenemos mejor material:

a. Aspirado endometrial FSDG
b. Lavado de la cavidad endometrial
c. Jet-Wash
d. Cepillado endometrial

619. Estudios de investigación que describen las características de una población en un momento determinado:

a. Longitudinales
b. De transversales o de corte transversal
c. De cohortes
d. De casos y controles

620. Sobre a las infecciones nosocomiales, es FALSO:

a. Son contraídas en hospitales
b. Pueden ser contraídas en instituciones de asistencia sanitaria aunque no sean hospitales
c. El concepto incluye las infecciones ocupacionales del personal de los hospitales
d. No se consideran como tales si los síntomas aparecen después del alta hospitalaria

621. La técnica del Azul de Perls se fundamenta en:

a. El ferrocianuro potásico se transforma en férrico por acción del ácido clorhídrico
b. El ácido sulfhídrico elimina el pigmento y se tiñe de color azul
c. La bilirrubina actúa como mordiente y se tiñe de color azul
d. El ácido oxálico bloquea el pigmento y se tiñe con el colorante

622. Entre las obligaciones de los productores de residuos biosanitarios y citotóxicos está:

a. Entregar los residuos para su gestión a gestores debidamente autorizados
b. Almacenar los residuos el mayor tiempo posible antes de la entrega a un gestor debidamente autorizado
c. Están obligados a mezclar todos los residuos peligrosos para facilitar su gestión
d. No están obligados al registro de los residuos peligrosos si se entregan a un gestor debidamente autorizado

623. En la técnica verde metilo-pironina, el colorante verde metilo se fija a:

a. ADN
b. ARN
c. Aminas
d. Adrenalina y noradrenalina

624. Indique la FALSA:

a. La asepsia es la utilización de procedimientos que impidan el acceso de microorganismos patógenos a un medio libre de ellos
b. La antisepsia es el conjunto de procedimientos o actividades destinados a inhibir o destruir los microorganismos potencialmente patógenos
c. El vapor es un método de esterilización rápido y no tóxico
d. La clorhexidina no debe usarse como antiséptico sobre mucosas

625. Qué método identifica pigmento de melanina:

a. Técnica de Hall
b. Técnica de Masson-Fontana
c. Técnica de Gmelin
d. Método de Verhoeff

626. La coloración de Papanicolaou utiliza como colorante citoplasmático:

a. Hematoxilina de Harris y Verde Luz SF
b. Naranja G, Eosina, verde Luz SF y el pardo Bismark
c. Azul Alcián, Naranja G y Verde Luz SF
d. May Grünwald-Giemsa y pardo Bismark

627. Una de estas tinciones es un tricrómico:

a. Tinción de Pearls
b. Tinción de Mallory
c. Rojo Congo
d. Tinción de Nills

628. Qué técnica histológica tiñe el glocógeno por coloración regresiva:

a. Tricrómico de Masson
b. Carmín de Best
c. Azul Alcián
d. Bodian

629. Diagnóstico más probable si en una muestra de PAAF observamos células de Reed-Sternberg:

a. Tiroiditis de Hashimoto
b. Adenoma pleomorfo
c. Carcinoma papilar de tiroides
d. Linfoma de Hodgkin

630. Autopsia parcial es:

a. La realizada conjuntamente por un forense y un patólogo clínico
b. La limitada por el tiempo de ejecución
c. La que se limita a una sola cavidad corporal
d. En la que solo se emiten diagnósticos macroscópicos

631. En relación con la reacción en cadena de la polimerasa (PCR):

a. Se basa en la actividad de la enzima DNA transcriptasa
b. La desnaturalización del ADN se realiza mediante calor
c. Una de sus aplicaciones es la demostración de cristales de Charcot-Leyden
d. No es posible llevarla a cabo utilizando material incluido en parafina

632. Cómo se realizan los cortes coronales del cerebro:

a. Verticalmente al cerebro y perpendiculares a la cisura interhemisférica
b. Longitudinalmente al cerebro y paralelos a la cisura interhemisférica
c. En ángulo oblicuo a la cisura interhemisférica
d. Longitudinalmente al cerebro

633. Qué decalcificante está especialmente indicado para dientes:

a. Solución acuosa de ácido nítrico
b. Solución acuosa de ácido fórmico
c. Líquido de Bouin
d. Solución de EDTA

634. En la autopsia raquídea con abordaje posterior, cuál es la primera maniobra que se efectúa:

a. Se extraen las vísceras y seguidamente se cortan los cuerpos vertebrales hasta acceder a la médula
b. Sólo accedemos al cerebro comenzando con una incisión coronal
c. Se efectúan pruebas radiológicas para su realización
d. En decúbito prono se hace una incisión longitudinal siguiendo la línea de las apófisis espinosas

635. Puede originar un falso positivo en inmunohistoquímica:

a. Desnaturalización de los antígenos
b. Enmascaramiento de los antígenos
c. Bloqueo de los puentes antígeno-anticuerpo
d. Reacciones cruzadas inespecíficas entre antígenos-anticuerpos

636. Autopsia limitada a la extracción y estudio de médula espinal, raíces y ganglios posteriores:

a. Autopsia encefálica
b. Autopsia raquídea
c. Autopsia raqui-cerebral
d. Autopsia encéfalo-ganglionar

637. Qué debe contener una muestra de PAAF de tiroides para que sea válida para el diagnóstico:

a. Un 50% de material coloideo denso
b. Epitelio escamoso
c. Al menos 6 grupos de células foliculares con un mínimo de 10 células cada uno
d. Un 40% de folículos

638. El consentimiento informado es una forma de garantizar qué principio de la bioética:

a. de autonomía   b. de beneficencia
c. de no maleficencia   d. de justicia

639. Volumen de formol recomendado para la correcta fijación de tejidos:

a. 20 veces mayor que el volumen de tejido
b. 10 veces mayor que el volumen de tejido
c. El doble que el volumen de tejido
d. La necesaria para que el tejido esté completamente sumergido

640. En qué ocasiones el técnico deberá realizar una orientación específica de la muestra al realizar los bloques de parafina:

a. En las neoplasias
b. En los fragmentos que contengan queratina
c. En los casos en que el estudio histológico requiera la visualización de varias capas
d. En los tejidos desenkerizados

641. Documento que forma parte del contenido mínimo de la historia clínica:

a. Consentimiento informado
b. Copia del DNI del paciente
c. Certificado de empadronamiento
d. Informe del médico de cabecera

642. Los bloques de microscopía electrónica se confeccionan con:

a. moldes de plástico o siliconas
b. moldes de aluminio
c. moldes de acero
d. moldes mezcla de plástico y aluminio

643. En la técnica del Rojo Congo, la utilización de permanganato potásico previo a la coloración:

a. Amplifica la fase de fijación del colorante sin alterar el resultado
b. Elimina la especificidad de la técnica
c. Distingue la amiloidosis primaria de la secundaria
d. Distingue el material fibrinoide

644. Los complejos peroxidasa-antiperoxidasa (PAP) están constituidos:

a. Por tres moléculas de peroxidasa y dos de anticuerpo antiperoxidasa
b. Por cinco moléculas de peroxidasa y diez de anticuerpo antiperoxidasa
c. Por diez moléculas de peroxidasa
d. Por cinco moléculas de antiperoxidasa

645. Es uno de los componentes del complejo avidina-biotina:

a. Molécula de adenina
b. Ion férrico
c. Vitamina perteneciente al complejo B
d. Grasa saturada

646. Las células endometriales aparecen normalmente en la citología vaginal:

a. Después del día 12 del ciclo
b. Entre los días 13 y 18 del ciclo
c. Durante los 10 ó 12 primeros días del ciclo
d. Durante todo el ciclo

647. Es incorrecto que:

a. Los residuos tipo I pueden ser eliminados de acuerdo con la Ley de Residuos Sólidos Urbanos
b. Los residuos tipo II podrán ser eliminados como los de tipo I en determinadas condiciones
c. Los residuos tipo III deben ser incinerados
d. Los residuos tipo IV podrá ser eliminados como los de tipo III en determinadas condiciones

648. Entre las funciones del tejido conjuntivo se encuentran:

a. Mecánica
b. Defensiva
c. Nutritiva
d. Las tres

649. Propiedad que poseen determinadas estructuras tisulares de unirse a los iones de plata derivados del nitrato de plata o plata amoniacal:

a. argentafinidad
b. argirofilia
c. argentaria
d. aspergilo

650. Qué es la Inclusión:

a. La inclusión de la muestra en el registro del laboratorio para su identificación
b. Los procesos necesarios para la fijación tisular
c. La confección de bloques en parafina
d. Todos los procesos que llevan a introducir una muestra a estudio en un medio sólido

651. Para conseguir sus fines la epidemiología se fundamenta según Jenicek en:

a. Exactitud
b. Clasificación
c. Representatividad
d. Todas son correctas

652. Tipos de autopsia clínica:

a. Simple, compuesta
b. Simple, compleja, muy compleja
c. Parciales, totales
d. Todas son correctas

653. Técnica de elección para la demostración de bacterias ácido alcohol resistentes:

a. Ziehl–Neelsen
b. Pas
c. Giemsa
d. Reticulina

654. Partes ópticas de un microscopio:

a. Pie, columna, platina
b. Objetivos, oculares, aparato de iluminación
c. Pie, platina, revólver, tubo
d. Todas son correctas

655. La labor de los citotécnicos en la cuantificación de su carga de trabajo se basa sustancialmente en:

a. diagnóstico y validación final de las muestras
b. supervisar, presupuestar y gestionar las áreas de citopatología
c. proporcionar una interpretación de las muestras citológicas del paciente al patólogo
d. tomar la muestra biológica directamente del paciente en las PAAF

656. El colorante Giemsa es:

a. Ácido
b. Básico
c. Neutro
d. Sintético

657. Para separar el ADN de otras estructuras utilizaremos:

a. Técnica de Gmelin
b. Reacción de Feulgen
c. Técnica de la melanina
d. Método Osna

658. El centro neurálgico celular donde se deposita la mayoría de la información genética y donde se gobierna la actividad celular está en:

a. El núcleo y citoplasma
b. El núcleo
c. El núcleo, citoplasma y nucléolo
d. Entre la membrana plasmática y carioteca

659. Qué medida general en la prevención y control de la infección hospitalaria es la más importante:
a. Lavado de manos
b. Uso de mascarilla
c. Vacunarse
d. Aislarse en la medida de lo posible de los pacientes

660. La confección de bloques de parafina consiste en:
a. En la colocación de una muestra, previa deshidratación, en un molde que rellenaremos con parafina y dejaremos enfriar
b. La introducción de la muestra, ya incluida en parafina, en un molde que rellenaremos de parafina y dejaremos enfriar
c. La obtención de bloques celulares de líquidos ricos en células, a los que meteremos en moldes, añadiendo parafina y enfriándolos posteriormente
d. Ninguna de las tres

661. Cómo se realizan los bloques en microscopía electrónica:
a. En pequeños moldes de plástico o silicona que se desechan tras la polimerización
b. En los moldes más pequeños utilizados en parafina, debido a la escasa entidad de las muestras para estos estudios
c. La muestra ya incluida en resina mantiene la suficiente consistencia, por lo que no se necesita realizar el bloque
d. Ninguna de las tres

662. La colaboración de los técnicos en la realización de necropsias clínicas o legales se realizará:
a. Bajo supervisión facultativa
b. No es necesaria la supervisión facultativa
c. Los técnicos no tienen competencias para colaborar
d. Ninguna de las tres

663. El tejido adiposo se encuentra en:
a. pulmones
b. pene
c. párpados
d. epiplon

664. Clasificación de los colorantes según su grupo auxocromo y apetencia tisular:
a. 5 grupos: Básicos, ácidos, neutros, indiferentes y metacromáticos
b. 3 grupos: Ácidos, básicos y neutros
c. 3 grupos: Ácidos, básicos y metacromáticos
d. 3 grupos: Metacromáticos, indiferentes y neutros

665. En el método de la tioflavina T, para incrementar la selectividad de la tioflavina T por el amiloide, el pH tiene que ser:
a. 1'4   b. 7   c. 9'1   d. 6'2

666. En el tricrómico de Masson con azul de anilina, los citoplasmas, queratina, fibras musculares y hematíes se tiñen de:
a. rojo   b. verde
c. azul   d. negro

667. Las técnicas inmunocitoquímicas se pueden realizar sobre material de:
a. PAAF
b. derrames
c. cepillados
d. todas son correctas

668. La impregnación argéntica se fundamenta en:
a. Oxidación del nitrato de plata para obtener plata metálica
b. Reducción de plata metálica para obtener nitrato de plata
c. Reducción del nitrato de plata para obtener plata metálica
d. Oxidación de plata metálica para obtener nitrato de plata

669. Qué tipo de reactivos químicos son usados principalmente en la decaicificación:
a. Alcohol Isopropílico, Formol
b. Metilbutano, Isopentano
c. Óxido de hierro, Alumbre de hierro
d. Ácidos fuertes (Nítrico, Clorhídrico, etc.) o Ácidos débiles (Acético, Fórmico, etc.)

670. Aclaramiento de los cortes tras la coloración es:
a. El paso de éstos a agua retirando así el exceso de colorante
b. La utilización de reactivos reductores que disminuyen el exceso de colorante
c. La utilización de un líquido anhidro de alta refringencia que substituya al agente deshidratante
d. La limpieza de la preparación de restos de medio de montaje

671. En los estudios de calidad se consideran:
a. La eficacia y continuidad
b. El nivel científico–técnico
c. La accesibilidad y el trato humano
d. Las tres

672. Sustancias que tienen la propiedad de facilitar la inflamación de materiales combustibles:
a. comburentes   b. inflamables
c. tóxicas   d. explosivas

673. Tipos de cuchillas utilizadas en un ultramicrotomo:
a. Tungsteno, vanadio
b. Vidrio, diamante
c. Las cuchillas utilizadas para la obtención de secciones en parafina
d. Todas son correctas

674. Fijador recomendable en citología:
a. Alcohol metílico
b. Alcohol de 96º
c. Depende de la coloración que se vaya a realizar
d. Fijación en seco

675. Si se retrasa en procesar una muestra de orina 24 horas puede suceder que:
a. Proliferen bacterias contaminantes y la orina se alcalinice
b. Los elementos celulares no se disuelvan
c. Proliferen bacterias contaminantes y la orina se acidifique
d. Cuando se observe al microscopio tenga que hacerse con luz polarizada

676. En qué casos esta indicada la realización de una Función aspiración con aguja fina (PAAF):
a. Como primera aproximación diagnóstica en un órgano
b. Cuando el paciente tiene una adenopatía
c. Nódulos solitarios, especialmente superficiales y periféricos
d. Todas son correctas

677. En un hospital se generan:
a. Residuos que no requieren precauciones especiales ni dentro ni fuera de del centro sanitario
b. Residuos que requieren medidas especiales dentro el centro sanitario
c. Residuos biosanitarios especiales, residuos radiactivos, residuos químicos y restos anatómicos
d. Todas son correctas

678. En la técnica del Rojo de Alizarina para el calcio, éste aparece de color:
a. verde pálido
b. negro
c. amarelo
d. rojo brillante

679. Bajo la supervisión de un facultativo el citotécnico debe ser responsable de las siguientes tareas:
a. Emitir informes clínicos
b. Screening
c. Realización de las PAAF
d. Las tres

680. Qué tipo de epitelio reviste el esófago:
a. Cilíndrico ciliado
b. Plano poliestratificado no queratinizado
c. Escamoso
d. Plano estratificado queratinizado

681. Sobre la inmunofluorescencia es FALSO:

a. En biopsias de piel se realiza para diagnóstico de lupus
b. Se realiza en biopsias endomiocárdicas para confirmar rechazo de trasplante
c. Nunca se utiliza en la biopsia renal para verificar rechazo de trasplante
d. En la biopsia renal se utiliza para diagnóstico de glomerulonefritis

682. La aplicación de la inmunohistoquímica en la citología nos permite:

a. Realizar valoración hormonal
b. Localizar el tumor primario en lesiones metastásicas
c. Eliminar los cortes seriados de la biopsia de ganglio centinela
d. Realizar biopsias intraoperaorias

683. Técnicas de corte en el criotomo. Pasos a seguir:

a. Congelación, generalmente en un medio de congelación (OCT) cortar las secciones y adherirlas por contacto al portaobjetos
b. Fijación química, posterior congelación y adherirlas al portaobjetos
c. Corte de las secciones en fresco, posteriormente congelarlas, y adherirlas
d. Todas son correctas

684. Son funciones del Técnico:

a. Comprobar el estado de los reactivos, así como del mantenimiento de los equipos que estén a su cargo
b. Lavado de material reutilizable
c. Almacenamiento y archivo de los bloques de parafina, muestras y preparaciones
d. Todas son correctas

685. Cuáles de estos colorantes son los correctos para teñir los citoplasmas de las células:

a. Rojo nuclear, Azul de Celestina B
b. Fucsina básica, Rojo nuclear
c. Hematoxilina, Fucsina básica
d. Eosina, Floxina y Cromotropo –SR

686. Respecto al secreto profesional:

a. La muerte del paciente descarga al profesional de la obligación de guardar secreto
b. Las actuaciones periciales, de inspección, de investigación o docencia están exentas de secreto
c. El personal sanitario se verá obligado a romper el secreto profesional cuando exista peligro para la salud pública
d. El secreto debe mantenerse en caso de conocimiento de la comisión de un delito

687. Los núcleos de las células se tiñen generalmente con colorantes:

a. Ácidos, debido a su pH básico
b. Ácidos, debido a su pH ácido
c. Básicos, debido a su pH ácido
d. Ninguna de las tres

688. Cuando hay muchos hematíes en una muestra de líquido fisiológico se puede hemolizar con:

a. Alcohol de 70º
b. Alcohol metílico
c. Ácido acético al 5%
d. Ácido clorhídrico

689. Muerte programada de las células:

a. Necrosis
b. Cariorrexis
c. Apoptosis
d. Cariolisis

690. Las espiroquetas se tiñen de:

a. Azul con el método de Levaditi
b. Negro con el método de Wartin–Starry
c. Rojo con Levaditi
d. Verde con Wartin–Starry

691. Tratamientos del corte incluido en parafina previos a la coloración:

a. Deshidratar, aclarar, montar
b. Aclarar, teñir, montar
c. Desparafinar, rehidratar, teñir
d. Desparafinar, deshidratar, teñir

692. Las muestras para estudio de microscopía electrónica se incluyen en:

a. En celoidina para poder realizarlas secciones ultrafinas
b. En medios de inclusión de elevada dureza
c. Previa congelación de la muestra durante 24h a –80º C , se realiza con posterioridad una inclusión en parafina
d. Todas son correctas

693. Sobre la citometría de flujo:

a. Su aplicación al material citológico es menor que en otras técnicas moleculares
b. Se utilizará en el inmunofenotipado de PAAF con sospecha de lesiones proliferativas
c. Se utiliza para la detección de inmunofenotipado de lavados broncoalveolares (BAL) de lesiones inflamatorias pulmonares
d. Todas son correctas

694. La fijación tisular consiste en:

a. Un proceso dinámico por el que los seres vivos paralizan su ciclo biológico
b. Fenómenos degradativos que se producen tras la muerte celular
c. La interrupción de los procesos degradativos que aparecen tras la muerte celular
d. En la conservación del tejido en estado de vida latente

695. Células que han de estar presentes en un esputo para que se considere valorable:

a. Células escamosas
b. Células caliciformes
c. Macrófagos
d. Cilíndricas ciliadas

696. En la técnica de Ziehl-Nielssen, los bacilos ácido-alcohol resistentes se tiñen de:

a. Rojo
b. Azul
c. Amarillo-naranja
d. Verde

697. La Técnica del Tricrómico de Masson, se utiliza para demostración de:

a. Fibras elásticas
b. Fibras colágenas
c. Sustancia amiloidea
d. Grasas

698. Coloración que proporciona una visión de conjunto del tejido coloreado, de forma que es posible separar todos sus componentes arquitecturales:

a. coloración estructural
b. coloración topográfica
c. coloración histoquímica
d. coloración neutra

699. Colorante utilizado para cortes semifinos en microscopía electrónica:

a. Azul alcián
b. Azul de Toluidina
c. Rojo Congo
d. PAS

700. Para aplicar un Análisis Modal de Fallos y Efectos (AMFE):

a. Evitar hacer un diagrama de flujo del proceso
b. Crear el equipo interdisciplinar de trabajo
c. Realización del análisis en su totalidad y no por pasos de los riesgos
d. Evitar definir responsabilidades para las acciones de mejora

701 C	726 C	751 B	776 B
702 B	727 A	752 B	777 A
703 B	728 C	753 C	778 C
704 D	729 A	754 A	779 B
705 C	730 C	755 A	780 D
706 C	731 D	756 C	781 D
707 A	732 C	757 C	782 D
708 A	733 D	758 B	783 D
709 D	734 C	759 B	784 C
710 D	735 B	760 A	785 A
711 C	736 A	761 B	786 A
712 B	737 B	762 B	787 C
713 C	738 C	763 A	788 B
714 B	739 B	764 B	789 A
715 B	740 D	765 A	790 B
716 D	741 B	766 C	791 B
717 A	742 B	767 D	792 A
718 D	743 B	768 A	793 A
719 A	744 D	769 D	794 C
720 B	745 C	770 D	795 A
721 C	746 C	771 B	796 B
722 A	747 A	772 C	797 D
723 C	748 D	773 D	798 B
724 C	749 A	774 B	799 B
725 C	750 D	775 A	800 A

FALLOS:

701. La Avidina-Biotina es una técnica de:

a. Inmunofluorescencia
b. Biología molecular
c. Inmunohistoquímica
d. Citología convencional

702. El líquido de Bouin contiene:

a. Éter sulfúrico
b. Ácido Pícrico
c. Glutaraldehido
d. Cloroformo

703. Sobre el Adenoma Pleomorfo:

a. Es un tumor habitualmente maligno
b. Es el tumor benigno más frecuente de las glándulas salivales
c. Se presenta sobretodo en la glándula submaxilar
d. Es algo más frecuente en el sexo masculino

704. NO debe utilizarse nunca al realizar una técnica de plata:

a. Amoniaco
b. Agua destilada
c. Pipetas de cristal
d. Utensilios metálicos

705. Las recomendaciones para la higiene de manos:

a. Están pensadas para profesionales con una carga asistencial muy baja
b. No tienen en cuenta la irritación que se produce en las manos con tantos lavados
c. Realizar higiene de manos de forma correcta y en cada una de las indicaciones establecidas es una obligación de todo el personal sanitario
d. Los pacientes y sus familiares no deben intervenir en los procesos de promoción de la higiene de manos

706. Qué compuesto debemos usar para blanquear la melanina:

a. Ácido oxálico
b. Ácido Clorhídrico
c. Agua oxigenada
d. Ácido Peryodico

707. El hallazgo más característico de los frotis inflamatorios cervicovaginales es la presencia de:

a. Leucocitos polimorfonucleares
b. Lactobacilos
c. Células endometriales
d. Células escamosas anucleadas

708. El contenedor de residuos tóxicos y peligrosos:

a. Ha de estar homologado
b. Se recicla con los residuos urbanos
c. Debe tener cierre hermético
d. No debe abrirse en ningún momento sin guantes

709. NO es un método habitual de tinción para material citológico:

a. Diff-Quik
b. May-Grünwald-Giemsa
c. Papanicolaou
d. Tricrómico de Masson

710. Según la nomenclatura SNOMED, una biopsia por incisión es:

a. Punch
b. Tru-cut
c. Cilindro
d. Una biopsia en la que no se extirpa la lesión completa

711. El microscópio electrónico utiliza como fuente de iluminación un filamento incandescente de tungsteno que emite:

a. Positrones
b. Neutrones
c. Electrones
d. Rayos X

712. En referencia a las enfermedades profesionales. A qué grupo pertenecen las causadas por agentes carcinógenos:

a. 1
b. 6
c. 2
d. 4

713. La biopsia por congelación:

a. Es un método que no se emplea en la consulta intraoperatoria
b. Reemplaza a la biopsia convencional
c. Consiste en la congelación rápida o inmediata (minutos como mucho) del tejido, habitualmente, con una resina como medio de inclusión
d. No indicada para la diferenciación entre una lesión benigna o maligna

714. El Pneumocystis carinii es un protozoo que se diagnostica en:

a. Citología urinaria
b. Citología respiratoria
c. Citología gástrica
d. Citología ginecológica

715. Cuál de los siguientes es el decalcificante más rápido:

a. Ácido Fórmico
b. Ácido Nítrico
c. Líquido de Bouin
d. Zenker

716. En microscopía electrónica el fijador ideal es:

a. Metacrilato
b. Celoidina
c. Los dos
d. Otro diferente

717. Para que a un frotis se le pueda realizar un diagnóstico hormonal valorable debe ser tomado de:

a. cara lateral de vagina
b. cérvix
c. fondo de saco vaginal
d. vulva

718. Es indicación de la biopsia renal antes del trasplante que:

a. Cuando el donante tenga una edad superior a 40 años
b. Cuando el donante tenga una edad superior a 50 años
c. Cuando el donante no presente antecedentes o clínica sugestiva de enfermedad renal
d. Cuando en la valoración macroscópica del riñón tras la extracción se observa un nódulo

719. Las técnicas histoquímicas:

a. Permiten la identificación de compuestos químicos en las células y tejidos
b. Son una variante de los estudios moleculares
c. Provocan reacciones que dan productos solubles coloreados, visibles al microscopio
d. Implican, habitualmente, una reacción antígeno-anticuerpo

720. Incremento del número de células en respuesta a hormonas y a otros factores de crecimiento:

a. Hipertrofia
b. Hiperplasia
c. Atrofia
d. Metaplasia

721. Sobre la Inmunofluorescencia (IF) directa en AP:

a. Habitualmente, es un procedimiento de dos pasos
b. Habitualmente, comprende más de un anticuerpo marcado
c. La visualización de estructuras no es ideal a causa de la poca emisión de la señal
d. Habitualmente, esta técnica se vale de 5 anticuerpos primarios simultáneamente

722. Sobre los factores que afectan al grosor de la sección de los cortes histopatológicos:

a. Una sección cohesiva de 4 micras puede proporcionar más información que una sección de 2 micras interrumpida severamente
b. El grosor real del primer par de secciones de una cinta siempre será menor de 4 micras
c. La velocidad de rotación, y las condiciones del filo no influyen sobre el grosor alcanzado
d. Una sección cohesiva de 4 micras proporcionará, habitualmente, menos información que una sección de 2 micras interrumpida severamente

723. Los fragmentos de tejido que se incluyen en las cestillas deben tener un tamaño:

a. Es irrelevante
b. Entre 10 y 15 mm de grosor
c. Entre 3 y 5 mm de espesor
d. Exactamente 4 micras de grosor

724. La clasificación de Bethesda introduce el concepto de:

a. CIN
b. SIN
c. SIL
d. Lesión intraescamosa

725. Sobre la clasificación de los microorganismos infecciosos por grupos de riesgo, a qué grupo pertenecen los agentes patógenos que suelen provocar enfermedades humanas o animales graves, pero que de ordinario no se propagan de un individuo a otro:

a. 1   b. 2   c. 3   d. 4

726. La técnica de Saccomanno se utiliza en el procesamiento de:

a. Aspirados bronquiales
b. Lavados alveolares
c. Esputos
d. Cepillados bronquiales

727. El Fibroadenoma:

a. Presenta dos patrones: el pericanalicular y el intracanalicular
b. Son tumores de un diámetro no superior a 2 cm
c. Nódulos múltiples y mal delimitados
d. Es un tumor maligno

728. Las lesiones derivadas de las posturas de trabajo son consecuencia del llamado 'trabajo...

a. dinámico
b. sedentario
c. estático
d. en grupo

729. A nivel histológico. Cuál NO es un tipo de adenocarcinoma:

a. Carcinoma epidermoide
b. Bronquioloalveolar
c. Acinar
d. De células en anillo de sello

730. Sobre la tinción de Papanicolaou. El citoplasma de las células queratinizadas se tiñe de:

a. Negro
b. Violeta
c. Anaranjado
d. Gris oscuro

731. En el control de calidad del laboratorio de Anatomía Patológica, una de las variables analíticas que pueden afectar al resultado es:

a. Identificación de la muestra
b. Extracción de la muestra
c. Traslado de la muestra
d. Un defecto de fijación en las muestras

732. Técnica de autopsia que consiste en extraer los órganos en tres bloques:

a. Técnica de Letulle
b. Técnica de Virchow
c. Técnica de Ghon
d. Técnica en Z

733. Sobre la práctica de la profesión del TEAP y en relación a la ética, la falta de una aplicación o cuidado por descuido u omisión es:

a. Difamación
b. Agravio
c. Asalto
d. Negligencia

734. El diagnóstico citológico de Candidiasis cérvicovaginal se basa en la presencia en los frotis de:

a. Células "Clue"
b. Células metaplásicas con vacuolas citoplasmáticas
c. Esporas y pseudohifas
d. Células gigantes multinucleadas

735. En la Técnica del Rojo Congo de qué color se ve la sustancia amiloide bajo un haz de luz polarizada:

a. Birrefringencia naranja
b. Birrefringencia verde-manzana
c. Naranja rojizo
d. Azul

736. Para la prevención de errores vinculados a la identificación del paciente y la falta de trazabilidad en Anatomía Patológica, se recomienda:

a. Analizar los eventos centinelas producidos en un tiempo determinado
b. No utilizar petición electrónica
c. El uso de métodos manuales de etiquetado
d. Trabajar por lotes

737. Los cambios celulares más significativos durante el embarazo se producen en:

a. Células endocervicales
b. Células escamosas
c. Células endometriales
d. Macrófagos

738. En la prevención de la infección nosocomial el método más importante es:

a. Empleo de material desechable
b. Esterilización
c. Lavado de manos
d. Utilización de desinfectantes

739. Hiperplasia es:

a. El aumento del tamaño de las células de un tejido
b. El aumento del número de células de un tejido
c. El aumento del tamaño del núcleo celular
d. La desproporción entre el tamaño del núcleo y del citoplasma

740. Técnica más recomendada para mejorar los resultados en las muestras de esputo para estudio citológico:

a. Fijar en Alcohol de 96°
b. Fijar en Alcohol de 50°
c. Fijar con Citospray
d. Técnica de Saccomanno

741. Cuáles son los resultados cuando se aplica la técnica del Rojo Congo al visualizarlo al microscopio óptico:

a. Núcleos rojos
b. Amiloide: naranja rojizo
c. Fibras elásticas: negras
d. Amiloide: amarillo

742. Microtomo utilizado para realizar cortes de órganos completos:

a. Microtomo de Minot
b. Microtomo de deslizamiento de tipo Tetränder
c. Criostato
d. Microtomo de balanceo

743. Sustitución de un epitelio endocervical por epitelio escamoso:

a. Hiperqueratosis
b. Metaplasia escamosa
c. Hiperplasia
d. Ectopia

744. Cómo debería ser la relación existente entre el tamaño de la pieza y la velocidad de penetración del fijador de elección:

a. Igual
b. Inversamente proporcional
c. Inversamente concordante
d. Directamente proporcional

745. La técnica de Gordon-Sweet tiñe:

a. Fibras Colágenas
b. Fibras Elásticas
c. Fibras Reticulares
d. Sustancia amiloide

746. En referencia a la Inmunofluorescencia (IF), en anatomía patológica, Cuando hablamos de: alto ruido de fondo, gran flexibilidad, protocolos más largos. A qué tipo de IF nos referimos:

a. Directa
b. Fluorescencia de campo claro
c. Indirecta
d. PCR

747. En la citología del Hepatoblastoma podemos apreciar:

a. Citoplasma espumoso y mal definido
b. Núcleo alargado
c. Células más grandes en grupo y muy rara vez juntas
d. Gran nucleolo

748. Cuál de los siguientes índices celulares de valoración hormonal establece el porcentaje de los tres tipos de células del epitelio escamoso (basal, intermedio y superficial):

a. Índice de cariopicnosis
b. Índice de eosinofilia
c. Índice de Papanicolaou
d. Índice de maduración

749. En referencia al Análisis Modal de Fallos y Efectos (AMFE):

a. Es un método de análisis para evaluar diseños, procesos o servicios de forma estructurada y sistemática
b. Evita la priorización para establecer acciones de mejora
c. Pone de manifiesto los posibles fallos después de que éstos hayan ocurrido
d. Básicamente, el trabajo a realizar es individual y no en equipo

750. Las Tricomonas que detectamos con citología cérvicovaginal son:

a. Virus
b. Bacterias
c. Hongos
d. Protozoos

751. Composición habitual de los cristales articulares que aparecen en artritis con depósito de calcio:

a. Acido queratínico
b. Hidroxiapatita
c. Urato monosódico
d. Colesterol

752. Qué encontramos en la parte mecánica del microscopio óptico:

a. Oculares
b. Tornillo macro-micrométrico
c. Objetivos
d. Condensador

753. La autopsia médico legal tiene por objeto buscar:

a. Causa de la muerte con fines diagnósticos
b. Causa de la muerte con fines de investigación o docencia
c. Esclarecimiento de la causa de la muerte en un caso jurídico
d. Causas de la muerte para diagnóstico de cáncer hereditario

754. La toma de material citológico para valoración hormonal debe realizarse sobre:

a. Pared lateral de vagina
b. Endometrio
c. Endocérvix
d. Vulva

755. La Técnica de coloración de Shorr es una coloración con excelentes resultados para:

a. La evaluación hormonal de la citología vaginal
b. Determinación de infecciones por herpes genital
c. Determinación de infecciones por tricomonas
d. Determinación de infecciones por clamydias

756. Para la realización de las técnicas de inmunofluorescencia, el tejido debe estar:

a. Fijado en Formol 10%
b. Fijado en Formol 10% tamponado
c. En Congelación
d. Fijado en Bouin

757. De qué color deben ser los residuos químicos sanitarios, los envases a suministrar por el gestor de residuos:

a. Verde
b. Blanco
c. Amarillo
d. Rojo

758. Sistema de nomenclatura en la terminología clínica que se usa para codificar datos clínicos:

a. SEAP
b. SNOMED
c. BETHESDA
d. DIRAYA

759. El Azul de Toluidina es un colorante de tipo:

a. Acido
b. Básico
c. Neutro
d. Indiferente

760. En referencia a los Biobancos, Muestra recogida sin un nexo con una persona identificada o identificable de la que, consiguientemente, no se conoce la procedencia y es imposible trazar el origen:

a. Muestra biológica no identificable o anónima
b. Muestra biológica codificada o reversiblemente disociada
c. Muestra biológica no codificada
d. Muestra biológica anonimizada

761. La infección pulmonar por citomegalovirus produce inclusiones intracelulares basófilas y es muy frecuente en:

a. Embarazadas
b. Enfermos inmunodeprimidos
c. Diabéticos
d. Fumadores

762. Capacidad mínima y máxima de los contenedores y garrafas desechables para residuos líquidos:

a. 3-60 l
b. 6-25 l
c. 5-30 l
d. 4-35 l

763. Cuál de las siguientes mezclas fijadoras NO contiene formol:

a. Líquido de Carnoy
b. Líquido de Bouin
c. Líquido de Gendre
d. Fijador de Orth

764. Entre las principales vías de entrada en el organismo de los diferentes agentes biológicos, cuál es la de mayor capacidad infectiva:

a. Digestiva
b. Inhalatoria
c. Piel y mucosas
d. Parenteral

765. Principal vía de entrada al organismo del formaldehído:

a. Vía inhalatoria
b. Vía intratecal
c. Vía intramuscular
d. Vía intravenosa

766. En referencia a la Punción Aspiración con Aguja Fina (PAAF), es una técnica de diagnóstico mínimamente invasiva. Qué se puede evaluar con dicha técnica:

a. Sólo tumores
b. Sólo infecciones
c. Inflamaciones, infecciones, tumores
d. El tamaño tumoral

767. Sobre los quistes hidatídicos:

a. La PAAF (Punción Aspiración con Aguja Fina) está especialmente recomendada
b. Con la PAAF se identifica los ganchos e escólex pero no la membrana hidatídica
c. Las membranas se tiñen de azul con la Tinción de Papanicolaou
d. En la tinción de Romanowsky se identifican mejor las membranas hidatídicas que con la de Papanicolaou

768. Es un método para la demostración de Fibras Elásticas:

a. Método de la Orceína
b. Tinción de Gram
c. Método de Bielschowsky
d. Técnica de Perls

769. Cuál de estas bases NO pertenece a la cadena de ADN:

a. Citosina
b. Adenina
c. Timina
d. Uracilo

770. Es un colorante metacromático:

a. Hematoxilina
b. Eosina
c. Orange G
d. Azul de Toluidina

771. El diagnóstico de CIN 1-SIL de bajo grado se emite en:

a. Citología respiratoria
b. Citología ginecológica
c. Citología urinaria
d. Citología de derrames

772. Qué es un Costotomo:

a. Tijeras de brazos curvos
b. Tijeras romas
c. Tijeras para cortar huesos, parrilla costal y materiales duros
d. Tijeras con un brazo puntiagudo y otro romo

773. Cuál es la vía de contagio más frecuente del virus de la hepatitis C:

a. Digestiva
b. Inhalatoria
c. Piel y mucosas
d. Parenteral

774. Imagen obtenida después de la manipulación histológica (fijación, inclusión, corte y coloración):

a. Imagen invertida
b. Imagen equivalente
c. Imagen irreal
d. Imagen real

775. La membrana plasmática tiene una estructura en:

a. Bicapa
b. Monocapa
c. Tricapa
d. Tetracapa

776. Los linfocitos B se forman:

a. en la medula ósea y maduran en el timo
b. en la medula ósea y maduran en la medula ósea
c. en el timo y maduran en la medula ósea
d. en el timo y maduran en el timo

777. Cuál de las siguientes mezclas fijadoras no tiene formol:

a. Líquido de Carnoy
b. Líquido de Bouin
c. Líquido de Orth
d. Ninguna de las tres tiene

778. Método para la detección de las aminas:

a. Reacción de PAS
b. Verde de metilo-pironina
c. Reacción cromafín
d. Reacción de Feulgen

779. Una pierna amputada es un residuo:

a. Clase II, grupo IV
b. Clase IV
c. Clase III, grupo IV
d. Clase IV, grupo I

780. ☐Los centros sanitarios tienen la obligación de conservar los datos de la historia clínica relacionados con el nacimiento del paciente, incluidos los resultados de las pruebas biométricas, médicas o analíticas que en su caso resulten necesarias para determinar el vínculo de filiación con la madre como mínimo:

a. 5 años contados desde la fecha del alta de cada proceso asistencial
b. 5 años contados desde la fecha del alta del primer proceso asistencial
c. 5 años contados desde la fecha del alta del último proceso asistencial
d. No se destruirán, trasladándose una vez conocido el fallecimiento del paciente, a los archivos definitivos de la Administración correspondiente,

781. Cuando realizamos una punción aspiración lo que pretendemos extraer es:

a. Tejido histológico
b. Líquido histológico
c. Material biológico cuya naturaleza dependerá de la zona en que se realiza
d. Todas las respuestas anteriores son correctas

782. Una bacteria Gram positiva presenta una coloración:

a. Rosa
b. Violeta
c. Roja
d. Azul

783. La digestión enzimática es un método de:

a. Bloqueo de peroxidasa endógena
b. Revelado
c. Lavado
d. Recuperación antigénica

784. En la Sala de Tallar, el tejido seleccionado en pequeñas porciones tendrá el tamaño:

a. Mínimo posible para una mejor inclusión
b. Mínimo posible para una mejor deshidratación
c. Máximo que permita el caset
d. Máximo posible aunque sea algo mayor que el caset

785. Los fijadores que eliminan el agua libre y el agua ligada a proteínas son:

a. Líquidos fijadores por deshidratación tisular
b. Líquidos fijadores por cambios en el estado de las proteínas
c. Líquidos fijadores que actúan por formación de sales con los tejidos
d. Líquidos que actúan por reticulación de las proteínas

786. La deshidratación tiene como finalidad:

a. El endurecimiento de la muestra y que el medio de inclusión sea miscible con el tejido
b. Trata de que el tejido se preserve durante varios años
c. La finalidad va a depender de si utilizamos una deshidratación moderada o una deshidratación brusca
d. Ninguna de las tres

787. Después de la polimerización, los moldes:

a. Los desinfectamos y reutilizamos
b. Se esterilizan y reutilizan
c. Se desechan
d. Son ciertas A y B

788. La tinción de Papanicolaou es una coloración:

a. Histoquímica
b. Citológica
c. Topográfica
d. Ninguna de las tres

789. En una inmunofluorescencia doble se emplean:

a. Dos tipos de fluoróforos
b. Dos tipos de cromógenos
c. Un fluoróforo y una enzima
d. Un fluoróforo y una contratinción

790. Sobre el microscopio estereoscópico NO es verdadera:

a. También se le conoce como lupa binocular
b. Es un tipo de microscopio compuesto
c. No sirve para ver luz polarizada
d. Obtiene imágenes derechas (no invertidas)

791. Grado de consecución de los objetivos propuestos al menor coste posible:

a. Equidad
b. Eficiencia
c. Eficacia
d. aceptabilidad

792. Con la tinción de Sudán IV, los núcleos se colorean:

a. Azules
b. Rojos
c. Verdes
d. Naranjas

793. Fuente primaria de una infección donde el agente infeccioso se reproduce se denomina:

a. Reservorio
b. Fuente de infección
c. Portador
d. Mecanismo de transmisión

794. Con la tinción de Warthin-Starry veremos espiroquetas:

a. en violeta y fondo azul
b. en amarillo y fondo negro
c. en negro y fondo amarillo pardo
d. Ninguna es cierta

795. Qué son las sondas:

a. Segmentos de ADN o ARN marcados
b. Segmentos reticulares
c. Secuencias de aminoácidos
d. Secuencia de proteínas

796. Hidratar una estructura es:

a. Baños en alcoholes crecientes
b. Baños en alcoholes decrecientes
c. Baños en xilol
d. Ninguna de las tres

797. La elección de un buen descalcificarte depende de que:

a. Produzca una eliminación completa de los iones de calcio
b. No origine artefactos sobre los tejidos tratados
c. No interfiera en el proceso de tinción
d. Las tres

798. Según su finalidad los estudios de investigación se clasifican en:

a. Prospectivos (o concurrentes) y retrospectivos
b. Analíticos y descriptivos
c. Longitudinales (con seguimiento) y Transversales (sin seguimiento)
d. Las tres

799. Los productos higroscópicos son los que se alteran:

a. Por acción de luz directa
b. Por absorción de agua del medio
c. Por la acción del calor
d. Ninguna de las respuestas anteriores es correcta

800. Cuando la cuchilla del micrótomo está excesivamente paralela al bloque:

a. Se obtienen cortes discontinuos de gran grosor
b. El filo tiende a introducirse profundamente en la parafina
c. Origina pequeñas ondulaciones en la superficie del bloque
d. Permite producir secciones seriadas muy finas

801 **B**	826 **D**	851 **D**	876 **B**
802 **C**	827 **C**	852 **D**	877 **D**
803 **A**	828 **B**	853 **A**	878 **B**
804 **A**	829 **C**	854 **D**	879 **C**
805 **C**	830 **B**	855 **D**	880 **B**
806 **A**	831 **B**	856 **D**	881 **D**
807 **B**	832 **C**	857 **B**	882 **B**
808 **D**	833 **D**	858 **C**	883 **D**
809 **B**	834 **C**	859 **B**	884 **B**
810 **A**	835 **D**	860 **C**	885 **D**
811 **D**	836 **C**	861 **A**	886 **C**
812 **D**	837 **A**	862 **C**	887 **B**
813 **D**	838 **A**	863 **B**	888 **B**
814 **D**	839 **C**	864 **C**	889 **A**
815 **A**	840 **C**	865 **B**	890 **D**
816 **D**	841 **C**	866 **A**	891 **D**
817 **D**	842 **D**	867 **B**	892 **C**
818 **A**	843 **D**	868 **C**	893 **D**
819 **A**	844 **B**	869 **B**	894 **C**
820 **A**	845 **C**	870 **B**	895 **D**
821 **A**	846 **D**	871 **B**	896 **C**
822 **A**	847 **A**	872 **B**	897 **B**
823 **A**	848 **A**	873 **A**	898 **B**
824 **D**	849 **B**	874 **B**	899 **C**
825 **A**	850 **D**	875 **C**	900 **D**

FALLOS:

801. En el estudio macroscópico de una muestra:

a. Debe figurar los datos del patólogo responsable de la pieza
b. A y C son correctas
c. La descripción macroscópica debe ser clara y concisa
d. Ninguna de las tres

802. Conjunto de conocimientos científicos aplicados para que el trabajo, los sistemas, productos y ambientes se adapten a las capacidades y limitaciones físicas y mentales de la persona:

a. Calidad
b. Epidemiología
c. Ergonomía
d. Las tres

803. Material que no se consume con el uso y que suele corresponder a materiales de equipamiento o instrumentación:

a. inventariable
b. desechable
c. fungible
d. estéril

804. La inmunofluorescencia directa:

a. Es útil en la determinación del nivel de la ampolla en enfermedades ampollosas de la piel mediante la tinción de la lámina basal
b. Ayuda a determinar el origen del tumor primario en casos de metástasis
c. Ayuda en el diagnóstico de tumores mamarios
d. Todas son correctas

805. Con que tipo de micrótomo se obtienen cortes seriados:

a. Deslizamiento
b. Balanceo
c. Rotación
d. Criostato

806. Cuál de estos micrótomos es el más utilizado hoy día para cortes en parafina:

a. Tipo Minot
b. Tipo Tétrander
c. Criostato
d. Ultramicrotomo

807. Los primers o cebadores permiten:

a. Aumentar el fragmento de ADN
b. Limitan el tamaño del segmento que se va a amplificar
c. Multiplicar el fragmento de ADN
d. Multiplican el fragmento de RNA

808. Ante salpicaduras o vertidos de sangre o fluidos, sobre superficies u objetos es INCORRECTO:

a. Verter lejía diluida al 10% sobre la superficie contaminada
b. Limpiar la superficie con toallas desechables
c. Quitarse los guantes y lavarse las manos
d. No es necesario usar guantes resistentes

809. Leucocitos que intervienen en la respuesta innata:

a. Mastocitos y Basófilos
b. Mastocitos , Basófilos, eosinófilos y neutrófilos
c. Basófilos, eosinófilos, eritrocitos y neutrófilos
d. Eosinófilos, eritrocitos y neutrófilos

810. □Aquellos procedimientos preestablecidos y autosuficientes que permiten conocer el histórico, la ubicación y la trayectoria de un producto o lote de productos a lo largo de la cadena de suministros en un momento dado, a través de herramientas determinadas:

a. Trazabilidad
b. Calidad
c. Documentación Sanitaria
d. Ninguna es correcta

811. El estudio de los tejidos enfermos que constituyen el objeto de la histopatología se realiza a partir de:

a. Tejidos normales
b. Largas técnicas histológicas
c. Técnicas inmunohistoquímicas
d. Material anatomopatológico procedente de: necropsias, biopsias, extensiones citológicas o patología experimental

812. El test de Tzank es un extendido citológico de:

a. Vías biliares
b. Triple toma vaginal
c. Esófago
d. Piel

813. Según la Ley 41/2002 básica reguladora de la autonomía del paciente, se otorgará el consentimiento por representación:

a. Cuando el paciente sea capaz de tomar decisiones, a criterio del médico responsable de la asistencia, o su estado físico o psíquico le permita hacerse cargo de su situación
b. Cuando el paciente no tenga la capacidad modificada judicialmente
c. Cuando se trate de menores emancipados o mayores de 16 años, que su estado físico o psíquico le permita hacerse cargo de su situación y no tengan la capacidad modificada judicialmente
d. En ninguno de los supuestos anteriores

814. Los criterios de malignidad son:

a. Núcleos regulares
b. Cromatina fina
c. Ausencia de nucléolo
d. Ninguna de las anteriores

815. Técnica para detectar el Virus de la Hepatitis C:

a. Orceína Shikata
b. Fite
c. Gram
d. Levaditi

816. Una descripción macroscópica:

a. Debe ser clara, concisa, y utilizar términos sencillos
b. Han de figurar datos como: coloración, medida, pesos, cortes tomados
c. Debe figurar los datos del patólogo y residente responsables de la biopsia
d. Todas son correctas

817. Después de la fijación en líquido de Bouin procederemos al lavado con:

a. Agua
b. Alcohol de 96%
c. Alcohol absoluto
d. Alcohol 70%

818. El procesamiento histológico comienza en el momento que se hace la toma de muestra y termina cuando:

a. el patólogo dicta un diagnostico sobre esa muestra
b. el técnico corta el tejido
c. el técnico entrega la preparación histológica al patólogo
d. ninguna es cierta

819. Cuál de estos componentes del microscopio óptico NO pertenece a la parte mecánica:

a. Condensador
b. Revólver
c. Platina
d. Tornillos macro y micrométricos

820. Cuál de las siguientes organelas contiene ADN en su interior:

a. Mitocondrias
b. Lisosomas
c. Aparato de Golgi
d. Citoesqueleto

821. Si tenemos que descalcificar una muestra que secuencia seguiremos:

a. fijación- descalcificación e inclusión
b. descalcificación, fijación e inclusión
c. A y B indistintamente
d. Ninguna

822. Orden correcto de colocación de las barreras protectoras:

a. calzas→ gorro→ mascarilla→ gafas→ bata→ guantes
b. guantes→ gorro→ mascarilla→ gafas→ bata→ calzas
c. calzas→ mascarilla→ gorro→ gafas→ bata→ guantes
d. Es indiferente

823. La muestra procedente de intraoperatoria se considera:

a. Una biopsia incisional
b. Biopsia excisional
c. Pieza quirúrgica
d. Todas las anteriores son verdaderas

824. La tinción de hematoxilina-eosina es una coloración:

a. Estructural
b. Ultraestructural
c. Citológica
d. Topográfica

825. En los fondos inflamatorios crónicos encontramos:

a. Linfocitos
b. Neutrófilos
c. Eosinófilos
d. Monocitos

826. La fijación del tejido para microscopía electrónica se realizará con:

a. Acetato de uranilo
b. Acido ósmico
c. Glutaraldehído
d. Las tres son correctas

827. Para prevenir la fatiga visual producida por el uso del microscopio, está recomendada:

a. una pausa de 30-10-30
b. una pausa de 20-20-20,cada 20 minutos
c. una pausa de 20-6-20
d. Ninguna pausa está recomendada

828. NO forma parte de los elementos básicos de los que se sirve la Seguridad Biológica para la contención del riesgo provocado por los agentes infecciosos:

a. Prácticas de trabajo
b. Los informes normalizados
c. Equipo de seguridad (o barreras primarias)
d. Diseño y construcción de la instalación (o barreras secundarias)

829. Dónde encontramos el nucléolo:

a. En el citoplasma
b. En el interior de las mitocondrias
c. En el interior del núcleo
d. Ninguna de las tres

830. Con qué objetivo del microscopio se realiza el examen microscópico de un extendido citológico:

a. 4X
b. 10X
c. 40X
d. 100X

831. NO se considera un artefacto en la citología ginecológica:

a. Exceso de inflamación
b. Escasa celularidad
c. Hemorragia
d. Exceso de fijación

832. Es una característica fundamental de un fijador:

a. No provocar sobre el tejido retracciones
b. Capacidad para bloquear de inmediato la autolisis:
c. Ambas
d. Ninguna de las dos

833. Para descalcificar huesos compactos, el descalcificador será:

a. Nítrico
b. Clorhídrico
c. Tricloroacético
d. Todos son válidos

834. El tallado de las muestras se realiza en la sala de:

a. Citología
b. Estudio microscópico
c. Estudio macroscópico
d. Inmunohistoquímica

835. Principales reactivos que se utilizan en la descalcificación química como ácidos fuertes:

a. Nítrico
b. Clorhídrico
c. EDTA
d. A y B son ciertas

836. El bloque celular se realiza para:

a. Gastar el material recibido
b. Conservar el estudio más tiempo
c. Optimizar la muestra y realizar técnicas inmunohistoquímicas
d. Todas las anteriores son incorrectas

837. Cómo se expresan los 'valores límite ambientales', que son las concentraciones en la zona de trabajo:

a. en partes por millón (ppm) o en mg/m3
b. en centímetros cúbicos
c. en mg/m3
d. ninguna es cierta

838. Qué tipo de aguja se utiliza en la PAAF, generalmente:

a. 25G
b. 19G
c. 3G
d. 28G

839. El líquido de Carnoy se utiliza:

a. Para deshidratar
b. Como agente aclarante
c. Para lisar hematíes
d. Como colorante

840. De qué material son los moldes que utilizamos para realizar de los bloques de parafina:

a. Cuarzo
b. Vidrio
c. Metálicos
d. Plástico borosilicatado

841. Unidad de medida utilizada para la medición de las células:

a. Centímetro
b. Decímetro
c. Micra
d. Milímetro

842. Qué tipos de informes emite el departamento de anatomía patológica:

a. Macroscópico
b. Microscópico
c. Diagnostico y adicional
d. Todos los anteriores son informes de este departamento

843. El uso de códigos de barras presenta como ventaja:

a. Control eficiente
b. Disminuye los errores debidos al factor humano
c. Permite observar trazabilidad
d. Todas son correctas

844. Portaobjetos que tiene una muestra de tejido para su estudio microscópico:

a. Impronta
b. Preparación histológica
c. Biopsia
d. Técnica histológica

845. En la técnica de Auramina-Rodamina el permanganato de potasio, empleado como contraste:

a. Tiñe los núcleos de color negro
b. Tiñe los citoplasmas en rosa
c. Evita la fluorescencia inespecífica
d. Todas son ciertas

846. Es un fin práctico de la epidemiología:

a. Contribuir a la elección de los mejores métodos diagnostico, por tanto, definir mejor las enfermedades y contribuir a su clasificación
b. Identificar la magnitud de la enfermedad y/o salud en una población definida
c. Descubrir la causa por la que aparece y prevalece en enfermedad en una comunidad
d. Todas son correctas

847. Qué condiciones afectan el proceso de unión o hibridación entre la sonda y el ADN cromosómico complementario:

a. Temperatura
b. Concentración salina
c. Luz
d. El PH de la muestra

848. Los linfocitos T se forman:

a. en la medula ósea y maduran en el timo
b. en la medula ósea y maduran en la medula ósea
c. en el timo y maduran en la medula ósea
d. en el timo y maduran en el timo

849. Cuál de estos documentos no es específico del servicio de anatomía patológica:

a. Documentación de biopsias y piezas quirúrgicas
b. Documentación de autopsia médico-legal
c. Documentación de estudios citológicos
d. Documentación de solicitud de PAAF

850. Son fundamentales en la documentación de un laboratorio:

a. Manual de Calidad
b. Procesos, transforma el elemento de entrada en resultados
c. Procedimientos, descripción de las actividades para ponerlas en funcionamiento
d. Todas son correctas

851. Una muestra de colectomía con adenopatías se considera:

a. Biopsia Incisional
b. Biopsia estereotáxica
c. Biopsia excisional
d. Pieza quirúrgica

852. Los riesgos químicos según sus propiedades toxicológicas pueden ser:

a. tóxico, muy tóxico, nocivo, inflamables, irritantes y sensibilizantes
b. tóxico, muy tóxico, comburentes, corrosivo, irritantes y sensibilizantes
c. tóxico, muy tóxico, inflamables, corrosivo, irritantes y sensibilizantes
d. tóxico, muy tóxico, nocivo, corrosivo, irritantes y sensibilizantes

853. Si para encastrar el tejido utilizamos el OCT estamos realizando cortes de:

a. Congelación
b. Microscopia Electrónica
c. Parafina
d. Las tres son correctas

854. Qué debe tener la petición para diagnosticar una PAAF:

a. Edad del paciente
b. Diagnósticos previos
c. Material de la punción
d. Todas las anteriores

855. Con el ultramicrotomo podemos obtener cortes de:

a. 1 micra
b. 100 nanómetros
c. 20 a 60 nanómetros
d. Todas son correctas

856. El líquido de Saccomanno se utiliza para procesar:

a. Derrames pericárdicos
b. Cepillado bronquial
c. Citología anal
d. Esputos

857. Tinción más utilizada para PAAF:

a. Tricrómico
b. Papanicolau
c. Wright
d. Reticulina

858. En qué tinción observamos iones férricos

a. Reacción de PAS
b. Reacción de Feulgen
c. Reacción de Perls
d. Ninguna de las anteriores

859. Técnica que distingue el ARN del ADN:

a. Reacción de Feulgen
b. Verde de metilo-pironina
c. Reacción de PAS
d. Reacción cromafín

860. NO forma parte de los componentes de un microscopio electrónico de transición:

a. Bombas de vacío
b. Placa fotográfica
c. Lámpara de mercurio
d. Lentes

861. La distribución equitativa de las cargas y los beneficios, la no discriminación de las personas por ninguna causa que tenga que ver con su condición social, sexual, de raza, de edad, está relacionado con el principio de:

a. Justicia
b. Autonomía
c. Beneficencia
d. No maleficencia

862. El proceso de deshidratación del tejido se hace siguiendo estos pasos:

a. Desde el alcohol absoluto al alcohol al alcohol al 70%
b. Xilol y alcoholes decrecientes
c. Alcohol al 70%, 96% y alcohol absoluto
d. Las tres son correctas

863. El uso de microscopio confocal está indicado en:

a. Inmunofluorescencia directa en patología renal
b. Inmunofluorescencia con más de un fluoróforo
c. Técnicas de inmunoperoxidasa
d. Estudio de estructuras autofluorescentes

864. En la tinción de Carmín de Best, el glucógeno se observa de color:

a. Negro
b. Azul
c. Rojo
d. Ninguna de las tres

865. Para que una muestra citológica cervical sea satisfactoria debe incluir:

a. Células endometriales
b. Células endocervicales
c. Células vaginales
d. Células transicionales

866. Proceso que elimina las sales cálcicas insolubles, conservando la estructura y la afinidad tintorial:

a. Descalcificación
b. Fijación por medios físicos
c. Fijación por medios químicos
d. Todas son correctas

867. La Tag polimerasa sirve como:

a. Iniciador de la replicación de la cadena de ADN
b. Para sintetizar la cadena complementaria de ADN
c. Es una cadena simple de ADN que limitan el tamaño del segmento que se va a amplificar
d. Iniciador de la replicación de la cadena de ARN

868. En el procedimiento de la Peroxidasa-Antiperoxidasa (PAP) se utilizan:

a. Ac puente- Ac primario- Complejo PAP
b. Complejo PAP- Ac primario-Ac secundario
c. Ac primario-Ac puente-Complejo PAP
d. Ninguna de las tres

869. Técnica más conocida para bacterias ácido-alcohol resistentes:

a. Giemsa
b. Ziehl-Neelsen
c. Metodo de Levaditi
d. GRAM

870. Cuál de estos líquidos que podemos recibir en el Laboratorio de Anatomía Patológica NO se considera líquido patológico:

a. Derrame pleural
b. Líquido cefalorraquídeo
c. Derrame peritoneal
d. Contenido quístico

871. Las técnicas de IHQ son técnicas de Inmunolocalización que utilizan como trazador del marcaje:

a. Un fluorocromo
b. Una enzima
c. Un cromógeno
d. Epítopo

872. En la técnica de inmunofluorescencia directa se aconseja que los cortes del tejido en el criostato tengan un espesor de:

a. 3 micras
b. 5 micras
c. 4 micras
d. 2 micras

873. Cuando se reciben las muestras en el líquido fijador hay que comprobar:

a. Que es el adecuado y su volumen debe ser, al menos, 10 veces el del tejido
b. Que el volumen debe ser, al menos, 30 veces el del tejido
c. Que el volumen debe ser, al menos, 40 veces el del tejido
d. Que el líquido fijador es Formol

874. Para detectar autoanticuerpos en el suero de pacientes con enfermedad autoinmune se utiliza la técnica de Inmunofluorescencia:

a. Directa
b. Indirecta
c. Técnica Sandwich
d. Técnica de incubación con complemento

875. La información a los familiares de los fallecidos sobre los trámites a seguir es función de:

a. El Médico que certifica la defunción
b. El Técnico Especialista
c. El Jefe de Personal Subalterno
d. El Celador

876. Qué tipo de muestras contiene células del mesotelio que tapizan las cavidades corporales:

a. Esputo
b. Líquido pleural
c. Orina
d. Piel

877. Qué parámetro interviene en la deshidratación:

a. Volumen y número de baños de deshidratación
b. Graduación de los alcoholes
c. Empleo de agentes accesorios
d. Todos ellos

878. Qué establece la legislación básica respecto a la obligación de conservar la documentación:

a. En el soporte original por un periodo mínimo de 5 años contados a partir de la fecha de alta de cada proceso asistencial
b. En cualquier soporte por un periodo mínimo de 5 años contados a partir de la fecha de alta de cada proceso asistencial
c. En el soporte original por un periodo mínimo de 10 años
d. En cualquier soporte por un periodo mínimo de 10 años

879. Qué derechos tienen los familiares o allegados de un enfermo respecto al acceso y copia de los documentos de la Historia Clínica:

a. Siempre salvo que el paciente lo haya prohibido expresamente
b. Solo si tienen autorización firmada por el paciente o se trate de un menor
c. Solo si tienen autorización firmada por el paciente o si el paciente ha fallecido salvo que este lo hubiera prohibido expresamente
d. Solo cuando el paciente haya fallecido o cuando se trate de un menor

880. Es un inconveniente para usar el alcohol etílico como fijador tisular:

a. Fija y deshidrata el tejido al mismo tiempo
b. Carece de efecto mordiente
c. Posee gran velocidad de penetración
d. Es un notable agente bactericida

881. Habiéndose derramado en el Laboratorio una sustancia peligrosa como un ácido fuerte o una base fuerte indicar lo NO recomendable:

a. Abrir las ventanas para que los gases no sean aspirados
b. Ponerse ropa protectora y guantes
c. Se ha de tener disponible celulosa o papel absorbente para eliminar en lo máximo el líquido derramado
d. Utilizar, para su recogida y limpieza, neutralizando, hipoclorito sódico

882. En el desarrollo de las técnicas de IHQ un exceso de fijación:

a. Mejora la Inmunoreactividad
b. Reduce la Inmunoreactividad
c. Aumenta la Inmunoreactividad
d. No influye en la Inmunoreactividad

883. Para una óptima fijación tisular es FALSO:

a. La fijación debe ser lo más precoz posible
b. La duración de la fijación depende del volumen de la pieza
c. El líquido fijador debe ser 30 ó 40 veces el volumen de la pieza
d. El líquido fijador debe ser de penetración lenta

884. NO es específica del Servicio de Anatomía Patológica la documentación...

a. de biopsias y piezas quirúrgicas
b. de autopsia médico-legal
c. de estudios citológicos
d. de solicitud de PAAF

885. Es función del TSAP:

a. Realizar a su nivel, la gestión de la unidad
b. Participar en la puesta a punto de nuevas técnicas
c. Adaptarse a las nuevas situaciones laborales generadas como consecuencia de innovaciones tecnológicas y organizativas introducidas en su laboratorio
d. Todas correctas

886. En la técnica de Papanicolaou se utiliza como colorante nuclear:

a. Eosina
b. Orange G
c. Hematoxilina
d. E-A 50

887. Como precauciones generales en el almacenamiento de sustancias químicas ha de tenerse en cuenta (Indicar la FALSA):

a. Las estanterías y armarios no deben estar expuestos a la luz directa del sol, ni cerca de radiadores o fuentes de calor
b. El almacenamiento de reactivos se hará por orden alfabético
c. Tener precaución con sustancias incompatibles
d. Los reactivos más peligrosos ocuparan las baldas inferiores

888. De quién depende directamente el Servicio de Atención al Paciente:

a. Del Servicio de Admisión
b. Del Director Gerente
c. Del Director Médico
d. Del Director de Gestión y Servicios Generales

889. Para qué se utiliza la técnica de GRAM:

a. Bacterias
b. Hongos
c. Espiroquetas
d. Parásitos

890. Cuál NO es una función de los citotecnólogos:

a. Fijación de citología
b. Coloración de citología
c. Visualización microscópica
d. Realización de PAAF

891. La cuchilla que se utiliza en el Criostato con el Microtomo tipo Minot es:

a. Biplana con faceta
b. Bicóncava
c. Plano-Cóncava
d. Biplana en Cuña o Tipo C

892. Cuál de estos Microscopios no pertenece al grupo de los Ópticos o Fotónicos:

a. Estereoscopio
b. Microscopio Compuesto
c. Microscopio Electrónico
d. Ninguno pertenece al grupo de los Ópticos o Fotónicos

893. A qué se denomina Platina en un Microscopio Compuesto Binocular:

a. A la columna perpendicular al pie
b. A la base del microscopio que posee el peso suficiente para dar estabilidad al aparato
c. A la pieza metálica en forma de casquete situada en el extremo del tubo donde se encuentran los objetivos
d. A la plataforma horizontal con un orificio circular central donde se coloca la preparación

894. NO es una solución descalcificante:

a. Líquido de Perenyi
b. Zenker-Acético
c. Solución de Alcohol Clorhídrico
d. Solución de Formalina-Ácido Nítrico

895. La aplicación de las técnicas derivadas de la hibridación de ácidos nucléicos es útil para:

a. Analizar secuencias virales en tejidos normales y neoplásicos
b. Analizar secuencias virales en lesiones precancerosas
c. Analizar secuencias virales en órganos con una patología específica
d. Todas son correctas

896. El ciclo de Garantía de la Calidad más utilizado, se estructura en algunas de las siguientes fases (Señalar la FALSA):

a. Identificación de problemas y priorización de los mismos. Diseño y fijación de estándares (nivel mínimo de cumplimiento)
b. Feed-back de los resultados, detección de deficiencias y aplicaciones de medidas correctoras
c. Realización de estudios epidemiológicos poblacionales
d. Recogida, análisis de los datos y elaboración de los resultados. Reevaluación y monitorización

897. Capa unicelular que se obtiene sobre el portaobjetos por contacto directo de este con la superficie de sección del órgano:

a. Preparación histológica
b. Impronta
c. Extensión citológica
d. Todas las anteriores son correctas

898. Cuál de estas impregnaciones es un método para la determinación de la Argirofilia:

a. Método del Rojo Congo Alcalino
b. Método de Grimelius
c. Orceina
d. Tricrómico de Gomori

899. Método para la demostración de Hongos:

a. Orceina de Shikata
b. Auramina-Rodamina
c. Grocott
d. Wharthin-Starry

900. La citopatología es la ciencia que estudia mediante diversos procedimientos:

a. Alteraciones morfológicas de las células
b. Alteraciones en citologías exfoliativas
c. Alteraciones en citología cérvico-vaginal
d. Todas son correctas

901 C	926 C	951 C	976 C
902 D	927 A	952 A	977 D
903 D	928 B	953 B	978 D
904 C	929 C	954 D	979 B
905 A	930 D	955 B	980 D
906 B	931 B	956 A	981 C
907 B	932 D	957 A	982 C
908 C	933 C	958 D	983 C
909 C	934 B	959 B	984 A
910 C	935 B	960 D	985 A
911 C	936 B	961 C	986 B
912 D	937 D	962 A	987 A
913 C	938 B	963 A	988 D
914 C	939 B	964 D	989 C
915 B	940 C	965 B	990 C
916 A	941 C	966 C	991 C
917 D	942 A	967 B	992 A
918 B	943 D	968 A	993 B
919 D	944 D	969 A	994 A
920 B	945 D	970 C	995 A
921 C	946 B	971 D	996 C
922 A	947 A	972 B	997 A
923 D	948 D	973 C	998 B
924 C	949 D	974 D	999 A
925 D	950 B	975 A	1000 A

FALLOS:

901. Los estudios citohistológicos supravitales se realizan sobre:

a. Células o tejidos vivos no separados del ser que los contiene
b. Células muertas en estado natural (no fijadas)
c. Células o tejidos vivos separados del organismo del que proceden
d. Ninguna de las anteriores

902. En el procesamiento del material citopatológico se emplean diversas soluciones fijadoras. Cuál NO:

a. Alcohol-Etílico 96%
b. Éter-Alcohol de 96%
c. Citospray
d. Líquido de Bouin

903. El defecto de cintas curvadas en el corte se debe:

a. Los márgenes superior e inferior del bloque no son paralelos
b. La cuchilla no está uniformemente afilada
c. Un lado del bloque está más caliente que el otro
d. Todas son válidas

904. Cuando la biopsia es recibida por el Técnico Especialista lo primero que tiene que hacer es:

a. Llevar la petición de estudio al registro
b. Comunicar al Patólogo que ha llegado la biopsia
c. Comprobar que la muestra viene identificada con los datos del paciente y estos coinciden con los de la petición de estudio anatomopatológico
d. Registrar el volante de la petición de estudio

905. En la tinción de Papanicolaou NO se utiliza:

a. Azul Metileno
b. Orange G
c. Hematoxilina
d. E-A 50

906. Historia Clínica es:

a. A los documentos relativos a los pacientes en soporte de papel
b. A los documentos relativos a los procesos asistenciales de los pacientes
c. A la integración de los documentos de un proceso asistencial del paciente
d. A los documentos subjetivos de los profesionales

907. En la técnica de Inmunofluorescencia directa, qué se utiliza:

a. Inmunoglobulinas especificas
b. Un Ac especifico frente al Ag que se desea detectar conjugado con un fluorocromo
c. Un Ac capaz de fijar el Complemento
d. Un Ac especifico no marcado

908. La técnica de coloración rápida más utilizada para teñir preparaciones citológicas obtenidas por PAAF es:

a. Shorr
b. GRAM
c. Diff-Quik
d. Ninguna de las tres

909. Los Microtomos de deslizamiento se caracterizan por:

a. Portabloques móvil
b. Portabloque y cuchilla móviles
c. Cuchilla móvil y orientable. Bloques fijos
d. Cuchillas fijas

910. Para el estudio molecular los bloques de parafina se cortan habitualmente a:

a. 3-4 micras
b. 2-3 micras
c. 5-7 micras
d. 4 micras

911. En las técnicas de IHQ el lugar de la reacción Ag-Ac se visualiza añadiendo al final de la reacción el sustrato de la enzima más una sustancia:

a. Trazador
b. Fluorocromo
c. Cromógeno
d. Epitopo

912. En Anatomía Patológica se utiliza la hibridación in situ para:

a. Localización de ARN mensajero de determinados péptidos
b. Detección de virus antígenos virales y oncogenes
c. Permite discernir entre sustancias de ADN y ARN
d. Todas son ciertas

913. NO es un Agente Aclarante:

a. Tolueno
b. Benceno
c. Tetraborato de Sodio (Bórax)
d. Tetracloruro de Carbono

914. Las sustancias sensibles a la humedad que en contacto con el agua desprenden gases muy combustibles son sustancias:

a. explosivas
b. comburentes
c. inflamables
d. nocivas

915. El virus de la hepatitis B puede demostrarse con la técnica:

a. Warthin-Starry
b. Orceina de Shikata
c. GRAM
d. Auramina Rodamina

916. La Criodesecación o Liofilización es un mecanismo de fijación:

a. Por métodos físicos
b. Por métodos químicos
c. Por métodos artificiales
d. Ninguna de las anteriores

917. El blocaje de la pieza se obtiene por solidificación de la Parafina situada alrededor y dentro de ésta a fin de limitar los artefactos. Esta solidificación debe ser:

a. Lo más lenta posible
b. Lo más rápida posible
c. Lo más lenta y superficial posible
d. Lo más rápida y profunda posible

918. Cuando se recibe un líquido para su estudio inmediato es importante:

a. Realizar una coloración Tricrómica
b. Anotar la cantidad y el aspecto macroscópico
c. Guardarlo rápidamente en el frigorífico
d. Ninguna de las tres

919. En una sección de citología nunca utilizaremos:

a. Citocentrífuga
b. Cubetas de tinción
c. Neveras
d. Ácido Nítrico

920. Cuál de estas manipulaciones NO pertenece al tratamiento previo a la coloración tisular:

a. Desparafinación
b. Aclaramiento
c. Rehidratación
d. Ninguna de ellas

921. De las siguientes muestras citológicas una no se obtiene como citología exfoliativa:

a. Muestra de mucosa cérvico-vaginal
b. Muestra de orina
c. Muestra obtenida por PAAF
d. Muestra de esputo

922. En el método de coloración de Verhoeff para fibras elásticas, éstas se diferencian por su color:

a. Negro
b. De gris a negro
c. Gris
d. Rojas

923. Las competencias profesionales de los TSAP son:

a. Servicios de gestión hospitalarios
b. Institutos anatómico-forenses
c. Centros de Investigación
d. Son correcta B y C

924. Tras la llegada al Servicio de Anatomía Patológica de una muestra intraoperatoria, el proceso a seguir será:

a. Ver el estudio solicitado y fijar la pieza si no tuviese fijador. Avisar al patólogo, comprobar de datos, registrar y cortar tal como indica el protocolo de muestra intraoperatoria
b. La fijación ha de ser lo más precoz posible, avisar al patólogo siguiendo con el procedimientos de rutina habitual
c. Recepción, avisar al patólogo, registro, congelación de la muestra para cortar en el criostato, teñir una hematoxilina rápida y el resto de material fijarlo para proceso en parafina
d. Si el material viene en fresco y es poco colocarlo en líquido fijador, si es una pieza grande avisar al Patólogo para que la abra, reseccione o corte y luego fijarla normalmente, seguido registrar, cortar en criostato y teñir según protocolo de manera rápida, con eficacia y calidad

925. Un líquido descalcificante debe:

a. Producir una eliminación completa de los depósitos de calcio
b. No interferir con los procedimientos de tinción
c. No provocar artefactos sobre los tejidos tratados
d. Todas las anteriores

926. En función de los riesgos podemos hablar de sustancias (Indicar la FALSA):

a. Tóxicas, cuando al ser ingeridas o aplicadas causan la muerte o daños graves
b. Irritantes, si dan lugar a reacciones locales en mucosas o piel
c. Teratógenas, cuando tienen capacidad de provocar aberraciones químicas irreversibles en el ADN
d. Corrosivas, cuando provocan el desgaste gradual de ciertos materiales

927. El Microtomo tipo Minot es:

a. De rotación b. De oscilación
c. De deslizamiento d. De congelación

928. Qué instrumento es utilizado en citopatología exfoliativa:

a. Pipeta Pasteur b. Espátulas de madera
c. Jeringas d. Pistola Cameco

929. Ante un vertido en el almacén de reactivos, qué NO haríamos:

a. Interrumpir el paso de personas por el área del vertido
b. Recoger los cristales, si los hubiera, con pinzas
c. Utilizar el sistema habitual de limpieza en el laboratorio
d. Apagar toda fuente de ignición de la habitación donde se produjo el vertido de disolvente

930. Cómo se orienta la pieza en el bloque de Parafina:

a. En la posición adecuada al tipo de corte que se desea realizar
b. Teniendo en cuenta que la cara inferior del bloque será la superficie de corte
c. La posición se determina antes del procesamiento de la muestra marcando la cara opuesta a la del corte con tinta china
d. Todas son ciertas

931. Para asegurar la calidad de los ensayos con los equipos del Laboratorio de Anatomía Patológica, se deberán cumplir una serie de requisitos básicos (Indique la FALSA):

a. Los equipos se mantendrán adecuadamente y siempre deberán estar disponibles los procedimientos de mantenimiento
b. Los consumibles no son considerados como equipos, por lo cual, no entran en el Plan de Mantenimiento y Calibración
c. El laboratorio establecerá los requisitos de compra, recepción, mantenimiento y calibración de los equipos que se adquieran
d. Habrá en el laboratorio un registro actualizado de todos los equipos de medición y ensayo

932. Qué colorante citoplasmático se utiliza en la tinción de Papanicolaou para citología:

a. Orange G
b. Hematoxilina
c. E-A 50
d. Son correctas A y C

933. Un protocolo de investigación es una descripción ordenada de un estudio propuesto, siguiendo una serie de pasos ordenados lógica y sistemáticamente. En un artículo original deben aparecer:

a. Organización del trabajo, desarrollo, indicadores de calidad
b. Problema, Tipo de tratamiento, Material y Método, Bibliografía
c. Título, Introducción, Objetivos, Material y Métodos, Discusión, Recursos necesarios y organización, Calendario de actividades y Bibliografía
d. Título, Introducción, Material y Método, Discusión, Recursos necesarios y organización, Calendario de actividades y Bibliografía

934. Indique la FALSA:

a. El almacenamiento de los materiales inflamables debe de hacerse fuera del Laboratorio Principal
b. Los micrótomos y baños estarán en la zona menos iluminada para no deslumbrarnos
c. En todo el Laboratorio debe de existir al menos un microscopio para el control de resultados
d. Las baterías de coloración deben estar situadas junto a la toma de agua corriente

935. Una barrera higiénica para prevenir la infección Nosocomial es:

a. Uso de humidificadores
b. Lavado de manos
c. No utilizar batas estériles
d. Ninguna de las tres

936. Si una muestra obtenida, por derrame de una cavidad orgánica, no pudiera procesarse en las doce horas siguientes a su obtención, procederíamos añadiendo:

a. formol 10%
b. etanol al 50%
c. etanol al 70%
d. etanol al 96%

937. Cuando al realizar la inclusión de una biopsia, en un bloque de parafina, esta tiende a agrietarse y desengastarse del bloque es debido a:

a. La pieza ha sido deshidratada mal o muy rápidamente
b. La parafina es de mala calidad
c. Mezcla no homogénea de parafina
d. Todas son válidas

938. La situación actual de la investigación establece tres prioridades temáticas:

a. Recogida de la información, selección de casos, selección de controles
b. Prevención sanitaria, Gestión de los gabinetes o Servicios y Formación
c. Técnicas y procesamientos, Registros, Prevención de riesgos
d. Ninguna de las tres

939. Cuál de estos componentes no pertenece a la parte mecánica de un Microscopio Óptico:

a. Platina
b. Objetivo
c. Columna
d. Tubo

940. Respecto a la confidencialidad de la documentación en el Servicio de Anatomía Patológica, está sometida al secreto profesional:

a. El personal Facultativo
b. El personal Facultativo y los Técnicos Especialistas
c. Todas aquellas personas que por razón de su profesión acceden a determinada información
d. El personal Facultativo, los Técnicos Especialistas y el Personal de Admisión

941. Las parafinas de uso habitual para infiltración poseen una temperatura de fusión entre:

a. 40-70°C
b. 30-35°C
c. 54-58°C
d. 60-62°C

942. En genética molecular se conoce como sonda a:

a. Un fragmento de ADN o ARN
b. Un fragmento de tejido
c. Un isotopo radiactivo
d. Ninguna de las tres

943. Tarea asignada a los Técnicos de Anatomía:

a. Chequeo de temperaturas de los distintos instrumentos
b. Control de las preparaciones histológicas
c. Almacenamiento de los suministros
d. Todas las anteriores

944. Se pueden entender varios tipos de mantenimiento:

a. Mantenimiento global
b. Mantenimiento correctivo
c. Mantenimiento preventivo
d. Todas son correctas

945. La obtención de muestra citológica por broncoscopia puede realizarse por:

a. Aspirado bronquial
b. Lavado bronquial
c. Cepillado bronquial
d. Todas son ciertas

946. Destrucción de todo tipo de microorganismos patógenos y saprofitos incluyendo las esporas:

a. Desinfección
b. Esterilización
c. Desinsectación
d. Desarrollan su acción sobre el núcleo celular

947. Es FALSO:

a. La eficacia mide el grado de consecución de objetivos propuestos al mínimo coste posible
b. La equidad hace referencia a la capacidad del sistema sanitario de ofrecer a cada ciudadano o conjunto de ellos, una atención según sus propias necesidades
c. La accesibilidad en el sistema sanitario se refiere a la posibilidad real de que los usuarios del sistema sanitario puedan disponer del personal o del servicio que se precise en todo momento
d. La satisfacción se relaciona tanto con la de los usuarios como de los propios profesionales

948. Qué parte del Microscopio Compuesto provoca un enfoque ajustado y fino de la Platina de dicho microscopio:

a. El tornillo macrométrico, de cremallera o avance rápido
b. El revólver
c. El brazo
d. El tornillo micrométrico

949. Usar determinados reactivos como fijador, en la criodesecación y criosustitución para la conservación celular en cultivos de tejidos, supone un riesgo de tipo:

a. Eléctrico
b. Biológico
c. Mecánico
d. Térmico

950. El registro de peticiones es:

a. el fichero de todas las solicitudes que se han hecho en un año en el laboratorio
b. el proceso por el que se introducen los datos del volante de petición de análisis en el ordenador del laboratorio
c. un fichero que recoge todas las fichas de pedidos de almacén desde el laboratorio
d. el proceso de introducción de los datos demográficos de los pacientes en el ordenador

951. Las técnicas de Inmunofluorescencia se realizan casi siempre sobre tejido:

a. Fijados en formol al 10%
b. Fijados en Bouin
c. Congelado
d. Ninguna de las tres

952. NO es un líquido deshidratante:

a. Glutaldehido
b. Alcohol Metílico
c. Acetona
d. Tetrahidrofurano

953. Si la pieza son múltiples fragmentos, cómo se orientan:

a. Perpendicular al corte
b. Se reúnen en un mismo plano
c. Oblicuo al corte
d. Paralelos al corte

954. Entre las medidas especificas relativas a sustancias químicas, es FALSO:

a. El almacenamiento de sustancias químicas puede originar situaciones peligrosas
b. Las sustancias volátiles inflamables deben guardarse en refrigeradores especiales
c. No deben dejarse los frascos abiertos ni abandonados sobre las mesas de trabajo
d. Los frascos deben cogerse por el cuello con el fin de ser transportados con mayor facilidad y seguridad

955. NO es de transmisión aérea:

a. Legionelosis
b. Botulismo
c. Tuberculosis pulmonar
d. Enfermedad meningocócica

956. Qué lesión celular es benigna:

a. Hiperplasia
b. Anaplasia
c. Neoplasia
d. Sarcoma

957. NO es una tarea habitual de los TSAP:

a. Fijación de las biopsias si estas llegan en fresco o suero
b. Limpieza y lavado del material que se utiliza en el laboratorio de Anatomía Patológica
c. Archivo y control de los bloques de parafina y preparaciones histológicas
d. Durante la recepción de muestras observar si el etiquetado de las mismas y el informe de solicitud de estudio se corresponden

958. Los tiempos de coloración sobre el tejido están condicionados por:

a. La naturaleza de la pieza
b. La calidad y duración de la fijación
c. El grado de maduración de las soluciones
d. Todas son correctas

959. La Mesa de Tallado debe disponer de lo siguiente, EXCEPTO:

a. Cinta métrica
b. Sistema de fotografía microscópica
c. Dictáfono
d. Material quirúrgico

960. El citodiagnóstico también se conoce como:

a. Citología
b. Examen citológico
c. Citopunción
d. Son correctas A y B

961. Existen una serie de normas básicas a seguir para minimizar las posibles alteraciones que pueden sufrir las muestras al ser transportadas, estas son (marcar la que no proceda):

a. Si la muestra está congelada ha de llevarse en contenedores con dióxido de carbono sólido
b. Si la muestra se envía de forma interna se pueden utilizar los sistemas de tubo neumático
c. Si la muestra está en suero puede guardarse hasta 48 horas en frigorífico hasta la llegada al laboratorio de Anatomía Patológica
d. Si las muestras se envían de un centro a otro deben ser transportadas en neveras a 4°C

962. Desinfección es:

a. El proceso por el cual se destruyen todos los gérmenes patógenos
b. Al proceso por el cual se destruye cualquier forma de vida
c. A un procedimiento de limpieza del material
d. Ninguna de las anteriores es correcta

963. En relación con la gestión de Residuos Sanitarios:

a. Recogida: Es toda operación consistente en recoger, clasificar, agrupar o preparar residuos para su transporte
b. Recogida: Es toda operación consistente en recoger, materiales orgánicos así como cualquier otra sustancia para su eliminación
c. Recogida: Es todo procedimiento dirigido bien al vertido de residuos o bien a su destrucción total o parcial
d. Recogida: Es toda operación consistente en recoger materiales orgánicos fermentables y materiales reciclables

964. Cuál de estos métodos de esterilización NO es un método físico:

a. Medios ultrasónicos
b. Luz ultravioleta
c. Radiaciones ionizantes
d. Formaldehido

965. Hiperplasia es:

a. Disminución en el número de células
b. Incremento en el número de células
c. Cambio en la forma y función de las células
d. Aumento de tamaño de las células

966. Cuáles son las funciones de un Archivo de Historias Clínicas:

a. Recepción de los expedientes y documentos clínicos, almacenar las historias clínicas, préstamo de las historias clínicas, custodia de los expedientes
b. Recepción de los expedientes y documentos clínicos, prestamos de las historias clínicas y custodia de los expedientes
c. Recepción de los expedientes y documentos clínicos, instalación de la historia clínica, préstamos de las historias clínicas, custodia de los expedientes y la aplicación de calidad en los procesos
d. Custodiar los expedientes y documentos clínicos, almacenar las historias clínicas, difundir su fondo documental

967. NO corresponde a una norma básica de seguridad:

a. Lavar las manos siempre que sea necesario
b. Pipetear directamente con la boca
c. Utilizar guantes y mascarilla siempre que este indicado
d. Utilizar ropa apropiada de uso exclusivo en el laboratorio

968. El proceso histológico del material de autopsias sigue en líneas generales:

a. La misma sistemática que cualquier biopsia
b. La sistemática es totalmente diferente
c. Sigue el mismo tratamiento que una biopsia intraoperatoria
d. Sigue el mismo tratamiento que una biopsia por congelación

969. Principales reactivos que se utilizan en la descalcificación química como ácidos fuertes:

a. Nítrico y clorhídrico
b. Fórmico y acético
c. EDTA
d. Sulfuroso

970. Líquido interno del núcleo:

a. sarcoplasma
b. líquido amniótico
c. nucleoplasma
d. Ninguno de los tres

971. Si se realiza un citodiagnóstico sobre pieza operatoria:

a. La técnica habitualmente se realiza sobre piezas operatorias frescas
b. la zona a estudio se secciona por su parte media y la superficie de sección se impronta en un portaobjetos
c. se puede realizar un raspado de la superficie de sección mediante bisturí y extender el material sobre un portaobjetos
d. todas son correctas

972. En la técnica de PCR, en el proceso de amplificación se utiliza:

a. DNA ligasas
b. Taq polimerasa
c. Endonucleasas de restricción
d. Helicasas

973. Tras realizar el corte en el microtomo y montado en el portaobjetos, las preparaciones se secan:

a. 300°C durante 10 minutos
b. 200°C durante 15 minutos
c. 60°C durante 10-20 minutos
d. a temperatura ambiente durante 2 días

974. Cuáles de los siguientes polisacáridos o glucoproteínas neutras son Pas positivas:

a. Tiroglobulina y quitina
b. Glándulas mucoides del estomago y glándulas de Brunner
c. Hormonas gonadotropas y tirotropas hipofisarias
d. Todas son correctas

975. Las cuchillas de ultramicrotomia son:

a. de vidrio o de diamante
b. de platino
c. de platino con wolframio
d. de wolframio

976. La fijación tisular NO pretende:

a. Proteger al tejido del ataque bacteriano
b. Evitar su autolisis
c. Solubilizar los constituyentes celulares
d. Evitar distorsiones y retracciones

977. Es una Sección básica en el laboratorio de anatomía patológica:

a. Patologías quirúrgicas encargadas de las biopsias
b. Autopsias
c. Citodiagnóstico
d. Todas son correctas

978. En inmunohistoquímica determinamos:

a. antígenos
b. anticuerpos
c. complemento
d. cualquier sustancia que podamos hacer antigénica

979. El Pneumocystis carinii se diagnostica fundamentalmente en citología:

a. ginecológica
b. respiratoria
c. de cavidades serosas
d. urinaria

980. El epitelio endocervical:

a. recubre el canal endocervical
b. tiene células con citoplasma claro y núcleo generalmente en posición basal
c. En citología aparecen aisladas o en placas
d. Todas son correctas

981. La citología exfoliativa NO se encarga del estudio de:

a. secreciones líquidas
b. derrames de cavidades serosas
c. piezas operatorias
d. emisión espontánea de orina

982. Las técnicas para la detección de las aminas son:

a. Técnica de Gordon-Sweet
b. Método de Grimelius
c. Reacción de cromafin
d. Verde metilo-pironina

983. La técnica de Pas no tiñe:

a. El glucógeno
b. El moco
c. El ácido hialurónico
d. El coloidetiroideo

984. Con la técnica de Rojo Congo de que color veremos la sustancia amiloide al microscopio:

a. Naranja rojizo
b negro
c. Verde amarillenta
d. Amarillo

985. El bacilo de Döderlein aparece con más frecuencia en citología de:

a. embarazadas
b. menopáusicas
c. prepuberales
d. nacimiento

986. Qué tipo de tumor de glándula salival se caracteriza citológicamente por presentar aspecto quístico con linfocitos y células epiteliales oncocíticas:

a. Adenoma pleomórfico
b. Tumor de Warthin
c. Adenoma monomorfo
d. Mioepitelioma

987. En las coloraciones nucleares los núcleos se tiñen con:

a. colorantes básicos
b. colorantes ácidos
c. colorantes neutros
d. Depende de la carga del núcleo

988. Cuando en una citología cérvicovaginal aparece Mycobacterium tuberculoide:

a. se puede confirmar el diagnóstico de tuberculosis diseminada
b. las trompas y la mucosa endometrial suelen estar afectas
c. pueden aparecer células multinucleadas gigantes tipo Langhans en el frotis
d. todas son correctas

989. En el método de rojo Sirio debemos usar:

a. microscopio de contraste de fases
b. microscopio invertido
c. microscopio de luz polarizada
d. microscopio óptico

990. En el microtomo ordinario, el grosor del corte de la muestra se mide en:

a. milímetros
b. nanómetros
c. micras
d. micras cúbicas

991. La confección de bloques en la última operación en el proceso histológico consiste en la obtención de un bloque sólido más medio de inclusión mediante enfriamiento lento a:

a. 0 a 2ºC
b. 5 a 10ºC
c. 10 a 15ºC
d. -2 a 0ºC

992. Las reglas de descalcificación siguen un protocolo de trabajo que incluye:

a. Cortes de pequeño tamaño, fijación, abundante descalcificador, cambio frecuente de la solución de descalcificante por agitación y lavados en alcohol de 70
b. Fijación, tallado, descalcificación, cambios en solución neutralizante y lavados en agua corriente
c. Inclusión, fijación, tallado, descalcificación y lavado en alcohol de 70
d. Ninguna de las tres

993. El ácido pícrico entra en la composición de reactivos de:

a. tinción de Masson
b. tinción de Van Giesson
c. coloración Sudán
d. método Gomori

994. Las mesas de autopsias miden:

a. 2,10 x 0,75 m
b. 2 m x 1 m
c. 2,5 x 1 m
d. 2,5 x 0,76 m

995. Con respecto a la historia clínica es FALSO:

a. Se identifica mediante las iniciales del paciente
b. Es un documento testimonial
c. Actúa como instrumento de comunicación entre el personal sanitario
d. Es una fuente fundamental de investigación sanitaria aplicada

996. NO es un orgánulo subcelular:

a. retículo endoplásmico
b. aparato de Golgi
c. cromatina
d. ribosomas

997. La técnica de Orceina Shicata se utiliza para:

a. La demostración de partículas virales
b. La coloración de fibras elásticas
c. La demostración de micobacterias
d. La coloración de la sustancia amiloides

998. Al realizar la técnica de Rojo Congo para sustancia amiloide se debe utilizar posteriormente microscopio:

a. de contraste de fases
b. con luz polarizada
c. de fluorescencia
d. de campo oscuro

999. Líquido de baja cantidad de proteínas formado por un ultrafiltrado del plasma:

a. Trasudado
b. Exudado
c. Edema
d. Infiltrado

1000. Agente patógeno responsable de la hidatidosis:

a. Echinococus granulosus
b. Cryptococo neoformans
c. Histoplasma capsulatum
d. Aspergillus fumigatus

1001 **C**	1026 **B**	1051 **D**	1076 **D**
1002 **D**	1027 **C**	1052 **B**	1077 **D**
1003 **A**	1028 **D**	1053 **A**	1078 **C**
1004 **D**	1029 **B**	1054 **A**	1079 **D**
1005 **B**	1030 **A**	1055 **D**	1080 **B**
1006 **A**	1031 **A**	1056 **A**	1081 **A**
1007 **A**	1032 **B**	1057 **B**	1082 **B**
1008 **A**	1033 **A**	1058 **B**	1083 **B**
1009 **C**	1034 **A**	1059 **A**	1084 **C**
1010 **A**	1035 **A**	1060 **B**	1085 **C**
1011 **C**	1036 **B**	1061 **B**	1086 **B**
1012 **C**	1037 **C**	1062 **D**	1087 **C**
1013 **B**	1038 **B**	1063 **D**	1088 **D**
1014 **C**	1039 **B**	1064 **B**	1089 **D**
1015 **C**	1040 **C**	1065 **D**	1090 **D**
1016 **D**	1041 **B**	1066 **A**	1091 **B**
1017 **C**	1042 **C**	1067 **A**	1092 **C**
1018 **B**	1043 **C**	1068 **A**	1093 **A**
1019 **D**	1044 **B**	1069 **B**	1094 **A**
1020 **B**	1045 **B**	1070 **C**	1095 **B**
1021 **A**	1046 **C**	1071 **C**	1096 **D**
1022 **D**	1047 **A**	1072 **D**	1097 **D**
1023 **C**	1048 **D**	1073 **C**	1098 **C**
1024 **D**	1049 **A**	1074 **C**	1099 **C**
1025 **C**	1050 **A**	1075 **A**	1100 **B**

FALLOS:

1001. Los líquidos que eliminan el alcohol se denominan:

a. Líquidos aclarantes
b. Deshidratantes
c. Líquidos intermedios
d. Desbridantes

1002. En la técnica de Grocott, para su identificación los hongos se tiñen de:

a. rojo sobre fondo azul
b. azul sobre fondo rojo
c. verde sobre fondo negro
d. negro sobre fondo verde

1003. Técnica útil para el diagnostico de las células hepáticas infectadas en la hepatitis B:

a. Orceina de Shikata
b. Pas
c. Hierro coloidal
d. Von Kos

1004. Son documentos específicos del laboratorio de anatomía patológica:

a. Biopsias de piezas quirúrgicas y biopsias intraoperatorias
b. Autopsias clínicas
c. Estudios citológicos y estudios de muestras obtenidas por PAAF
d. Los tres

1005. El método tricrómico de Masson es una técnica de demostración de:

a. fibras elásticas
b. fibras colágenas
c. mucina
d. hidratos de carbono

1006. Las muestras citológicas obtenidas por punción se tiñen con:

a. Papanicolaou
b. hematoxilina
c. eosina
d. Gram

1007. Tumor epitelial benigno causado por un virus y que se da con mayor frecuencia en niños apareciendo en pies y manos:

a. Verruga
b. Angioma
c. Nevus pigmentada
d. Carcinoma

1008. Los cambios celulares consistentes en: rasgos citopáticos virales por HPV, displasia leve y neoplasia intraepitelial grado I, a qué tipo de lesión corresponden según el sistema de Bethesda:

a. Lesión intraepitelial escamosa de bajo grado
b. Lesión intraepitelial escamosa de alto grado
c. Carcinoma infiltrante
d. ninguna de las anteriores

1009. La mayoría de los colorantes artificiales son derivados de:

a. ácidos fosfóricos
b. bases túngsticas
c. anilina
d. ácidos acrílicos

1010. Después de la coloración las bacterias Gram- aparecen de color:

a. Rojas
b. Azules
c. Verdes
d. Amarillas

1011. El método de la orceína, habitualmente se usa para demostrar:

a. grasas
b. sustancia amiloide
c. fibras elásticas
d. hierro

1012. Qué tipo de microtomo utilizaremos para cortar un bloque de parafina con una muestra de medula ósea:

a. De deslizamiento
b. Ultramicrotomo
c. Microtomo rotatorio o tipo Minot
d. Microtomo de congelación

1013. En el aislamiento de ADN, tras lisar células y núcleos, separamos el ADN de las proteínas con:

a. hidrolasa
b. proteínasa
c. aminoacidasa
d. proteincinasa

1014. La patología quirúrgica NO se encarga del estudio de:

a. Biopsias propiamente dichas
b. Piezas quirúrgicas que incluyen un órgano o parte externa del mismo
c. Citología
d. Biopsia intraoperatoria

1015. El método de impregnación argéntica de Von Kossa se utiliza para la determinación de:

a. Hierro
b. Cobre
c. Calcio
d. Glucógeno

1016. Las muestras por broncoscopia se obtienen por:

a. aspirado bronquial
b. lavado bronquioloalveolar
c. cepillado bronquial
d. por cualquiera de los anteriores

1017. En el microscopio de fluorescencia de luz incidencia el filtro primario está situado:

a. entre el ocular y el espejo dicroico
b. entre el ocular y espejo posterior a la muestra
c. entre la fuente luminosa y la muestra
d. entre el ocular y la muestra

1018. Parásito más frecuente en la citología cérvicovaginal:

a. Chlamydia
b. Trichomonas
c. Cándida
d. Actinomyces

1019. El último proceso de inclusión consiste en:

a. Desmoldado
b. Orientación de la pieza
c. Blocaje
d. Confección del bloque

1020. Líquido extravascular de carácter inflamatorio que presenta alta concentración de proteínas y restos celulares:

a. Trasudado   b. Exudado
c. Edema   d. Infiltrado

1021. La coloración con azul de Nilo distingue:

a. grasas neutras de las que tienen carácter ácido
b. sialomucinas alcalinas de ácidas
c. amiloidosis primaria y secundaria
d. infiltración de glucógeno en grandes vasos

1022. En la técnica de Sudán Negro para lípidos, los resultados son:

a. Núcleos rojos
b. Lípidos negros
c. Mielina negro
d. Los tres son correctos

1023. Se denomina cuerpos amiláceos a:

a. material en forma de aguja bipolar
b. cuerpos ferruginosos
c. formaciones circulares correspondientes a condensaciones proteicas
d. todas son correctas

1024. Cuál de los siguientes microscopios NO es óptico:

a. Microscopio de campo claro
b. Microscopio de campo oscuro
c. Microscopio de contraste de fases
d. Todos los microscopios son ópticos

1025. En el Linfoma de Hodgkin qué célula puede observarse en una muestra de PAAF:

a. Célula de Hürthle
b. Célula de Langerhans
c. Célula de Reed Sternberg
d. Célula de Askanazy

1026. La técnica de la bencidina se utiliza para determinar la presencia de:

a. hemosiderina
b. hemoglobina
c. núcleos pirrólicos aislados
d. bilirrubina

1027. La hematoxilina de Harris se utiliza rutinariamente para:

a. citoplasmas celulares
b. tinción de conjunto
c. núcleos celulares
d. membranas celulares

1028. Las fibras extracelulares del tejido conjuntivo pueden ser de:

a. Colágeno
b. Elásticas
c. Reticulares
d. Todas son fibras extracelulares

1029. La ácido-alcohol resistencia de las micobacterias se demuestra con la técnica de:

a. Gram
b. Ziehl-Neelsen
c. Levaditi
d. Auramina-Rodanina

1030. Fijadores que eliminan el agua libre y el agua ligada a proteínas:

a. Líquidos fijadores por deshidratación tisular
b. Líquidos fijadores por cambios en el estado de las proteínas
c. Líquidos fijadores que actúan por formación de sales con los tejidos
d. Líquidos que actúan por reticulación de las proteínas

1031. En el método de la Tioflavina T el amiloide aparece de color:

a. Verde amarillento o amarillo, dependiendo del filtro que se utilice
b. Azul
c. Rojo
d. Rosa pálido

1032. Es un parásito intracelular:

a. Gardnerella   b. Chlamydia
c. Cándida   d. Los tres

1033. En el microscopio electrónico de transmisión la fuente de electrones suele ser de:

a. tungsteno   b. cuarzo
c. iridio   d. platino al vacío

1034. El coilocito es:

a. una célula escamosa con atipia nuclear y un gran halo claro perinuclear "cortado a tijera"
b. una célula metaplásica con vacuolas citoplasmáticas
c. un macrófago reactivo
d. ninguna es cierta

1035. Cuántos equivalentes gramos hay en 40 gramos de NaOH siendo su peso molecular de 40:

a. 1   b. 2   c. 3   d. 4

1036. En qué patología no se debe realizar PAAF:

a. Enfermedad fibroquística de la mama
b. Apendicitis
c. Bocio
d. Nódulos parotídeos

1037. NO es fluorocromo:

a. ficoeritrina   b. rodamina
c. fitohemaglutamina   d. fluoresceina

1038. Para obtener un endurecimiento de las piezas al aumentar su consistencia se utiliza:

a. La aclaración   b. La deshidratación
c. La Inclusión   d. La descalcificación

1039. Para la observación de espiroquetas en fresco se utiliza:

a. microscopio óptico normal
b. microscopio óptico de campo oscuro
c. microscopio de polarización
d. microscopio de fluorescencia

1040. Toma de muestra de líquido sinovial:

a. toracocentesis   b. paracocentesis
c. artrocentesis   d. paracentesis

1041. El resultado PAS positivo da una coloración:

a. Azul   b. Rojo púrpura
c. Violeta   d. Marrón

1042. NO es una ventaja del descalcificante de Perenyi:

a. No provoca maceración tisular
b. No es necesaria la neutralización
c. Es de acción rápida
d. Prepara adecuadamente la tinción nuclear

1043. El adipocito se identifica con:

a. Pas positivo
b. Eosina
c. Solución de Fleming
d. Orceina Van-Gieson

1044. En la técnica de blanqueamiento de melanina se utiliza:

a. ácido clorhídrico
b. peróxido de hidrógeno
c. ácido fosfotúngstico
d. ácido peryódico

1045. En la demostración de cobre con la técnica de rodanina:

a. El cobre aparece de color verde y los núcleos rojizos
b. El cobre aparece de color rojo y los núcleos en azul
c. los depósitos de cobre aparecen en azul y los núcleos en color rojizo
d. El cobre aparece amarillento y los núcleos en azul

1046. Qué técnica se utiliza para demostrar el glucógeno:

a. Giemsa   b. Rojo Congo
c. Carmín de Best   d. Azul de toluidina

1047. Para que la hematoxilina pueda ser usada como colorante debe ser:

a. oxidada previamente a hemateína
b. reducida previamente a redox hematoxilina
c. reducida a peroxiteína
d. desnaturalizada por calor

1048. El material citológico se puede obtener por:

a. raspado   b. cepillado
c. punción   d. todas son correctas

1049. La deshidratación se realiza con:

a. Baños sucesivos de alcohol etílico de graduación creciente
b. Tres baños de xileno
c. Baños de alcohol de graduación decreciente
d. Baños de éter

1050. Ante la demora en la realización del análisis, la muestra ha de refrigerarse a una temperatura de:

a. 4-8ºC
b. 15-20ºC
c. 12-22ºC
d. 1-3ºC

1051. Cómo se orienta la pieza en el bloque de parafina:

a. En la posición adecuada al tipo de corte que se desea realizar
b. Teniendo en cuenta que la cara inferior del bloque será la superficie de corte
c. La posición se determina antes del procesamiento de la muestra, para ello la cara opuesta a la de corte deberá ser marcada con tinta china durante el procesamiento
d. Todas son ciertas

1052. Son PAS positivos:

a. carboximucopolisacáridos conjuntivos
b. carboximucopolisacáridos epiteliales
c. sulfomucopolisacáridos epiteliales
d. sulfomucopolisacáridos conjuntivos

1053. La tinción de Papanicolau NO utiliza:

a. hematoxilina para teñir el citoplasma
b. orange G, que tiñe el citoplasma
c. eosina alcohólica para teñir el citoplasma
d. diversos alcoholes en el proceso de deshidratación de la muestra

1054. Los cuerpos de Charcott-Leyden corresponden a:

a. cristalización de material de degranulación de eosinófilos
b. condensaciones proteicas redondeadas
c. material alimenticio
d. material fibrilar recubierto por pigmento pardo

1055. La confección de bloques se realiza en:

a. Procesador automático de inclusión
b. Receptáculo caliente
c. Baños de agua fría
d. estación de inclusión

1056. En inmunohistoquímica siempre que se pueda se deben elegir:

a. anticuerpos monoclonales
b. anticuerpos policlonales, pues abarcan más clones
c. mezclas de antígenos y anticuerpos
d. mezclas de antígenos con complemento

1057. Sobre el herpes genital femenino, es FALSO:

a. puede afectar a vulva, vagina y cérvix
b. el serotipo más patógeno es el VPH 16
c. se trata de un ADN virus
d. es un herpesvirus

1058. El protocolo de preparación de muestras citológicas para microscopía tiene 3 fases sucesivas:

a. Fijación, extensión y tinción
b. Extensión, fijación y tinción
c. Secado, extensión y tinción
d. Extensión, secado y fijación

1059. La molalidad es:

a. Número de moles de soluto disueltos en un kilo de disolvente
b. Número de equivalentes gramo soluto presentes en un litro de disolución
c. Número de equivalentes gramo de disolvente por kilogramo de soluto
d. Ninguna es cierta

1060. No es una regla general a considerar en el empleo de los fijadores:

a. La rapidez al colocar el líquido fijador
b. El tejido deberá estar seccionado en láminas de 5 cm
c. La presión osmótica del fijador y de la pieza deben ser lo más parecido al suero fisiológico
d. La relación del fijador es de 1/20

1061. En el lavado bronquioloalveolar deben aparecer fundamentalmente:

a. células cilíndricas y caliciformes
b. macrófagos alveolares y células inflamatorias
c. células escamosas
d. células bronquiales

1062. En la autopsia judicial:

a. Quien ordena la práctica de la autopsia es el juez
b. Se ordena siempre que exista una muerte violenta
c. Siempre que tenga un interés docente y científico
d. Son correctas A y B

1063. Entre los incidentes y contratiempos en los cortes, puede ocurrir que éstos posean diferente grosor. La causa puede ser:

a. Juego en las correderas
b. Soporte mal fijado
c. Portabloques caliente
d. Las tres

1064. Tumor hepático maligno primario asociado con mayor frecuencia a la cirrosis:

a. Hepatoblastoma
b. Hepatocarcinoma
c. Colangiocarcinoma
d. Hepatosarcoma

1065. El proceso de deshidratación NO tiene en cuenta:

a. El grado de los alcoholes
b. El volumen
c. El tiempo
d. La velocidad

1066. Descalcificación es:

a. El proceso que elimina sales cálcicas insolubles, conservando la estructura y la afinidad tintorial
b. El proceso que se realiza sobre el material no mineralizado y mineralizado
c. La capacidad que tienen algunas estructuras de eliminar sus elementos cálcicos
d. Todas son correctas

1067. El tricrómico de Gomori tiñe:

a. La colágena
b. Es una tinción de impregnación argéntica
c. La Plata metálica se deposita sobre las fibras de reticulina coloreándolas de negro
d. Son correctas B y C

1068. La documentación sanitaria es:

a. Conjunto de documentos que informa sobre las actuaciones sanitarias
b. Documentación que posee el enfermo
c. Impreso de citación
d. Recetas médicas

1069. El microtomo de Minot es:

a. de oscilación
b. de rotación
c. de balanceo
d. de deslizamiento

1070. A que micrótomo pertenecen estas características: sistema de iluminación con luz incidente, avance térmico apto para cuchillas de vidrio o diamante:

a. Microtomo Minot
b. Criotromo
c. Ultramicrotomo
d. Microtomo Tetränder

1071. En las técnicas de cultivo celular se usa como mitógeno:

a. rifampicina
b. fructosamina
c. fitohemaglutinina
d. eritrina

1072. Para la coloración de los hidratos de carbono se utiliza:

a. Reacción de Pas
b. Reacción de ácido crómico-Shift (Bauer)
c. Técnica de la goma yodada o Claude Bernard
d. Todo lo anterior se utiliza

1073. En los microscopios ópticos el objetivo de inmersión es de:

a. 20
b. 10
c. 100
d. Es indiferente

1074. Territorio orgánico que se estudia con más frecuencia mediante citología exfoliativa:

a. vías urinaria
b. aparato respiratorio
c. aparato genital femenino
d. tracto digestivo

1075. Cromógeno es:

a. grupo cromóforo más un anillo aromático
b. anillo aromático sólo
c. anillo aromático más un auxocromo
d. dos grupos auxocromos

1076. Qué técnica se puede utilizar para la localización de lesiones ocupantes de espacio en hígado:

a. Radiografía simple de abdomen
b. Ecografía
c. Tomografía axial computarizada
d. Las tres

1077. Las células 'clue' son típicas de la infección por:

a. Cándida albicans
b. Actinomyces
c. Chlamydias
d. Gardnerella Vaginalis

1078. En estudios moleculares sanguíneos extraemos:

a. plasma
b. suero
c. sangre total con EDTA como anticoagulante
d. sangre total sin anticoagulante

1079. En un frotis cérvicovaginal se pueden observar macrófagos en pacientes:

a. menopáusicas
b. con procesos inflamatorios
c. durante los días menstruales
d. todas son correctas

1080. En la técnica de tricrómico de Masson, se emplea:

a. Hematoxilina de Mayer
b. Hematoxilina de Weigert
c. Hematoxilina de Harris
d. Hematoxilina de Masson

1081. Respecto a la argentafinidad:

a. algunos tejidos reducen el nitrato de plata amoniacal a plata metálica
b. los tejidos reducen el nitrato de plata tras añadir pirogalol
c. los tejidos reducen el nitrato de plata tras añadir hidroxiquinona
d. es sinónimo de argirofilia

1082. La normalidad es:

a. Número de moles de soluto disueltos en un kilo de disolvente
b. Número de equivalentes gramo soluto presentes en un litro de disolución
c. Número de equivalentes gramo de disolvente por kilogramo de soluto
d. Ninguna es cierta

1083. La coloración de Giemsa es de:

a. citoplasma
b. conjunto
c. núcleos
d. membranas

1084. Para explorar el conducto de la uretra, el conducto cístico y las arterias coronarias utilizaremos:

a. Costotomo
b. Pinzas largas con dientes
c. Sonda metálica de 1 a 4 mm de diámetro
d. Pinzas cortas sin dientes

1085. NO es un factor que interviene en la obtención de un corte:

a. La temperatura
b. El filo dela cuchilla
c. La iluminación
d. El ángulo de la cuchilla

1086. NO es un líquido aclarante:

a. Tolueno
b. Óxido de etileno
c. Benceno
d. Cloroformo

1087. La mejor técnica para la detección de amiloide es:

a. Tioflavina B
b. Tioflavina T
c. Rojo Congo
d. Método Lillie

1088. Es tumor benigno de mama:

a. Hamartoma mamario
b. Papiloma intraductal
c. Adenoma del pezón
d. Los tres

1089. En la técnica de Azul Alcián:

a. Los polisacáridos se colorean de azul verdoso
b. Las fibras de colágeno se tiñen de rojo
c. Los núcleos se tiñen en azul
d. Todas son correctas

1090. La citología cérvicovaginal puede ofrecer datos sobre:

a. la situación hormonal
b. flora
c. lesiones preneoplásicas y neoplásicas
d. todas son correctas

1091. En los microscopios ópticos, el número de aumentos de los oculares es:

a. 4   b. 10   c. 20   d. 5

1092. En la detección de hierro ligado a proteínas se debe separar previamente a su determinación con:

a. ácido acético en solución alcohólica
b. ácido clorhídrico 15N
c. ácido sulfúrico a baja concentración en solución alcohólica
d. hidróxido sódico 2N

1093. Cuántos moles de NaOH hay en 40 gr. de dicha sustancia sabiendo que su peso molecular es de 40:

a. 1   b. 2   c. 3   d. 4

1094. Vesículas que contienen en su interior enzimas digestivas:

a. lisosomas
b. mitocondrias
c. cloroplastos
d. retículo endoplásmico

1095. La fijación tisular consiste en:

a. Un proceso que elimina las enzimas causantes de desintegración celular
b. La interrupción de procesos de degradación conservando la arquitectura y composición de los tejidos
c. Una técnica química capaz de conservar los tejidos en estado óptimo
d. Todas son correctas

1096. Causa de que la pieza se agriete y se desencaje el bloque:

a. Una incorrecta deshidratación
b. Una hidratación demasiado rápida
c. Que la parafina está demasiado fría en el momento de la inclusión
d. Las tres

1097. Tinciones que se pueden usar cuando se obtiene material citológico por PAAF:

a. Diff– Quick
b. Hematoxilina- eosina
c. Papanicolaou
d. Las tres

1098. Tinción específica para detectar bacilos ácido-alcohol resistentes:

a. Grocott   b. Gram
c. Ziehl-Neelsen   d. Papanicolaou

1099. Para obtener cortes de estudios intraoperatorios se utiliza:

a. celoidinas especiales
b. parafinas de alto punto de fusión
c. se realizan en criostato
d. celoidinas de alto peso molecular

1100. Para qué órgano se utiliza la inclusión en celoidina:

a. Hígado
b. Ojo
c. Bazo
d. Pulmones

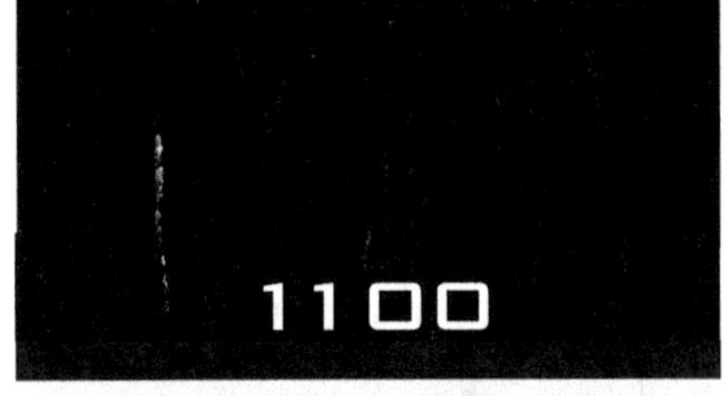

1101 C	1126 B	1151 D	1176 C
1102 A	1127 D	1152 B	1177 C
1103 B	1128 B	1153 D	1178 A
1104 C	1129 B	1154 C	1179 C
1105 D	1130 D	1155 A	1180 B
1106 C	1131 C	1156 C	1181 D
1107 A	1132 C	1157 C	1182 A
1108 A	1133 A	1158 D	1183 B
1109 C	1134 D	1159 B	1184 C
1110 D	1135 B	1160 B	1185 A
1111 B	1136 B	1161 C	1186 B
1112 C	1137 B	1162 D	1187 B
1113 D	1138 C	1163 A	1188 B
1114 B	1139 D	1164 C	1189 B
1115 C	1140 A	1165 B	1190 C
1116 B	1141 A	1166 B	1191 C
1117 D	1142 A	1167 B	1192 A
1118 B	1143 D	1168 C	1193 C
1119 A	1144 B	1169 B	1194 D
1120 A	1145 C	1170 A	1195 B
1121 C	1146 A	1171 B	1196 D
1122 C	1147 D	1172 D	1197 A
1123 B	1148 C	1173 D	1198 A
1124 A	1149 D	1174 C	1199 A
1125 D	1150 A	1175 A	1200 B

FALLOS:

1101. Se suele utilizar para la determinación de acúmulos de cobre:

a. Von Kossa y Rojo de alizarina
b. Tinción de Van Gienson
c. Rodanina y Ácido rubeánico
d. Reacción Peris

1102. Para la realización de cortes ultrafinas el método de inclusión se realizará en:

a. Metacrilato
b. Liofilización
c. Criostato
d. Celoidina

1103. Los controles para la identificación de glucógeno están basado en el principio de:

a. reacción de Malagan
b. digestión por ptialina
c. trituración de la muestra
d. digestión ácida

1104. En microscopía electrónica el fijador ideal es:

a. Metacrilato
b. Epoxirresina
c. Glutaraldeido
d. B-5

1105. NO es una ventaja de la formalina ácido-nítrica:

a. Rapidez en la descalcificación
b. Provoca pocas alteraciones tisulares
c. Es la solución descalcificante más utilizada
d. La tinción nuclear está dificultada

1106. La técnica de plata de metenamina se usa sobre todo para:

a. visualizar miocardiocitos
b. visualizar glándulas salivares
c. visualizar membranas basales renales
d. visualizar zonas calcificadas

1107. En los estudios cromosómicos, para el bandeo G se realiza una tinción con:

a. Giemsa
b. HE
c. Método Grimelius
d. Tioflavina

1108. Sobre la Gardnerella vaginalis, es FALSO:

a. aparece en el frotis del 60% de las mujeres en edad fértil
b. es un bacilo corto basófilo
c. se disponen rodeando a las células escamosas
d. se puede asociar a Trichomonas

1109. La coloración de Weigert para fibrina tiñe además:

a. Hbs Ag
b. Complemento
c. Bacterias Gram +
d. Depósitos inmunes

1110. La presencia de Actinomyces en un frotis cérvicovaginal se puede asociar a:

a. La presencia de DIU
b. la presencia de un cuerpo extraño
c. la presencia de cualquier dispositivo intrauterino
d. Las tres

1111. La coloración de rutina más frecuentemente empleada en material citopatológico es:

a. gram
b. Papanicolaou
c. PAS-diastasa
d. Ziehl- Nielsen

1112. NO es colorante citoplasmática:

a. eosina
b. floxina
c. rojo nuclear
d. cromótropo 2R

1113. En un microscopio óptico, la lente situada mas cerca del ojo del observador se denomina:

a. Condensador
b. Objetivo
c. Lente del diafragma
d. Ocular

1114. El riñón de un adulto normal pesa como promedio:

a. 250 gr
b. 150 gr
c. 350 gr
d. 500 gr

1115. No es una complicación dela PAAF:

a. diseminación del tumor al pinchar
b. hematomas
c. quilotórax
d. desmayo

1116. En la técnica de PCR utilizamos:

a. dos cebadores de cadena doble
b. dos cebadores de hebra sencilla complementarios de secuencias de DNA diana
c. dos cebadores de cadena sencilla idénticos a la secuencia de DNA diana
d. un cebador de hebra doble

1117. El hemangioma cavernoso es un tumor de los vasos sanguíneos que se incluye entre los:

a. Benignos
b. Malignos
c. Hemangiomas localizados
d. Son ciertas A y C

1118. Las infecciones en el aparato genital femenino se pueden producir por bacterias, hongos, parásitos, clamydias y virus. Cuál de éstas es bacteriana:

a. Trichomonas vaginalis
b. Gardnerella vaginalis
c. Cándida albicans
d. Herpes genital

1119. Dentro de los antígenos específicos tenemos el HMB-45, en que tumores es siempre positivo:

a. Melanoma
b. Carcinoma de vejiga
c. Carcinoma de mama
d. Carcinoma de pulmón

1120. En la necropsia medico-legal:

a. Se estudia el cuerpo del cadáver y lo que le rodea
b. Se realiza en las muertes con interés médico
c. Su trascendencia es científica
d. Se estudia el cuerpo del cadáver

1121. El seminoma es un tumor de células germinales que se desarrolla en:

a. Ovario
b. Útero
c. Testículo
d. Vejiga

1122. Pueden ser únicos o múltiples y con adherencias a la superficie. Contienen un líquido espeso color chocolate. De qué tumor de ovario se trata:

a. Cistoadenoma mucinoso
b. Cistoadenoma seroso
c. Endometrioma
d. Teratoma

1123. Qué es la 'quimiotaxis':

a. Opsonización de microorganismos
b. Atracción de los fagocitos a los lugares de infección
c. Aumento del flujo sanguíneo y de la permeabilidad capilar
d. Lesión de la membrana plasmática

1124. La fórmula: moles de soluto / litros de disolución corresponde a:

a. Molaridad (M)
b. Molalidad (m)
c. Normalidad (N)
d. Todas son ciertas

1125. Los procesos sistémicos pueden comprometer el corazón a través de una o varias vias patógenas. El hiper e hipotiroidismo, acromegalia y feocromocitoma pueden afectar el miocardio y el pericardio, en qué vía patógena incluiremos este grupo:

a. Alteraciones enzimáticas
b. Mecanismo de depósito
c. Alteraciones nutricionales
d. Alteraciones hormonales

1126. Las muestras recogidas en una autopsia deben ser fijadas en:

a. Formol tamponado al 40%
b. Formol tamponado al 10%
c. Formol al 20%
d. Formol al 40%

1127. La transición entre el cartílago epifisario y el nuevo hueso ocurre en seis estadios. Cuando los condrocitos llegan a ser muy grandes y valvolados y la matriz se calcifica, se denomina:

a. Zona de degeneración del cartílago
b. Zona de maduración
c. Zona de proliferación
d. Zona de hipertrofia y calcificación

1128. Durante la realización de una autopsia estamos expuestos a diversos peligros. De los citados a continuación cuál es el que produce toxicidad por inhalación, ingestión y contacto con la piel:

a. Caídas
b. Exposición a agentes químicos
c. Exposición a agentes biológicos
d. Exposición a radiaciones ionizantes

1129. Una de las ventajas del microscopio electrónico de barrido, sobre el de transmisión, es que sus imágenes son:

a. Cuatridimensionales
b. Tridimensionales
c. Monodimensionales
d. Bidimensionales

1130. En un microscopio, dispositivo colocado sobre la platina, que permite deslizar la preparación con movimiento octogonal de adelante hacia atrás y de derecha a izquierda:

a. Columna
b. Tornillo macrométrico
c. Tornillo micrométrico
d. Carro

1131. Ordenar de fuera adentro las capas de la pared del útero:

a. Endometrio, miometrio, serosa o perimetro
b. Miometrio, endometrio, serosa o perimetro
c. Serosa o perimetro, miometrio, endometrio
d. Serosa o perimetro, endometrio, miometrio

1132. De los cromógenos citados a continuación, referencia r45, el más carcinogénico es:

a. Tetrametilbencidina
b. Pirocatecol
c. DAB
d. Fast-Red TR

1133. El tumor 'feocromocitoma' se desarrolla preferentemente en:

a. Suprarrenales
b. Estómago
c. útero
d. Próstata

1134. □La corteza cerebral tiene varios tipos de neuronas; las pequeñas y fusiformes que se orientan paralelas a la superficie son el tipo celular menos común y se encuentran sólo en las capas más superficiales, donde sus axones pasan lateralmente para hacer sinapsis con las dendritas de las células piramidales:

a. Células piramidales
b. Células estrelladas
c. Células de Martinotti
d. Células horizontales de Cajal

1135. El microscopio óptico compuesto tiene un sistema óptico y un sistema mecánico. Cuál pertenece al sistema óptico:

a. Soporte
b. Condensador
c. Cabezal
d. Tornillo de enfoque

1136. La alfa fetoproteína en qué tumor NO es positiva:

a. Hepatoblastoma
b. Seminoma
c. Tumores de seno endodérmico
d. Carcinoma embrionario

1137. Proteasa característica del páncreas, cuyo ph óptimo de actuación es 7-8, actúa sobre todas las proteínas y su efecto hidrolítico mejora si se encuentran previamente desnaturalizadas:

a. Pepsina
b. Tripsina
c. Pronasa
d. Ninguna de las anteriores

1138. La autopsia más indicada que incluye el estudio post-mortem de la cavidad torácica y abdominal, para traumatismos torácicos o abdominales cerrados con rotura de órganos, se denomina:

a. Necrotac o tomografía computerizada post-mortem (TAC-PM)
b. Necrorresonancia o resonancia magnética post-mortem (RM-PM)
c. Necroendoscopia o autopsia endoscópica
d. Ecopsia o autopsia ecográfica

1139. Es una enfermedad asociada a timomas:

a. Artritis reumatoide
b. Miocarditis
c. Hipogammaglobulinemia
d. Las tres

1140. El material que habitualmente encontramos en el tiroides está compuesto por una gran variedad de células. La definición : "células de citoplasma amplio, espumoso, que a menudo contienen material fagocitado, especialmente hemosiderina", corresponde a:

a. Macrófagos
b. Oncocitos
c. Células foliculares
d. Coloide o material amorfo

1141. Trasudado de plasma a través de la membrana sinovial, al que se añade ácido hialurónico sintetizado localmente, que le da la viscosidad:

a. Líquido sinovial
b. Meniscos
c. Ligamentos
d. Ninguna de las anteriores

1142. La secuencia de las bases de cada filamento de la molécula de ADN constituye el código genético de cada individuo. En las células humanas los miembros de cada par de cromosomas tienen la misma longitud de ADN y codifica las mismas proteínas. Cuántos cromosomas hay en las células humanas:

a. 46   b. 36   c. 47   d. 45

1143. En el cáncer de próstata hay 4 factores que influyen en su desarrollo. De los citados a continuación cuál pertenece a los hormonales:

a. Dependencia de las hormonas andrógenas de la mayoría de los cánceres de próstata
b. El cáncer de próstata no aparece en los eunucos
c. Puede ser inducido en ratas mediante la administración crónica de estrógenos y andrógenos
d. Todas son ciertas

1144. En la clasificación de las enzimas, las deshidrogenasas pertenecen al grupo de:

a. Hidrolasas
b. Oxidorreductasas
c. Transferasas
d. Liasas

1145. Cuál es el colorante nuclear por excelencia en anatomía patológica:

a. Carmín
b. Safranina
c. Hematoxilina
d. Rojo nuclear

1146. En la toma de una citología vaginal el material se extiende en un portaobjetos cuál es el orden más generalizado o lógico:

a. Fondo de saco vaginal, exocérvix y endocérvix
b. Exocérvix, fondo de saco vaginal y endocérvix
c. Fondo de saco vaginal, endocérvix y exocérvix
d. Endocérvix, fondo de saco vaginal y exocérvix

1147. En una PAAF de mama podemos ver diferentes componentes. La definición: " de pequeños núcleos y un citoplasma amplio claro, vacío o con grandes vacuolas" pertenece a células:

a. Mucosecretoras
b. Espumosas
c. Apocrinas
d. Adiposas

1148. El queloide es una lesión firme de color rojo oscuro, superficie lisa y que persiste en el tiempo, a qué tipo de tumor pertenece:

a. Tumores de los vasos sanguíneos
b. Tumores del tejido adiposo
c. Tumores del tejido fibroso
d. Tumores con diferenciación ecrina

1149. Coloración que proporciona una visión de conjunto del tejido coloreado de forma que es posible separar todos sus componentes arquitecturales:

a. Coloración histoquímica
b. Coloración estructural
c. Coloración directa
d. Coloración topográfica

1150. NO es un principio general de la fijación:

a. Existe un método universal de fijación
b. Un defecto de fijación jamás puede ser corregido
c. Es inútil realizar un estudio histológico sobre un material con graves defectos de fijación
d. No todos los fijadores conservan indefinidamente el tejido

1151. El formulario de estudio macroscópico es una hoja de instrucciones para el procesamiento histológico; en ella se harán constar como mínimo:

a. Número de la biopsia
b. Fecha del estudio
c. Identificación del prosector que realizó el tallado
d. Las tres

1152. Las alteraciones de las células epiteliales pueden ser de células escamosas o de células glandulares. De las citadas a continuación cuál NO pertenece a las escamosas:

a. Carcinoma epidermoide
b. Adenocarcinoma endometrial
c. Lesión escamosa intraepitelial de alto grado (HSIL)
d. Lesión escamosa intraepitelial de bajo grado (LSIL)

1153. Cuando vemos en la etiqueta de un producto de laboratorio "dos probetas inclinadas de las que caen dos gotas que dañan la piel y un material inerte" se trata de una sustancia:

a. tóxica
b. irritante
c. comburente
d. corrosiva

1154. En una citología en los diagnósticos descriptivos nos encontramos 2 divisiones, cambios celulares benignos y cambios reactivos. De los citados a continuación cuál pertenece a cambios reactivos:

a. Microorganismos compatibles con cándidas
b. Cambios celulares asociados con virus herpes
c. Cambios por dispositivos intrauterinos
d. Predominio de cocobacilos compatibles con cambios en la flora vaginal

1155. Qué tipo de guantes y en qué orden se utilizan en las autopsias de alto riesgo:

a. Guantes de látex o nitrilo, guantes de seguridad para cortes y pinchazos o de cota de malla y guantes de látex/nitrilo para riesgo biológico
b. Guantes de algodón, guantes de látex/nitrilo y guantes para riesgo biológico
c. Guantes de cota de malla, guantes de látex/nitrilo para riesgo biológico y guantes de algodón
d. Guantes de algodón, guantes de látex/nitrilo para riesgo biológico y guantes de cota de malla

1156. Es una proteína de la secreción láctea humana que se observa tanto en el tejido mamario normal como en los procesos benignos y malignos (ductales y lobulillares). Tiene importancia en el diagnóstico de carcinoma metastásico axilar en ausencia de clínica tumoral en mama:

a. HMB–45
b. CA 125
c. Alfa-lactoalbúmina
d. B 72-3

1157. Cuando teñimos bacilos de la tuberculosis con auramina- rodamina colorean con fluorescencia:

a. Verde
b. Verde amarillenta
c. Rojo dorada
d. Amarilla

1158. NO se debe de hacer con un desinfectante:

a. Eliminar la suciedad, si es posible, antes de utilizar el desinfectante
b. Desechar la solución al finalizar el trabajo
c. Utilizar recipientes limpios y secos para preparar las soluciones
d. Utilizar un desinfectante como un esterilizante

1159. Se han descrito diferentes técnicas de autopsias, Rokitansky, mata, marco, Virchow, etc., pero en España en las autopsias medico-legales el más utilizado es:

a. Morgagni
b. Mata
c. Virchow
d. Marco

1160. La esplenomegalia es un agrandamiento patológico de:

a. Hígado
b. Bazo
c. Riñón
d. Corazón

1161. En la técnica de PAS, el material PAS positivo se colorea en:

a. Azul-negruzco
b. Verde
c. Rojo oscuro a magenta
d. Amarillo

1162. Regula el procedimiento para que quede constancia del acceso a la historia clínica y de su uso:

a. La Dirección del Centro
b. El Ministerio de Sanidad y Consumo
c. Los servicios de atención al paciente y al usuario
d. Las Comunidades Autónomas

1163. En citología de rutina se utilizan coloraciones de carácter policromático; en las estructuras a teñir el más utilizado es:

a. Papanicolaou
b. Tricrómico de Masson
c. Tricrómico de Mallory
d. Ninguna es cierta

1164. Fijador que se presenta en forma de cristales amarillentos muy solubles en agua y que se descomponen con la luz. Su empleo está actualmente restringido a las técnicas de microscopía electrónica. Se utiliza en disolución acuosa al 2-3%:

a. Alcohol etílico
b. Alcohol-acetona
c. Acetato de uranilo
d. Dicromato potásico

1165. Colorantes que son producto de la unión de un cromógeno de baja intensidad débilmente básico con grupos auxocromos ácidos que confieren dicho carácter al colorante, que tiñen estructuras básicas contenidas en los citoplasmas celulares. Son colorantes:

a. básicos
b. ácidos
c. neutros
d. indiferentes

1166. La mezcla de polisacáridos y ácidos grasos complejos que se encuentran normalmente en forma de cerebrósidos y gangliósidos suelen ser Pas+ y se tiñen selectivamente con ciertas coloraciones para grasas. Se trata de:

a. Mucoproteínas
b. Mucolípidos
c. Mucopolisacáridos neutros
d. Mucopolisacáridos ácidos

1167. De los siguientes tumores que afectan al corazón y al pericardio cuál es benigno:

a. Angiosarcoma
b. Mixoma
c. Teratoma maligno
d. Mesotelioma

1168. El RD 664/1997, sobre protección de los trabajadores contra los riesgos relacionados con la exposición a agentes biológicos, los clasifica en 4 grupos. Pertenecen al grupo 3 aquellos que:

a. Provocan una enfermedad grave y constituyen un serio peligro para los trabajadores
b. Pueden causar una enfermedad y constituir un peligro para los trabajadores
c. Pueden provocar una enfermedad grave y constituir un serio peligro para los trabajadores
d. Es poco probable que causen enfermedad

1169. En la circulación se encuentran normalmente cinco tipos de leucocitos, que se dividen en dos grandes grupos. De los citados a continuación cuál de ellos pertenece a leucocitos mononucleares:

a. Neutrófilos
b. Monocitos
c. Basófilos
d. Eosinófilos

1170. En el ojo la capa interna es la 'capa...

a. retiniana
b. esclero-corneal
c. corneal
d. uveal

1171. El papiloma de mama es tumor:

a. Mixto de malignidad incierta
b. Epitelial benigno
c. Epitelial maligno
d. Ninguno de los anteriores

1172. Secuencia lógica en la prosección:

a. Examen externo del cadáver, autopsia craneal, extracción de la parrilla costal
b. Extracción de la parrilla costal, incisión de la piel y el tejido subcutáneo, examen externo del cadáver
c. Extracción de órganos del tronco y abdomen, extracción de la parrilla costal, examen externo del cadáver
d. Examen externo del cadáver, incisión de la piel y el tejido subcutáneo, extracción de la parrilla costal

1173. En las glándulas salivales es importante conocer las diferentes células que forman el tejido. La definición: "células de núcleo redondo u ovoides, cromatina densa, citoplasma basófilo, que pueden verse sueltas o, más a menudo, agrupadas en acinos", corresponde a:

a. Células oncocíticas
b. Células mioepiteliales
c. Células ductales
d. Células acinares

1174. La mama constituye un órgano glandular que contiene lóbulos rodeados de tejido conectivo adiposo, el número de lóbulos está entre:

a. 40-50
b. 1-4
c. 15-20
d. 100-150

1175. La hiperplasia linfoide atípica se enmarca dentro de las linfadenopatías de patrón:

a. Mixto
b. Difuso
c. Folicular
d. Sinusal

1176. Tumor de tiroides que comienza en un lóbulo y se extiende al resto del tiroides y tejidos extratiroideos, de color blanco rosado, aspecto carnoso y consistencia semifirme:

a. Carcinoma de células claras
b. Carcinoma mucoso
c. Carcinoma medular
d. Carcinoma de células de Hürthle

1177. Cuando evaluamos una preparación citológica hay modificaciones que nos llevan a criterios de malignidad, cuál afecta al núcleo:

a. Polimorfismo celular
b. Vacuolización
c. Anisonucleosis
d. Bordes poco netos

1178. Tubo de músculo liso, revestido por un epitelio plano pseudoestratificado; la principal función es la acumulación, almacenamiento y maduración de los espermatozoides; durante este tiempo el espermatozoide desarrolla su motilidad:

a. Epidídimo   b. Conducto deferente
c. Rete testis   d. Conductillos eferentes

1179. Cuando a causa de un accidente en el laboratorio por manejo de aparatos la consecuencia es una herida incisa, el riesgo viene determinado por:

a. Riesgo eléctrico
b. Frío
c. Riesgo mecánico
d. Explosión

1180. En que siglo se empezó a utilizar el microtomo tipo Minot:

a. XX   b. XIX   c. XXI   d. XVIII

1181. Para detectar melanina:

a. Técnica de argentafinidad de Masson-Fontana
b. Métodos que emplean fluorescencia
c. Técnica de decoloración de la melanina
d. Todas son ciertas

1182. En la próstata cuando definimos una zona como: "se extiende posterolateralmente y forma la cápsula", nos referimos a:

a. Estroma fibromuscular
b. Zona transicional
c. Zona central
d. Zona periférica o marginal

1183. Cuando evisceramos la cavidad abdominal qué órganos están incluídos dentro del compartimento supracólico:

a. Estómago, intestino delgado, intestino grueso y bazo
b. Estómago, duodeno, hígado, páncreas y bazo
c. Aparato genitourinario con el recto
d. Cápsulas suprarrenales y la aorta abdominal

1184. El sarcoma de Kaposi es un tumor maligno del grupo de tumores:

a. de tejido adiposo
b. de músculo liso
c. de vasos sanguíneos
d. linfoides

1185. En el microscopio electrónico de transmisión el filamento metálico para conseguir un haz de electrones es de:

a. Tungsteno   b. Litio
c. Acero   d. Plata

1186. Cuando se observan células metaplásicas junto a abundantes histiocitos espumosos, que son especialmente numerosos y en el fondo aparecen polimorfonucleares degenerados, moco de aspecto fibrilar y ocasionalmente fibras colágenas, a qué lesión inflamatoria de pulmón nos referimos:

a. Abscesos pulmonares
b. Neumonías organizadas
c. Tuberculosis
d. Neumoconiosis

1187. Fenómeno por el que, debido a la constitución particular de una estructura, ésta se tiñe en una tonalidad distinta a la del colorante utilizado, que se observa solo con colorantes químicamente puros y es debido a cambios intramoleculares:

a. Alocromasía
b. Metacromasía
c. Argentafinidad
d. Argirofilia

1188. A qué microtomo pertenecen estas características: "sistema de iluminación con luz incidente, avance térmico apto para cuchillas de vidrio o diamante":

a. Microtomo Minot
b. Ultramicrotomo
c. Criotomo
d. Microtomo Tetränder

1189. Fórmula del ácido acético:

a. CH3COONa
b. CH3COOH
c. HCOOH
d. NO3H

1190. Porcentaje de células profundas, intermedias y superficiales en éste orden. Qué índice de evaluación hormonal es:

a. Índice de plegadura
b. Índice de cariopignosis
c. Índice de maduración
d. Índice de eosinofilia

1191. El método de impregnación argéntica de Vonkossa se utiliza para la determinación de:

a. Hierro
b. Cobre
c. Calcio
d. Mucina

1192. Cuando tomamos muestras en una autopsia de cabeza, cuerpo, cola a qué órgano nos referimos:

a. Páncreas
b. Estómago
c. Testículo
d. Duodeno

1193. Cuando en la etiqueta de un producto de laboratorio vemos, además del pictograma, la indicación s24/25, sabemos que hace referencia a una indicación de:

a. de seguridad
b. de riesgo combinada
c. de seguridad combinada
d. de riesgo

1194. En una sala de autopsias a qué llamamos instrumentos de presa:

a. Pinzas de disección con y sin dientes de ratón
b. Pinzas de hemostasia tipo Kocher con y sin dientes de ratón
c. Clamps
d. Todas son ciertas

1195. Símbolo químico del tungsteno:

a. Th   b. W   c. Tl   d. Tu

1196. El estudio de los tejidos enfermos que constituye el objeto de la histopatología, se realiza a partir de material anatomopatológico procedente de:

a. Biopsias y necropsias
b. Extensiones citológicas
c. Patología experimental
d. Las tres

1197. El 'Encondroma' es un tumor benigno formador de:

a. cartílago
b. cartílago
c. hueso
d. hueso

1198. Cuando realizamos un tricrómico de Masson, los citoplasmas, queratina, fibras musculares y eritrocitos se tiñen en:

a. Rojo
b. Azul
c. Verde
d. Negro

1199. Muestra que se recibe en el laboratorio viene remitida en fresco, cubierta con una gasa empapada en suero fisiológico, para ser cortada en el laboratorio inmediatamente, es una muestra para estudio...

a. intraoperatorio
b. ultraestructural
c. óptico
d. inmunohistoquímico

1200. El sarcoma de Ewing óseo es un tumor:

a. vascular
b. medular
c. formador de cartílago
d. formador de hueso

1201 D	1226 A	1251 C	1276 C
1202 A	1227 B	1252 B	1277 D
1203 D	1228 B	1253 D	1278 C
1204 A	1229 B	1254 A	1279 D
1205 B	1230 B	1255 C	1280 A
1206 B	1231 A	1256 D	1281 D
1207 B	1232 B	1257 C	1282 D
1208 C	1233 D	1258 B	1283 C
1209 D	1234 D	1259 A	1284 D
1210 D	1235 A	1260 C	1285 B
1211 B	1236 D	1261 C	1286 C
1212 A	1237 A	1262 D	1287 A
1213 D	1238 C	1263 A	1288 A
1214 C	1239 C	1264 D	1289 B
1215 A	1240 A	1265 A	1290 D
1216 D	1241 B	1266 B	1291 B
1217 A	1242 A	1267 B	1292 B
1218 C	1243 A	1268 B	1293 A
1219 D	1244 D	1269 D	1294 D
1220 B	1245 D	1270 D	1295 B
1221 C	1246 B	1271 B	1296 B
1222 A	1247 C	1272 D	1297 D
1223 A	1248 B	1273 C	1298 A
1224 D	1249 C	1274 B	1299 C
1225 B	1250 B	1275 A	1300 D

FALLOS:

1201. En una autopsia para qué solemos utilizar el escoplo en "T":

a. Para separar la parrilla costal
b. Para cortar huesos largos
c. Para cortar huesos cortos
d. Para desprender la bóveda del cráneo

1202. Falta de pezón en las mamas:

a. Atelia
b. Politelia
c. Amastia
d. Ginecomastia

1203. Sustancias que pueden actuar tanto como ácido o como base:

a. Anfolitos
b. Anfóteros
c. Anfipróticos
d. Todas son ciertas

1204. La técnica del azul de Perls, es la de mayor importancia para detectar hierro, ya que el hierro férrico es el más frecuente en los tejidos; después de realizada la técnica, qué color tiene el hierro férrico incluida la hemosiderina:

a. Azul
b. Rojo
c. Negro
d. Amarillo

1205. Pérdida lineal de sustancia de la epidermis y de la dermis, más o menos profundas, situada sobre un pliegue o un orificio natural:

a. Escamas
b. Fisura
c. Habón
d. Pápula

1206. Una de las partes de M.E. citadas a continuación se considera un instrumento anejo al microscopio:

a. Cámara fotográfica o de TV
b. Bombas de vacío
c. Pantalla de proyección
d. Lentes

1207. Neumocomiosis producidas por el polvo del carbón:

a. Silicosis
b. Antracosis
c. Asbestosis
d. Beriliosis

1208. En la epidermis la descamación de la superficie externa va de 25 a 50 días; es más rápido en áreas sometidas a fuertes fricciones. La definición: "formado por restos celulares aplanados, fusiformes, compuestos principalmente por una proteína fibrosa, la queratina", corresponde a:

a. El estrato granuloso o capa granulosa
b. El estrato germinativo o estrato basal
c. El estrato córneo o capa córnea
d. El estrato espinoso

1209. Los mejores cortes en microscopía electrónica son de color:

a. Amarillo
b. Púrpura
c. Azul
d. Gris

1210. Para qué solemos utilizar un enterotomo:

a. Para la apertura del corazón
b. Para la apertura del riñón
c. Para la apertura de venas
d. Para la apertura del intestino

1211. Las muestras desecadas para su observación con el microscopio electrónico de barrido se colocan en soportes de aluminio especialmente diseñados, utilizando como adherente sustancias conductoras. La más utilizada es:

a. Oro coloidal
b. Plata coloidal
c. Acero
d. Platino

1212. Cuál de los tumores citados a continuación es benigno epitelial:

a. Disqueratoma verrugoso
b. Carcinoma epidermoide
c. Epitelioma basocelular
d. Enfermedad de Paget extramamaria

1213. La cavidad interna de la trompa de falopio está recubierta de un epitelio denominado:

a. Extrasalpinx
b. Periextrasalpinx
c. Perisalpinx
d. Endosalpinx

1214. La recepción de una muestra de ganglios linfáticos entraña un riesgo para el personal de laboratorio de anatomía patológica encargado de su manejo, de carácter:

a. Toxicológico
b. Irradiación
c. Biológico
d. Químico

1215. El microscopio de interferencia y el microscopio de interferencia diferencial son dos modificaciones de qué tipo de microscopio:

a. Microscopio de contraste de fases
b. Microscopio de luz polarizada
c. Microscopio en campo oscuro
d. Microscopio de luz ultravioleta

1216. La mitosis es un proceso continuo que se divide en cuatro fases, cuando se produce la escisión del centrómero que une las cromátidas de cada cromosoma duplicado. Hacia el final de esta fase se forman 2 grupos de cromosomas idénticos en los polos opuestos de la célula. de qué fase estamos hablando:

a. Profase
b. Telofase
c. Metafase
d. Anafase

1217. El desarrollo del cordón umbilical comienza con la formación del celoma extraembrionario. Hacia el quinto mes de embarazo lo único que queda son:

a. Dos arterias umbilicales y una única vena umbilical
b. Una vena umbilical y una arteria umbilical
c. Dos venas umbilicales y dos arterias umbilicales
d. Una arteria umbilical y dos venas umbilicales

1218. Cuando realizamos una ecopsia por qué órgano debemos comenzar la toma de muestras para evitar el gas que se forma:

a. Bazo
b. Hígado
c. Páncreas
d. Pulmón

1219. El PH de los fijadores se corrige con soluciones de:

a. Acido pícrico y bicarbonato potásico
b. Acido sulfúrico e hidroquinona
c. Éter sulfúrico y glucosa
d. Hidróxido sódico y ácido clorhídrico

1220. Qué función tiene el metabisulfito sódico en la impregnación argéntica:

a. Virage
b. Blanqueante
c. Fijar
d. Oxidar

1221. En la autopsia clínica, qué se emplea para extirpar el sistema nervioso central:

a. Costótomo
b. Clamp…
c. Escoplo y martillo
d. Enterotomo

1222. Con qué técnica dan positivos los cuerpos ferruginosos:

a. Peris
b. PAS
c. Azul Alcián
d. Plata Metenamina

1223. Técnica que consiste en la disección de los órganos por separado, comenzando por la cavidad craneal y siguiendo por cuello, cavidad torácica y abdomen:

a. Técnica de Virchow
b. Técnica de Ghon
c. Técnica de Letulle
d. Técnica de Cajal

1224. Qué infección está asociada con el cáncer de cérvix uterino:

a. por gonococos
b. por Candida albicans
c. por virus de herpes simple tipo II
d. por virus del papiloma humano

1225. Atelia es:

a. Existencia de más de un pezón
b. Ausencia del pezón
c. Tejido mamario accesorio
d. Ausencia de una o ambas mamas

1226. Lesión de menos de 1 cm de diámetro no palpable que consiste en un cambio en la coloración normal de la piel:

a. Mácula
b. Pápula
c. Vesícula
d. Pústula

1227. Los carcinomas que metastatizan más frecuentemente en ganglios linfáticos retroperitoneales son:

a. Mama y sistema nervioso central
b. Testículo, próstata, páncreas, cerviz uterino, endometrio y riñón
c. Mama, tiroides y pulmón
d. Sistema nervioso central, intestino, mama y estómago

1228. Las islas de Langerhans se encuentran en el tejido:

a. Hepático
b. Pancreático
c. Renal
d. Mamario

1229. Un oncocito es una célula...

a. implicada en cualquier cáncer
b. con citoplasma eosinóñlo y núcleo redondo
c. con morfología plasmocitoide
d. es un tipo de linfocito

1230. Si en una autopsia extirpamos el globo ocular completo:

a. Lo cortamos en dos mitades y lo fijamos en formol
b. Lo fijamos antes de cortarlo
c. Lo cortamos en dos y lo fijamos en líquido de Bouin que fija y descalcifica
d. Ninguna de las tres

1231. Los espermatozoides alcanzan la maduración completa en:

a. Epidídimo
b. Células de Leydig
c. Vesículas seminales
d. Túbulos seminíferos

1232. En un hepatocarcinoma mal diferenciado, sólo hay un criterio específico del origen hepatocitario del tumor:

a. La endotelización periférica
b. El pigmento biliar intracitoplasmático
c. Los núcleos con macronucleolos
d. La presencia de mitosis atípicas

1233. Cuál de los siguientes colorantes no es nuclear:

a. Hematoxilina de Mayer
b. Hematoxilina férrica
c. Carmín
d. Eosina acuosa

1234. Fijador que NO actúa por formación de sales en los tejidos:

a. Acetato de uranilo
b. Ácido pícrico
c. Dicromato potásico
d. Ácido crómico

1235. Los tres tipos de células endometriales normales que se suelen encontrar en una citología vaginal son:

a. secretoras, ciliadas e intercaladas
b. secretoras, estromales y células binucleadas
c. cilíndricas, escamosas y células fusiformes
d. plasmáticas, histiocitos e histiocíticos dendríticos

1236. Antes de manipular un agente químico, hay que tener información sobre dicha sustancia. Indique cuál es el símbolo de una sustancia muy tóxica:

a. Cruz en aspa
b. Una gran llama
c. Cruz en aspa de grueso trazado
d. Una calavera en aspa

1237. Qué es una ginecomastia:

a. Un agrandamiento benigno, no tumoral, del tejido mamario de hombre. Puede ser unilateral o bilateral
b. Un tumor mal delimitado, localizado centralmente debajo del pezón y areola con frecuentes metástasis axilares
c. Un tumor benigno del tejido mamario de la mujer
d. Ninguna de las tres es correcta

1238. El epitelio cilíndrico seudoes-tratificado ciliado sólo aparece en:

a. Sistema nervioso central (SNC)
b. Aparato genital masculino
c. Vías respiratorias
d. Aparato genital femenino

1239. Enfermedad que produce una metaplasia glandular de tercio inferior del esófago:

a. Esofagitis aguda
b. Displasia esofágica
c. Esófago de Barret
d. Ninguna de las tres

1240. Cuáles de estas células son habituales en el esputo:

a. Células del epitelio escamoso de las vías aerodigestivas y macrófagos
b. Fibromioblastos
c. Linfoblastos
d. Células mesoteliales

1241. Durante la autopsia clínica, para qué se emplean las tijeras con una punta roma y otra aguzada:

a. Abrir el intestino, estómago y corazón
b. Abrir arterias coronarias y vías biliares
c. Cortar los nervios craneales
d. Separar la cápsula suprarrenal del riñón

1242. Cuál de las siguientes muestras tiene un mayor rendimiento para el diagnóstico de una infección por Pneumocystis jirovecii pulmonar:

a. Lavado broncoalveolar
b. Broncoaspirado
c. Cepillado bronquial
d. Ninguna de las anteriores

1243. En la técnica del Rojo Congo para detectar la sustancia amiloide, de qué color se ve, bajo un microscopio de luz polarizada:

a. Birrefringencia verde–manzana
b. Naranja rojizo
c. Azul
d. Birrefringencia naranja

1244. NO es un sistema de esterilización:

a. Autoclave
b. Horno Pasteur
c. Dispositivo de filtración
d. Incubador de CO2

1245. Cuál de estos microorganismos que producen afección pulmonar NO es un hongo:

a. Candida albicans (candidiasis)
b. Aspergillus fumigatus (aspergilosis)
c. Histoplasma capsulatum (histoplasmosis)
d. Strongyloides sstercolaris (strongyloidosis)

1246. Una mama que presenta la piel areolar y periareolar con grietas, ulceración, exudación y acompañada de una masa palpable en el seno. Puede tratarse de:

a. Ginecomastia
b. Enfermedad de Pager
c. Enfermedad fibroquística
d. Ninguna de las tres

1247. Cuál de estas lesiones tiroideas es de tipo tumor epitelial:

a. Tiroiditis aguda
b. Bocio multinodular
c. Carcinoma papilar
d. Linfoma

1248. Las células de Leydig se encuentran en:

a. Ovario
b. Estroma testicular
c. Epididimo
d. Acinos de la mama

1249. El cultivo de células se inicia en un frasco con medio de cultivo que se deja incubar en una estufa termorreguladora a:

a. 20ºC y enriquecida al 5% de CO2
b. 37ºC y enriquecida al 20% de CO2
c. 37ºC y enriquecida al 5% de CO2
d. 37ºC

1250. Las moléculas con actividad de anticuerpo reciben la designación genérica de:

a. Antigenos
b. Inmunoglobulinas
c. Haptenos
d. Determinantes antigénicos

1251. El método de orceína se utiliza para teñir:

a. Fibras colágenas
b. Sustancias amiloideas
c. Fibras elásticas
d. Fibras reticulares

1252. Qué son los cristales de Charcot-Leyden:

a. Son cristales fácilmente visibles en la asbestosis
b. Una forma de cristalización del material de granulación de los leucocitos polimorfonucleares eosinófilos
c. Cuerpos ferruginosos de coloración parda
d. Artefactos causados por la hematoxilina

1253. En microscopía electrónica, el primer paso del contraste de los cortes se realiza con:

a. Acetato de uranil-magnesio
b. Acetato de plomo
c. Citrato de plomo
d. Tetróxido de osmio

1254. Cuando tomamos muestras de cabeza, cuerpo y cola en una autopsia a qué órgano nos referimos:

a. Páncreas
b. Útero
c. Estómago
d. Duodeno

1255. El método de Grimelius para argirofilia utiliza como sustancia reductora del nitrato de plata:

a. Formol
b. Ácido oxálico
c. Hidroquinona
d. Cloruro de oro

1256. En la disección de los órganos, cómo se abre el corazón:

a. De aurícula derecha a aurícula izquierda
b. De aurícula izquierda a aurícula derecha
c. De ventrículo derecho a ventrículo izquierdo
d. Siguiendo el curso de la circulación sanguínea

1257. La disposición de las células 'en fila india', es típica en el tumor maligno de mama:

a. Carcinoma ductal infiltrante (CDI)
b. Carcinoma medular
c. Carcinoma lobuliliar invasor (CLI)
d. Carcinoma Coloide o Mucinoso

1258. Si durante la extirpación de órganos del tronco aparece un embolo en la arteria pulmonar, dónde se buscará su procedencia:

a. Cayado aórtico
b. Venas femorales e ilíacas
c. Vena porta
d. Vena cava superior

1259. En la evisceración abdominal, al separar ciego y colon ascendente del retroperitoneo, podemos lesionar los siguientes órganos, EXCEPTO:

a. Bazo
b. Riñón y glándula suprarrenal derecha
c. Vena cava
d. Uréter

1260. Cuál de los siguientes órganos está en la cavidad torácica:

a. Duodeno
b. Páncreas
c. Timo
d. Glándula suprarrenal

1261. Es característica la disposición de los núcleos, adquiriendo un aspecto en cristal esmerilado en la infección por:

a. Citomegalovirus
b. Virus del papiloma humano
c. Herpes genital
d. Sida

1262. Los cortes buenos en ultramicrotomía son de color:

a. Amarillo
b. Azul
c. Oro intenso
d. Plata o gris

1263. El ácido acético es un líquido usado en el laboratorio de anatomía patológica. Su fórmula es:

a. CH3-COOH
b. CH2–COOH2
c. CH3-CH2OH
d. CH3–CO-CH3

1264. Es criterio citológico específico de malignidad:

a. La multinucleación
b. La presencia de nucleolo
c. El aumento del tamaño celular
d. Ninguno de los anteriores

1265. Proceso por el que tras la muerte se produce la autodigestión enzimática celular, tras la salida del contenido lisosómico al citoplasma por rotura de la membrana delimitante de estos orgánulos:

a. Autolisis
b. Putrefacción
c. Litiasis
d. Autoputrefacción

1266. La glándula salival de mayor tamaño situada debajo del lóbulo dela oreja es la:

a. Submaxilar
b. Parótida
c. Sublingual
d. Ninguna de las tres

1267. Cuando tomamos muestra de cardias, cuerpo y píloro en una autopsia, a qué órgano nos referimos:

a. Intestino grueso
b. Estómago
c. Páncreas
d. Intestino delgado

1268. Respecto al retinoblastoma ocular:

a. Suele localizarse en la capa coroides
b. Posee rosetas
c. Existen las variedades fusocelular A y B
d. Las células son pigmentadas

1269. Son células de carcinoma epidermoide queratinizante o bien diferenciado, todas EXCEPTO:

a. Célula renacuajo
b. Célula en fibra
c. Perlas córneas–células aisladas
d. Células discariósicas parabasales

1270. De los instrumentos que deben estar dispuestos en la mesa de autopsias, para qué se emplea el bisturí:

a. Abrir el cráneo
b. Extraer las arterias del cuello
c. Extirpación de cuerpos vertebrales
d. Abrir la articulación esternoclavicular y extirpar la hipófisis

1271. Qué otro nombre recibe el microscopio de luz de incidencia:

a. de luz de transmisión
b. de epifluorescencia
c. de fluorescencia
d. Ninguno de los tres

1272. Las células naviculares son típicas de:

a. La infancia
b. La pubertad
c. La menopausia
d. El embarazo

1273. La picro-fucsina de Van Gieson es una coloración tricrómica compuesta de una coloración nuclear, una citoplasmática y una para las fibras de colágeno, qué colorante se utiliza para el colágeno:

a. Hematoxilina férrica
b. Ácido pícrico
c. Fucsina ácida
d. Naranja G

1274. Los cepillados orofaringoesofágicos y bronquial se fijan en:

a. Citospray
b. Etanol al 96%
c. Carbowax
d. Acetona

1275. La técnica de Grimelius es una técnica de un tiempo, porque reduce el nitrato de plata mediante:

a. la hidroquinona
b. formol
c. el acetato de sodio
d. tampón acetato

1276. Para que se utilizan los baños sucesivos de alcohol en concentraciones crecientes:

a. Hidratación
b. Descalcificación
c. Deshidratación
d. Aclarante

1277. Uno de los inconvenientes del Formol-formaldehido es:

a. Provoca escasa retracción tisular
b. Su velocidad de penetración es de 1mm/h
c. Se utiliza para el tejido nervioso
d. Los vapores son irritantes

1278. Desde el punto de vista citológico la hiperqueratosis se manifiesta por la presencia de:

a. Varias capas de células escamosas de pequeño tamaño, queratinizada y con núcleos
b. La aparición de una o más capas de células indiferenciadas por debajo del epitelio Cilíndrico
c. Células superficiales sin núcleo de citoplasma eosinófilos
d. Grupos celulares con bordes citoplasmáticos mal definido y núcleos voluminosos

1279. Función de los ribosomas:

a. Producción de ATP
b. Metabolizar carbohidratos
c. Transporte de sustancias
d. Sintetizar proteínas

1280. Técnica usada para detectar los lípidos:

a. Método del Sudan IV
b. Método del Carmín de Best
c. Mucicarmín de Mayer
d. Coloración de Weigert

1281. Para obtener cortes finos y uniformes, es necesario que las muestras adquieran una consistencia y homogeneidad determinada. Esta consistencia y homogeneidad se consigue con:

a. La descalcificación
b. El aclarado
c. La deshidratación
d. La inclusión

1282. Grosor máximo que puede tener un corte en parafina, en micras:

a. 4
b. 8
c. 10
d. 20

1283. Método de tinción que se emplea para la identificación de hongos:

a. Gram
b. Masson-Fontana
c. Grocott
d. P.A.S

1284. Cuál de estos microorganismos NO corresponde con la morfología de los hongos:

a. Filamentosos (hifas)
b. Esporulados
c. Filamentosos con esporas
d. Parásitos

1285. NO es una norma básica de seguridad:

a. Lavar las manos siempre que sea necesario
b. Pipetear directamente con la boca
c. Utilizar guantes y mascarillas de protección siempre que éste indicado
d. Utilizar ropa apropiada y de uso exclusivo para el laboratorio

1286. Con respecto a la confidencialidad de la información, están sometidas al secreto profesional:

a. El personal facultativo
b. El personal facultativo y el personal diplomado en enfermería
c. Todas aquellas personas que por razón de su profesión, acceden a determinada información
d. El personal facultativo, los diplomados de enfermería y el personal de admisión

1287. El tipo de muestra obtenidas mediante exfoliación forzada se realiza:

a. Frotando o raspado con diversos instrumentos
b. Aprovechando los líquidos que los transporta
c. Mediante instrumentos de extracción o punción
d. Mediante impronta

1288. NO se utiliza como cromógeno en inmunohistoquímica:

a. Agua amoniacal
b. Diaminabencidina
c. Fas-Red
d. Aminoetil-carbonzol

1289. Cuál de estos pigmentos NO procede de la destrucción fisiológica de la molécula de hemoglobina:

a. La hemosiderina
b. Melanina
c. Bilirrubina
d. Hemofucsina

1290. Enfermedad profesional es:

a. La contraída en el centro de trabajo
b. La que contrae el trabajador
c. La que sufre el trabajador al ir o volver del lugar de trabajo
d. La contraída como consecuencia del trabajo ejecutado por cuenta ajena

1291. Microorganismos presentes en las muestras cervicovaginales relacionadas con la utilización del D.I.U.:

a. Gardnerella vaginales
b. Actinomyces
c. Leptothrix
d. Cándida albicans

1292. En el líquido de Bouin, el lavado de la muestra que se realiza para eliminar los efectos nocivos, se debe de hacer con:

a. Cloroformo
b. Alcohol de 70º
c. Acetona
d. Alcohol absoluto

1293. Una sonda es:

a. Un fragmento de ADN ó ARN que posee una secuencia conocida de nucleótidos complementario a un gen viral o celular
b. Un fragmento de ADN ó ARN que posee unos nucleótidos desconocidos de gen viral o celular
c. Un fragmento de ADN ó ARN que posee unos nucleótidos de un gen celular o viral no complementario
d. Un fragmento complementario de un gen celular y viral desconocido y secuenciados

1294. La Citopatología es la parte de la Anatomía Patológica que estudia:

a. los líquidos orgánicos
b. la morfología de la célula
c. los PAAF
d. las alteraciones morfológicas de las células desprendidas libremente de los epitelios o extraídas de algunas partes del cuerpo

1295. Como se denomina la extracción de una pequeña porción de tejido para su examen microscópico:

a. Impronta
b. Biopsia
c. PAAF
d. Preparación histológica

1296. Incremento del tamaño celular a causa de un aumento de las síntesis de elementos estructurales, en respuesta a una mayor demanda funcional:

a. Hiperplasia
b. Hipertrofia
c. Metaplasia
d. Hipofunción celular

1297. Cuál de estas técnicas NO se emplea para determinar mucopolisacáridos ácidos:

a. Técnica de hidrato de hierro coloidal de Hale
b. Técnica de azul alcián
c. Técnica de reacción metacrómica
d. Técnica de Golgi

1298. El diagnóstico de positividad en derrames, excepto en cáncer de mamas y linfomas, significa:

a. Sentencia de muerte
b. Diagnóstico reactivo
c. Diagnósticos benignos
d. Diagnósticos inflamatorios

1299. La PTAH es una tinción introducida en el año 1900 para colorear selectivamente:

a. Los núcleos
b. Los eritrocitos
c. Las fibras y fibrina
d. Los citoplasmas y el tejido conjuntivo

1300. Fases de cada ciclo de la reacción en cadena de la polimerasa:

a. Hibridación, Extensión y Desnaturalización
b. Extensión, Desnaturalización e Hibridación
c. Termociclador, Hibridación y extensión
d. Desnaturalización, Hibridación y extensión

1301 A	1326 B	1351 B	1376 C
1302 B	1327 C	1352 A	1377 D
1303 B	1328 A	1353 B	1378 C
1304 C	1329 A	1354 C	1379 C
1305 A	1330 D	1355 A	1380 C
1306 B	1331 D	1356 C	1381 A
1307 D	1332 C	1357 C	1382 D
1308 A	1333 C	1358 D	1383 B
1309 A	1334 D	1359 B	1384 B
1310 D	1335 C	1360 C	1385 C
1311 B	1336 B	1361 C	1386 A
1312 A	1337 B	1362 C	1387 D
1313 C	1338 A	1363 C	1388 C
1314 D	1339 D	1364 B	1389 C
1315 B	1340 A	1365 C	1390 B
1316 C	1341 A	1366 B	1391 D
1317 B	1342 B	1367 A	1392 C
1318 A	1343 C	1368 D	1393 B
1319 B	1344 C	1369 B	1394 D
1320 C	1345 A	1370 A	1395 C
1321 D	1346 A	1371 C	1396 A
1322 D	1347 A	1372 A	1397 C
1323 A	1348 C	1373 C	1398 C
1324 A	1349 C	1374 A	1399 B
1325 B	1350 B	1375 B	1400 B

FALLOS:

1301. Tiempo medio de descalcificación, en un bloque óseo de 5 mm. en la solución formalina-ácido nítrico:

a. 1 a 3 días
b. 2 a 7 días
c. 3 a 7 días
d. 4 a 7 días

1302. Técnica de elección para el estudio citológico de las enfermedades intersticiales pulmonares:

a. Aspirado bronquial
b. Lavado bronquial
c. Cepillado bronquial
d. Esputo broncoalveolar

1303. Microorganismos que con mayor frecuencia infectan el tracto vaginal:

a. Hongos
b. Bacterias
c. Virus
d. Parásitos

1304. Las características que definen como normal una muestra de orina obtenida por micción espontánea son las siguientes, EXCEPTO:

a. Polimorfismo celular
b. Grupos celulares ocasionales
c. Numerosas celularidades
d. Fondo limpio

1305. En los frotis citolíticos es característico encontrar:

a. Bacilos de Döderlein
b. Células superficiales
c. Células básales
d. Células trofoblasticas

1306. Qué muestras se remiten extendidas y fijadas:

a. Orina y esputo
b. Ginecológica y cepillado
c. B.A.S. y líquido aspirado
d. Derrame y líquido ascítico

1307. La coloración del May-Grümwald-Giemsa es usada para:

a. Extensiones ginecológicas
b. B.A.S
c. Orina
d. Citología por punción-aspiración

1308. Para la determinación del calcio debemos emplear el método:

a. Von Kossa
b. Tumbull
c. Holl
d. Ziehl-Nielsen

1309. Con respecto de la anidina-biotina, es falso que:

a. Son poco sensibles
b. Utilizan Ac marcados
c. La anidina es una proteína de la clara de huevo
d. La biotina es una vitamina

1310. Técnica de elección en el diagnóstico citológico de la patología digestiva:

a. Lavado a ciega
b. Abrasión
c. Aspiración
d. Cepillado con visión directa de la lesión

1311. Operación que tiene por objeto la extracción de la mayor parte de los principios solubles contenidos en las drogas animales o vegetales, se denomina:

a. Maceración
b. Lixiviación o precolación
c. Digestión
d. Infusión

1312. A veces, por accidente, se derrama alguna sustancia tóxica o irritante; en este caso existen unas instrucciones de carácter general:

a. Si se trata de disolventes orgánicos, apagar los mecheros si se tienen encendidos
b. Cerrar las ventanas para que si se producen gases, estos no se escapen
c. No absorber los líquidos con celulosa
d. Si se derrama un ácido o base fuerte, no debe neutralizarse antes de su recogida

1313. El método del tricrómico de Gomori tiñe las membranas basales y las fibras reticulares. a qué Ph lo hace:

a. Entre 5,5 y 6.5
b. Entre 3,0 y 4,0
c. Entre 2,5 y 2,7
d. Entre 4,0 y 5,0

1314. Como regla general para la preparación de las lacas de hematoxilina:

a. Los componentes de la fórmula hay que disolverlos en agua caliente
b. Los componentes de la fórmula una vez disueltos hay que filtrarlos
c. Los componentes se pueden añadir aleatoriamente
d. Los componentes hay que añadirlos en el orden establecido y estar disueltos antes de añadir el siguiente

1315. Soporte químico fundamental de la mayor parte de los colorantes naturales y de la totalidad de los artificiales:

a. Grupos cromóforos derivados del cromógeno

b. Anillos aromáticos derivados del benceno

c. Grupos auxocromos o potenciadores del color

d. Grupos derivados de la antraquinona

1316. Tipo de carcinoma de pulmón más frecuente:

a. Carcinoma indiferenciado de células pequeñas

b. Carcinoides

c. Carcinoma epidermoide

d. Adenocarcinoma

1317. Se denomina "avance del portabloques" en un micrótomo, tipo Minot, al:

a. Mecanismo en el que se apoya el material que se va a cortar

b. Mecanismo que proporciona cortes sucesivos de tejido a partir del bloque

c. Mecanismo que mediante una pinza permite variar el ángulo de la cuchilla

d. Mecanismo de avance térmico por dilatación de una varilla metálica

1318. La triple toma de Wied consiste en:

a. Depositar en un porta material del fondo del saco, el cérvix y el endocérvix

b. Recoger durante tres días consecutivos una toma de cérvix

c. Recoger en un porta material de la cara lateral de la vagina y del fondo del saco

d. Recoger en un porta material del fondo de la vagina

1319. Temperatura ideal de la parafina en el momento de realizar los cortes:

a. 0 a 4ºC

b. 5 a 10ºC

c. 3 a 7ºC

d. 2 a 4ºC

1320. Técnica directa de inmunofluorescencia que más frecuentemente se usa para el diagnóstico de la patología:

a. Cardiaca

b. Ósea

c. Renal

d. Hepática

1321. Cuál de estos territorios orgánicos no se estudian mediante citopatología exfoliativa:

a. Aparato genital femenino

b. Aparato digestivo

c. Próstata

d. Sistema óseo

1322. Para una buena inclusión de la biopsia en parafina es necesario:

a. Una buena hidratación y eliminación del alcohol en la pieza

b. Incrementar la temperatura de la parafina

c. El paso sucesivo de la muestra por alcoholes

d. Una buena deshidratación y aclaración con líquidos intermedios

1323. La solución de hematoxilina ácida fosfotúngstica es estable durante mucho tiempo, de forma que la coloración mejora tras un periodo de oxidación de cuántos meses:

a. 1 a 18

b. 3 a 10

c. 5 a 18

d. 1 a 5

1324. Pictograma de validez universal de las sustancias nocivas:

a. Una cruz en aspa de grueso trazado

b. Dos probetas inclinada de las que caen gotas

c. Un círculo de fondo blanco que irradia llamas

d. Un núcleo fraccionado del que parten fragmentos y que irradia destellos

1325. Cuál es el medio de inclusión más utilizado en microscopía electrónica:

a. Líquido de Carnoy

b. Epoxirresinas

c. Glicolmetacrilato

d. Diepóxido alifático cíclico

1326. Tejido más adecuado para la técnica de inmunofluorescencia:

a. Tejido fijado en formol

b. Tejido congelado

c. Tejido fijado en alcohol

d. Tejido fijado en acetona

1327. El epitelio de la vagina es:

a. Plano poliestratificado escamoso queratinizado

b. Cilíndrico simple

c. Plano poliestratificado escamoso no queratinizado

d. Plano estratificado queratinizado

1328. La técnica de Guelin se emplea para la detención de:

a. Hematoidina y biliburrina

b. Ácido sulfúrico

c. Hierro férrico y cloruro ferroso

d. Cloruro ferroso

1329. Técnica empleada para detectar parásitos:

a. Giemsa

b. Orceína

c. Azul alcián

d. Rojo Congo

1330. En la autopsia, un signo relativo a la causa de la muerte es:

a. La rigidez cadavérica

b. Las livideces

c. El enfriamiento del cadáver

d. Las lesiones traumáticas

1331. Cuál de estas enzimas NO se emplea como trazados del marcaje en inmunohistoquímica:

a. Peroxidasa

b. Fosfatosa alcalina

c. Glucosa oxidosa

d. Peroxidosa alcalina

1332. Los métodos inmunohistoquímicos comprenden todas aquellas técnicas que sirven para detectar las reacciones:

a. Antígeno-enzima

b. Enzima-metales

c. Antígeno-anticuerpo

d. Antígeno-linfocito

1333. La inclusión de tejido en resina para corte en ultramicrotomo se presenta como un fragmento tisular, en un cilindro de plástico de:

a. 5 mm³

b. 8 mm³

c. 1 mm³

d. 3 mm³

1334. Cuál de estas funciones o tareas NO corresponde a un citotecnólogo:

a. Analizar los cambios morfológicos que experimentan las células vaginales

b. Recepción y registro del material de citología

c. Realizan el screening, seleccionan casos sospechosos y los pasan al patólogo para su estudio

d. Participación activa en el diagnóstico de biopsias hepáticas

1335. Las técnicas de inmunohistoquímica en citología de derrames de células no mesoteliales permiten diferenciar:

a. las células en anillos de sellos

b. las células que contienen vacuolas

c. derrames benignos y malignos

d. las células mesoteliales

1336. Qué se define como punto de plasticidad en parafina:

a. Se refiere al punto de fusión de la parafina

b. La temperatura a que puede ocurrir una deformación permanente sin fracturas

c. Dureza que puede adquirir la parafina dependiendo del punto de fusión

d. Grado de oxidación debido a las cadenas de carburos saturados de cadenas largas

1337. Las infecciones por el VPH producen cambios característicos en el epitelio escamoso, como:

a. Paraqueratosis e hiperqueratosis
b. Disqueratosis y coilocitosis
c. Coilositosis y metaplasia
d. Hipertrofia e hipofunción celular

1338. Para realizar una medida de densidad directa, se utiliza:

a. Aerómetro
b. Picnómetro
c. Barómetro
d. Manómetro

1339. Tinción de elección para citología exfoliativa:

a. Coloración de Shorr
b. Coloración de May-Grumwald-Giemsa
c. Coloración de Diff-Quik
d. Papanicolaus

1340. Con respecto a la revelación del secreto, el personal sanitario se verá obligado a romper el secreto profesional:

a. Cuando exista peligro para la salud pública o estén en juego la salud o vida de terceras personas
b. Cuando así lo decida el director médico
c. Cuando así lo decida la comisión de dirección
d. Cuando se lo exija un superior jerárquico

1341. Qué tipo de células debe estar presente en un esputo para que se considere valorable citológicamente:

a. Macrófagos
b. Células caliciformes
c. Células escamosas
d. Linfocitos

1342. La pieza deberá orientarse de tal modo que:

a. La parte más dura se corte primero y la parte blanda al final del proceso
b. La parte más blanda del tejido se corta primero y la parte más dura al final del proceso
c. Dependerá del tamaño y del molde que se emplee
d. Dependerá del patólogo que haya efectuado el corte de la pieza

1343. Método de inclusión más comúnmente empleado para las biopsias de rutinas:

a. Celoidina – parafina
b. Gelatina
c. Parafina
d. Metacrilato

1344. Las células de Laghans son:

a. Unas células escamosas queratinizadas de epitelio vaginal
b. Unas células escamosas maduras con unas grandes cavidades perinuclear típica del HPV
c. Unas células gigantes multinucleadas que disponen sus núcleos en la periferia típica de la tuberculosis
d. Unas células superficiales sin núcleos y con citoplasma eosinofilos típico de la metaplasia escamosa

1345. Desde el punto de vista histológico el esófago aparece revestido por:

a. Epitelio plano poliestratificado no queratinizante
b. Epitelio plano estratificado
c. Epitelio poliestratificado queratinizante
d. Epitelio cilíndrico

1346. La aparición de manchas de color pardo de forma reticulada encima de las células, es debido a defectos de:

a. Fijación
b. Coloración
c. Desecación del extendido
d. Gotas líquidas

1347. La rigidez cadavérica, desaparece:

a. Entre las 36 y 48 horas
b. Entre las 8 y 12 horas
c. Entre las 12 y 24 horas
d. Cuando comienzan las livideces

1348. Qué NO se debe hacer, para prevenir los riesgos laborales por exposición a agentes químicos:

a. Respetar los procedimientos
b. Evitar la exposición y extremar las precauciones al manipular sustancias peligrosas
c. Abrir los equipos antes de tiempo
d. Utilizar los EPIS, en tareas de corta duración y riesgo de contaminación

1349. Los espirales de Curschmann son:

a. Condensación proteica
b. Cristales de material granuloso de los leucocitos
c. Material mucoso espesado
d. Material de asbesto o fibras similares

1350. Hiperplasia es:

a. Al incremento manifiesto del tamaño celular
b. Al incremento del número de células de un órgano o tejido
c. La desproporción entre el tamaño del núcleo y el citoplasma
d. El incremento del tamaño del núcleo celular

1351. De qué color se tiñen los núcleos según la variante personal de Brachet:

a. Rojo
b. Verde
c. Azul
d. Negro

1352. La sustancia amiloide se tiñe con el Rojo Congo. Si la miramos al microscopio de qué color la veremos:

a. Naranja rojizo
b. Pardo negruzca
c. Verde amarillenta
d. Amarillo

1353. Qué tres condiciones se tienen que dar para asegurar un correcto procedimiento de corte:

a. Microtomo moderno, cuchilla correctamente fijada, y formación y experiencia del personal
b. Correcto enfriamiento de bloque, una correcta orientación de la pieza y una correcta fijación del bloque al portabloques
c. Portabloque fijo, correcta orientación de la cuchilla y correcto devastado del bloque
d. La fijación de la muestra no influye en el corte

1354. Tras realizar una PAAF se hace una tinción rápida con el Diff-Quik, por qué:

a. Para que no se estropee el material obtenido
b. Porque esta técnica actúa como fijador
c. Para comprobar que se ha obtenido materia suficiente
d. Para dar un diagnostico rápido

1355. La técnica de Gomori es una técnica de impregnación argéntica en dos tiempos, porque:

a. Utiliza como fuerte el hidróxido potásico y como agente reductor el formol
b. Utiliza como base fuerte el metabisulfito y como agente reductor el ácido oxálico
c. Utiliza como base fuerte el formol y como agente reductor el hidróxido potásico
d. Utiliza como base fuerte el tiosulfato sódico y como reductor el formol

1356. Instrumento que utiliza el patólogo en el PAAF para manejar la jeringa con una mano y facilitar la aspiración:

a. Revolver
b. Platina
c. Pistola cameco
d. Las tres

1357. Cuál tiñe el moco:

a. Masson-Fontana
b. Violeta de Metilo
c. Mucicarmín de Mayer
d. Tricrómico de Masson

1358. Respecto a la técnica de inmunohistoquímica, es FALSO:

a. Los marcadores enzimáticos para revelar colores en las técnicas de inmunoperoxidasa son la diaminobenzidina y la peroxidasa
b. Está basada en una reacción de tipo antígeno-anticuerpo
c. La sobrefijación de un tejido puede alterar los resultados del estudio inmunohistoquímico
d. El material celular revelado es ARN

1359. Se conoce como hiperplasia:

a. El aumento del tamaño de las células de un tejido
b. El aumento del número de células de un tejido
c. El aumento del tamaño del núcleo celular
d. La desproporción entre el tamaño del núcleo y el citoplasma celular

1360. Las muestras procedentes de punción se deben fijar en:

a. Citospray
b. Acetona pura
c. Etanol al 96 %
d. Alcohol metílico

1361. En los materiales líquidos como orina, esputos, aspirados, es falso:

a. Se envían en fresco
b. Deben procesarse en pocas horas
c. Nunca deben centrifugarse
d. Si no fuera posible su procesamiento rápido, se fijan en etanol al 50 %

1362. De las coloraciones para la colágena cuál es la más selectiva:

a. Tricrómico de Masson
b. Tricrómico de Mallory
c. Picro-fucsina Van Gieson
d. Ninguna de las anteriores

1363. Cómo se concentran las células de los líquidos:

a. Por filtración
b. Por coloración
c. Por centrifugación
d. Por extensión

1364. Fijador que no actúa en el estado coloidal de las proteínas:

a. Ácido acético
b. Acetona
c. Ácido crómico
d. Ácido tricloroacético

1365. Algunas técnicas específicas para la determinación de grasa en el tejido son:

a. Anilinas en varias formas, Sudán y Oil Red
b. Oil Red, Ácido Perfórmico o Peracético shiff y Sudán
c. Sudán, Oil Red, Escarlata R, Azul de Nilo
d. Ácido perfórmico o Peracético shiff, Sudán y distintas anilinas

1366. Al realizar estudio peroperatorio de glándulas paratiroides es necesario:

a. Cortar un poco mas grueso de lo normal con el criostato
b. Pesar las glándulas
c. En este caso, la intraoperatoria no es tan urgente
d. No realizar cortes de todas las muestras remitidas

1367. Referente a la fijación:

a. La acetona es mal fijador del glucógeno
b. El formol no preserva las enzimas
c. La acetona preserva las grasas
d. El glutaraldehído no preserva los antígenos

1368. No es función de los técnicos de laboratorio de Anatomía Patológica:

a. Realizar la limpieza y apertura de piezas en colaboración con el anatomopatólogo
b. El archivo y registro de muestras
c. La elaboración de reactivos
d. El muestreo y selección del material a incluir

1369. La técnica de Grocott tiñe:

a. Calcio
b. Hongos
c. Bacilos
d. Bilirrubina

1370. Cuál de estas técnicas detecta los iones férricos:

a. Azul de Perls
b. Von Kossa
c. Rojo Alizarina
d. Ácido Rubeánico

1371. De los métodos aquí citados, cuál no es un método de esterilización:

a. Flameado
b. Incineración
c. Pasteurización
d. Radiaciones gamma

1372. Para que un criterio de calidad pueda ser utilizado como tabla de medida debe ser:

a. Específico
b. Relativo
c. Matemático
d. Estadístico

1373. Señale la falsa:

a. Siempre deben usarse guantes para el manejo de muestras orgánicas
b. El uso de mascarillas o gafas se recomienda cuando se practiquen técnicas de obtención de muestras que incluyan la posibilidad de que salpiquen gotas de sangre u otros fluidos
c. No es necesario el uso de guantes para realizar la venopunción
d. Todas las muestras de sangre y fluidos biológicos deben colocarse en contenedores con cierre de seguridad

1374. En el tratamiento de los cortes tras la coloración, es FALSO:

a. El xileno está indicado, en las preparaciones teñidas con colorantes de anilina
b. Para el aclaramiento se utiliza un líquido anhidro de elevada refringencia
c. Si la deshidratación no se realiza de forma completa, el aclaramiento es deficiente
d. El medio de montaje que se debe utilizar es aquél cuyo índice de refracción esté más próximo al del líquido que impregne al corte

1375. El resultado de la técnica de ácido rubeánico es que el cobre aparece:

a. de rojo a anaranjado
b. de verde a negro
c. teñido de amarillo
d. de color azul

1376. Cuál de estas zonas no pertenece a la triple toma:

a. Vagina
b. Cérvix
c. Endometrio
d. Endocérvix

1377. Con la tinción de Diff-Quick en los citoplasmas de las células no se observan:

a. Gránulos
b. Secreciones
c. Inclusiones
d. Sustancia cromatínica

1378. NO es un agente deshidratante:

a. Alcohol metílico
b. Tetrahidrofurano
c. Tetracloruro de carbono
d. Acetona

1379. Qué artículo del Código Penal hace referencia al quebrantamiento del secreto profesional:

a. 143.4
b. 417
c. 199
d. No está previsto

1380. Señale la falsa:

a. El coilocito es una célula escamosa madura con un gran halo perinuclear
b. La infección por tricomonas se considera una enfermedad de transmisión sexual
c. La infección viral más frecuente en el cérvix uterino es por herpesvirus
d. La presencia de actinomyces se relaciona con DIU

1381. La demostración de la sustancia amiloidea se hace con la técnica de:

a. Rojo Congo
b. Carmín de Best
c. Perls
d. Ziehl-Neelsen

1382. De los siguientes manuales, cuál no es preciso en el Servicio de Anatomía Patológica:

a. Manual de Funciones
b. Manual de Normas
c. Manual de Procedimientos
d. Manual de Derechos del Paciente

1383. Temperatura ideal de la parafina en el momento de realizar los cortes:

a. Entre 0º y 4º
b. Entre 5º y 10º
c. Entre 10º y 15º
d. La temperatura no influye en el corte

1384. Sustitución de epitelio endocervical por epitelio escamoso:

a. Reparación
b. Metataplasia escamosa
c. Ectopia
d. Hiperplasia

1385. Cuál es el fin de la inclusión de las muestras en parafina:

a. Conseguir mayor facilidad para la deshidratación
b. Es la única forma de conservar los órganos
c. Dar consistencia y homogeneidad a la pieza
d. Porque esta sustancia es miscible con agua

1386. La representación de dos probetas inclinadas de las que caen gotas que dañan la piel, nos alerta que esta sustancia es:

a. Corrosiva
b. Nociva
c. Tóxica
d. Explosiva

1387. Para la técnica de Von Kossa utilizaremos normalmente como fijador:

a. Líquido de Bouin
b. Líquido de Carnoy
c. Acetona
d. Formol

1388. El condiloma está causado por la infección de:

a. Amebas
b. Clamidias
c. Virus del papiloma humano
d. Tricomonas

1389. Respecto a la citología, es FALSO:

a. La citología puede proceder de células exfoliadas, de células desprendidas de cavidades orgánicas (derrames) o de punción aspiración
b. Las muestras de citologías procedentes de punción aspiración pueden fijarse en alcohol o secarse al aire para su posterior estudio
c. En muestras citológicas fijadas (no secadas al aire) la tinción convencional es Hematoxilina-Eosina
d. Las muestras procedentes de punción aspiración secadas al aire se tiñen habitualmente con Diff-Quick

1390. El procedimiento básico de infiltración en microscopía electrónica de transmisión es:

a. Inclusión en gelatina
b. Inclusión en plástico (resinas)
c. Celoidina
d. Glutaraldehído

1391. El protocolo de preparación de las muestras citológicas para microscopía es:

a. Fijación, extensión y tinción
b. Secado, extensión y tinción
c. Extensión, secado y fijación
d. Extensión, fijación y tinción

1392. En un microscopio el condensador es:

a. Una lente que amplía la imagen de una manera constante
b. El objetivo seco más comúnmente utilizado
c. La lente encargada de concentrar un haz luminoso en cada punto del portaobjetos
d. El objetivo de inmersión más utilizado

1393. Cuál de los siguientes microtomos es de rotación:

a. Tipo Leitz
b. Minot
c. Reichert-Jung
d. Tetränder

1394. Sobre las bacterias ácido-alcohol resistente, es FALSO que:

a. Se tiñen con el Ziehl-Neelsen
b. El bacilo de Koch es una de ellas
c. El bacilo de la lepra es una de ellas
d. Pertenecen al grupo de los hongos

1395. Qué espesor debe tener un corte en microscopía electrónica para que pueda denominarse ultrafino:

a. 2-3 micras
b. 2-5 nanómetros
c. 0,5-1 micra
d. Menos de 1 nanómetro

1396. El sistema informático de un laboratorio consta:

a. De dispositivos de entrada de datos, unidad de procesado y dispositivos informáticos de salida
b. Básicamente de teclado, pantalla y unidad de procesado
c. En general consiste en un ordenador conectado al autoanalizador
d. De un sistema capaz de transformar datos analógicos en digitales

1397. La forma más conveniente de remitir una muestra de esputo de un paciente ingresado al laboratorio de citología es:

a. En suero
b. En formol tamponado
c. En fresco
d. En agua destilada

1398. Qué tipo de microscopio es conveniente para la observancia de Amiloide tisular:

a. electrónico
b. de fluorescencia
c. óptico con luz polarizada
d. óptico con luz ultravioleta

1399. Respecto a los microtomos, es FALSO:

a. Microtomo de rotación, no se puede cortar tejido incluido en celoidina
b. Microtomo de deslizamiento tipo Leitz, tiene cuchilla móvil
c. Microtomo de congelación, no se obtienen cortes inferiores a 8 micras
d. En el criostato se obtienen secciones seriadas

1400. El lavado con alcohol de las preparaciones en la tinción de Gramm sirve para:

a. Cambiar el ph indicador
b. Extraer el colorante
c. Deshidratar el colorante
d. Limpiar las preparaciones

1401 **D**	1426 **D**	1451 **C**	1476 **C**
1402 **C**	1427 **C**	1452 **D**	1477 **B**
1403 **C**	1428 **A**	1453 **A**	1478 **B**
1404 **A**	1429 **A**	1454 **B**	1479 **E**
1405 **C**	1430 **B**	1455 **A**	1480 **E**
1406 **A**	1431 **D**	1456 **B**	1481 **E**
1407 **B**	1432 **B**	1457 **A**	1482 **E**
1408 **C**	1433 **A**	1458 **A**	1483 **D**
1409 **D**	1434 **B**	1459 **E**	1484 **A**
1410 **A**	1435 **B**	1460 **C**	1485 **D**
1411 **C**	1436 **B**	1461 **E**	1486 **C**
1412 **D**	1437 **A**	1462 **E**	1487 **C**
1413 **A**	1438 **C**	1463 **B**	1488 **A**
1414 **D**	1439 **B**	1464 **C**	1489 **D**
1415 **B**	1440 **A**	1465 **C**	1490 **C**
1416 **B**	1441 **C**	1466 **B**	1491 **C**
1417 **B**	1442 **C**	1467 **D**	1492 **A**
1418 **C**	1443 **A**	1468 **B**	1493 **E**
1419 **B**	1444 **B**	1469 **D**	1494 **B**
1420 **B**	1445 **B**	1470 **C**	1495 **C**
1421 **C**	1446 **A**	1471 **C**	1496 **C**
1422 **B**	1447 **B**	1472 **D**	1497 **A**
1423 **C**	1448 **C**	1473 **A**	1498 **B**
1424 **A**	1449 **D**	1474 **C**	1499 **D**
1425 **C**	1450 **B**	1475 **E**	1500 **A**

FALLOS:

1401. Técnica usada para detectar el virus de la hepatitis B

a. PAS
b. Hierro coloidal
c. Von Kossa
d. Orceína De Shikata

1402. Son estructuras argirófilas:

a. Las proteínas
b. Las fibras colágenas
c. Las fibras reticulares y las neuronas
d. Las fibras musculares

1403. Sobre el Diff-Quick, es FALSO:

a. Es una tinción que requiere menos tiempo que la de Papanicolau
b. Consta de tres soluciones
c. El último paso de las tres soluciones es por xilol
d. Es imprescindible secar la extensión

1404. Tipos de colorantes según su origen:

a. Naturales y artificiales
b. Neutros
c. Básicos y Ácidos
d. Neutros, Básicos y Ácidos

1405. Fijador con una buena velocidad de penetración:

a. Ácido crómico
b. Dicromato potásico
c. Alcohol etílico
d. Ácido pícrico

1406. Se denomina sesgo:

a. A la existencia de una inexactitud constante
b. Al grado en que la medida promedio se aproxima al valor real
c. Al error debido al azar
d. Al porcentaje de la desviación estándar con respecto a la media

1407. En los cortes en microtomo para estudios por PCR de determinados virus:

a. No se enfría el bloque porque da lo mismo la calidad del corte
b. Hay que cambiar la cuchilla de un corte a otro para evitar contaminaciones
c. El baño termostático debe estar a muy baja temperatura para que no se desnaturalicen los ácidos nucleicos
d. Deben ultracongelarse para realizar los estudios moleculares

1408. La obtención de cortes seriados se logrará en microtomo tipo:

a. Deslizamiento
b. Balanceo
c. Rotación
d. Criostato

1409. En el formulario de estudio macroscópico, NO debe constar:

a. El número de biopsia
b. La identificación del prosector que realizó el tallado
c. La petición de técnicas especiales
d. Los datos clínicos del paciente

1410. Es un colorante citoplasmático:

a. Floxina
b. Safranina
c. Galocianina
d. Hematoxilina

1411. Sobre el encastramiento del tejido y confección de bloques, es FALSO:

a. La finalidad del proceso es obtener un bloque fácil de manejar
b. Obtener un bloque con una dureza homogénea, plasticidad y elasticidad adecuadas
c. El enfriamiento tiene que ser rápido
d. Para realizar los bloques se utilizan las estaciones de inclusión

1412. El azul de Toluidina, pertenece a los colorantes:

a. derivados de la acridina
b. derivados del xanteno
c. azoicos
d. derivados de iminas quinónicas

1413. Células que predominan en las fases iniciales de la inflamación:

a. Polimorfonucleares
b. Células plasmáticas
c. Macrófagos
d. Monocitos

1414. Respecto a la citología por punción aspiración con aguja fina es falso que sea una prueba:

a. Ambulatoria
b. Rápida
c. De bajo coste
d. Que nunca tiene complicaciones

1415. El carmín de Best colorea:

a. Lípidos
b. Glucógeno
c. Colágeno
d. Sustancia amiloidea

1416. Para que se produzca una correcta penetración de los colorantes, tras la inclusión, es necesario:

a. Solamente desparafinación
b. Desparafinación y rehidratación
c. Rehidratación
d. Deshidratación y aclaramiento

1417. NO es un principio general de la fijación:

a. No existe un método universal de fijación
b. Todos los fijadores conservan indefinidamente el tejido
c. Un defecto de fijación jamás puede ser corregido
d. No se puede realizar un estudio histológico sobre material con graves defectos de fijación

1418. Es falso respecto a la citología ginecológica:

a. Puede realizarse una valoración hormonal, infecciosa y morfológica
b. El sistema de valoración más utilizado es el de Bethesda
c. No valora el epitelio endocervical
d. Pueden observarse macrófagos

1419. Sustancias que al penetrar en un organismo animal provocan una reacción en su sistema inmune:

a. Anticuerpos
b. Antígenos
c. Anticuerpos monoclonales
d. Anticuerpos policlonales

1420. Propiedad que poseen algunos tejidos de reducir el nitrato de plata amoniacal a plata metálica sin intervención de agentes reductores:

a. Argirofilia
b. Argentafinidad
c. Metacromasia
d. Ninguna de las anteriores

1421. En manipulación de biopsias cutáneas, es INCORRECTO:

a. Evitar el pinzamiento y compresión de las muestras
b. El corte se realiza desde el tejido adiposo subcutáneo hacia la epidermis
c. El sentido en la obtención de secciones en el microtomo es desde la epidermis hacia el tejido adiposo
d. Según las normas habituales la inclusión del material se realiza en parafina

1422. Cuál de los siguientes líquidos es siempre patológico:

a. La orina
b. El derrame pleural
c. La sangre
d. El líquido cefalorraquídeo

1423. Qué líquido se extrae por punción:

a. Esputo
b. Cepillado bronquial
c. Líquido de quistes
d. Exudado mamario

1424. En las coloraciones habituales los núcleos se tiñen:

a. Con colorantes básicos
b. Con colorantes ácidos
c. Con colorantes neutros
d. Depende de la carga del núcleo

1425. El espesor de los fragmentos que se incluyen en las cestillas (cassettes), para facilitar la filtración no debe superar:

a. 5-6 mm
b. 1-2 mm
c. 3-5 mm
d. 2-3 mm

1426. Técnica que determina la presencia de partículas cúpricas relacionadas con la Enfermedad de Wilson:

a. Rodamina
b. Orceína de Shikata
c. Pas
d. Acido Rubeánico

1427. El secado de las preparaciones histológicas puede realizarse:

a. De forma rápida en estufa de 100ºC durante 5 minutos
b. Dejándolas a 30ºC durante 2 días
c. Dejándolas a 37ºC hasta el día siguiente
d. A 85ºC durante 10 minutos

1428. Impronta es:

a. El contacto del portaobjeto con la superficie del tejido
b. La fijación del tejido con parafina
c. La extensión de la muestra sobre un portaobjeto
d. La centrifugación del material a estudio

1429. Cuando la cuchilla del microtomo está excesivamente paralela al bloque:

a. Se obtienen cortes discontinuos de gran grosor
b. El filo tiende a introducirse profundamente en la parafina
c. Origina pequeñas ondulaciones en la superficie del bloque
d. Permite producir secciones seriadas muy finas

1430. Para bacilos ácido-alcohol resistentes usaríamos la técnica de:

a. Hematoxilina-eosina
b. Ziehl-Neelsen
c. Gram
d. Giemsa

1431. Qué tonalidad indica envejecimiento del reactivo de Schiff:

a. rojiza derivada del xanteno
b. amarillenta
c. verde de metilo
d. rosada por liberación de fucsina

1432. En la Técnica Azul de Perls para la detección de iones férricos los núcleos se teñirán de:

a. Azul
b. Rojo
c. Verde
d. Naranja

1433. Cuál de estos microtomos es el más utilizado hoy día para cortes en parafina:

a. Tipo Minot
b. Tipo Tëtrander
c. De congelación
d. Ultramicrotomo

1434. De los siguientes agentes conservantes cuál emplearía para mantener indefinidamente los tejidos:

a. Solución de Müller
b. Butanol
c. Etanol de 70º
d. Acido acético

1435. Al realizar estudio peroperatorio de glándulas paratiroides es importante:

a. Cortar un poco más grueso de lo normal con el criostato
b. Pesar las paratiroides
c. En este caso, la intraoperatoria no es tan urgente
d. No realizar cortes de todas las muestras remitidas

1436. Cuál es FALSA:

a. El almacenamiento de los materiales inflamables debe hacerse fuera del laboratorio principal
b. Los microtomos y baños para extensión estarán en la zona menos iluminada, para no deslumbrarnos
c. En todo el laboratorio debe existir al menos un microscopio para el control de resultados
d. Las baterías de coloración deben estar situadas junto a la toma de agua corriente

1437. Tipo de microscopio conveniente para observar el amiloide tisular:

a. óptico con luz polarizada
b. electrónico
c. de fluorescencia
d. óptico con luz ultravioleta

1438. Un defecto de fijación puede ser corregido:

a. Si, después de realizar una técnica
b. Si, si el fijador contiene tampón
c. Jamás, por lo que es inútil realizar un estudio histológico sobre un material con grandes defectos de fijación
d. Si, si se utiliza una mezcla fijadora

1439. Cuál de estas tareas NO es habitual de un técnico en AP:

a. Inclusión de muestras en parafina
b. Estudio macroscópico de biopsias
c. Realización de coloraciones
d. Archivo y control de bloques

1440. Tipos de colorantes según su origen:

a. Naturales y artificiales
b. Básicos y ácidos
c. Neutros
d. Indiferentes

1441. Forma más común de remitir de rutina una muestra de esputo de un paciente ingresado al laboratorio de Citología:

a. En suero
b. En formol tamponado
c. En fresco
d. En alcohol de 96º

1442. El mejor fijador estructural para microscopia electrónica es:

a. Glutaraldehido
b. Polietilenglicol
c. Tetróxido de Osmio
d. Líquido de Bouin

1443. La tolerancia inmunológica es un fenómeno de regulación de:

a. Linfocitos T
b. Linfocitos B
c. Macrófagos
d. Mastocitos
e. Todas las anteriores son validas

1444. Es FALSO que:

a. La arteriolosclerosis afecta a arterias de pequeño tamaño y arteriolas
b. La causa mas frecuente de los aneurismas son los traumatismos
c. La arteriolosclerosis hialian se asocia a DM
d. La arteriolosclerosis hiperplasica se asocia a la hipertensión maligna
e. El aneurisma de la aorta abdominal puede simular un tumor

1445. Formación constituida por un agregado de sangre coagulada, plaquetas y fibrina:

a. Embolo
b. Trombo
c. Coágulo
d. Infarto
e. Ninguna de las tres

1446. Las denominadas "enfermedades indicadoras del SIDA" aparecen en:

a. En la fase de progresión
b. En la fase de incubación
c. En el síndrome retrovírico agudo
d. En la fase crónica leve
e. En cualquier etapa de la enfermedad

1447. Defectos morfológicos presentes en el momento del nacimiento:

a. Enfermedades hereditarias
b. Anomalías congénitas
c. Malformaciones genéticas
d. Anomalías genotípicas
e. Ninguna de las anteriores

1448. NO se considera uno de los signos cardinales locales de la inflamación:

a. Calor
b. Rubor
c. Picor
d. Tumor
e. Dolor

1449. Sobre el tumor neuroectodermico primitivo (PNET), es FALSO:

a. También se denomina sarcoma de Ewing
b. Cuando ocurre en la pared torácica se suele llamar tumor de Askin
c. Se puede presentar con fiebre, anemia y aumento de la VSG
d. Suele ser positivo para CD69
e. Esta formado por células pequeñas redondas

1450. Sobre el síndrome de Mccune-Albright, es FALSO:

a. Los pacientes presentan displasia fibrosa polióstica
b. Las manchas que presentan en la piel tienen bordes lisos
c. Esta causado por mutaciones en el gen GNAS1
d. No es hereditario
e. Puede cursar con pubertad precoz

1451. La vasculitis necrotizante es una lesión propia de:

a. Reacciones de hipersensibilidad mediada por anticuerpos
b. Reacciones de hipersensibilidad celular
c. Reacciones de hipersensibilidad mediada por inmunocomplejos
d. Reacciones de hipersensibilidad inmediata
e. Ninguna de las anteriores es cierta

1452. Sobre la 'inestabilidad de microsatélites':

a. Es típica del cáncer de mama hereditario
b. Su expresión es típica de la poliposis colónica familiar
c. Se expresa mediante los genes BRCA'1 Y BCRA'2
d. Los pacientes con inestabilidad de microsatelites desarrollan con frecuencia cáncer de colon antes de los 50 años
e. Esta causada por las variaciones en la metilación del ADN

1453. Los sarcomas son tumores malignos...

a. derivados de tejidos mesenquimales
b. derivados del sistema reticuloendotelisal
c. mixtos
d. cuya vía principal de diseminación son los linfáticos
e. derivados de las células del estroma ovárico

1454. El fenómeno de Reynauld es una de las formas características de presentación de:

a. Lupus eritematoso sistémico
b. Esclerosis sistémica
c. Síndrome de Sjögren
d. Síndrome de inmunodeficiencia primaria
e. Miopatías inflamatorias

1455. Respecto a la inflamación granulomatosa, es FALSO:

a. Los granulomas son siempre de etiología infecciosa
b. Por definición el granuloma es un acumulo focal de macrófagos activados
c. Las células gigantes multinucleadas no están siempre presentes
d. Las células gigantes multinucleadas se forman por fusión de macrófagos activados
e. En los granulomas, los linfocitos suelen acompañar a los macrófagos

1456. Con respecto al lipoma, es FALSO:

a. Es el tumor mesenquimal mas frecuente
b. Se llama hibernoma cuando se asocia a proliferación vascular
c. Puede estar asociado a obesidad
d. Sus células frecuentemente tienen anormalidades genéticas
e. Sus células son positivas para S-100

1457. NO es característico del Helicobacter Pylori:

a. Invade la mucosa gástrica
b. Es un bacilo positivo
c. Es móvil y no forma esporas
d. Esta presente en la gran mayoría de los pacientes con gastritis crónica
e. Produce una ureasa que amortigua el acido gástrico

1458. Sobre la enfermedad IgA (de Berger):

a. Es la causa mas frecuente de glomerulonefritis en adultos
b. Es mas frecuente en mujeres de 50-59 años
c. Esta producida por depósitos de IgG
d. El trasplante es el tratamiento ideal ya que no recidiva nunca
e. Se presentan generalmente después de una infección urinaria

1459. NO es o se asocia a fibromatosis:

a. Enfermedad de Dupuytren
b. Enfermedad de Lederhose
c. Síndrome de Gardner
d. Enfermedad de Peyronie
e. Enfermedad de Paget

1460. La fracción de crecimiento de una neoplasia:

a. Esta constituida por todas las células en fase G0 Y G1
b. Es el conjunto de células que entra en apoptosis
c. Constituyen alrededor del 20% de las células tumorales
d. Constituyen menos del 2% de las células tumorales
e. Está constituida por las células madre del tumor

1461. Cuál de estas moléculas juega un papel crucial en la adhesión de las células y por lo tanto su perdida de expresión facilita la invasión neoplasica:

a. Las metalproteínasas
b. La laminina
c. La vimentina
d. La actina
e. Las cadherinas y las integrinas

1462. NO es una característica de la apoptosis:

a. No produce inflamación
b. Formación de vesículas citoplásmicas
c. Se produce condensación de la cromatina
d. No hay desintegración de las organelas
e. Hay perdida de la integridad y rotura de la membrana citoplasmática

1463. Indique la correcta:

a. El epidermoide es un carcinoma poco frecuente en la boca
b. El esófago de Barrett es el principal precursor del adenocarcinoma de esófago
c. En el estomago la mayoría de pólipos son adenomas vellosos
d. La localización mas frecuente de los tumores carcinoides en el tracto gastrointestinal es el esófago
e. El H.pilory no supone ningún riesgo para el desarrollo de carcinoma gástrico

1464. La lesión irreversible con muerte de los miocitos se produce tras una lesión miocárdica de:

a. 3-5 min
b. 10 min
c. 20-40 min
d. Hora a hora y media
e. Ninguna de las anteriores

1465. En la inflamación, la locomoción de leucocitos orienta según un gradiente químico se llama:

a. Quimiocinesis
b. Taxidermia
c. Quimiotaxis
d. Quimismo
e. Esterotaxis

1466. Los tumores testiculares de las células de Leydig:

a. Son bilaterales en el 100% de los casos
b. En adultos suelen producir ginecomastia
c. Nunca se comportan como un tumor maligno
d. Un signo guía para el diagnostico son los cristales de Charcot- Leyden
e. Sus células no son positivas para inhibina

1467. Tumor benigno más frecuente en la mama de la mujer:

a. Tumor filoides benigno
b. Adenoma ductal
c. Adenoma tubular
d. Fibroadenoma
e. Angisarcoma

1468. NO es una característica histológica del liposarcoma mixoide:

a. Contiene células mesenquimales primitivas
b. Contiene células en florecilla ("floret cell")
c. Contiene lipoblastos
d. Contiene moco en el estroma
e. Contiene una delicada red de capilares sanguíneos

1469. Respecto a los tumores del sistema nervioso central:

a. Los meningiomas son en su mayoría benignos
b. El meduloblastoma es un tumor que casi siempre se ve en el cerebelo
c. Los astrocitomas son los tumores primarios del SNC mas frecuentes
d. El glioblastoma multiforme es un tumor poco agresivo
e. El oligodendroglioma presenta calcificaciones en el 90% de los casos

1470. Sobre los linfomas, es FALSO:

a. El linfoma del manto tiene su origen en la célula linfoide B
b. La ciclina D-1 es un marcador de expresión constante en el linfoma del manto
c. El linfoma marginal tiene su origen en la célula linfoide T
d. La traslocaion 14: 18 del reordenamienro del gen bcl-2
e. El linfoma de burkit se asocia casi invariablemente al reordenamiento del gen c-myc

1471. Cuál es FALSA:

a. La mayor parte de las neoplasias que afectan al hueso son metástasis
b. El tumor óseo maligno mas frecuente es el osteosarcoma
c. El osteosarcoma metastatiza vía linfática
d. El triangulo de Codman es un signo radiológico que ayuda al diagnostico
e. El osteosarcoma parostal tiene mejor pronostico que la variedad intraósea

1472. Sobre el oncogen k-ras:

a. Es un oncogen regulador de la ciclina D1
b. Se trata de un oncogen del grupo de los inhibidores del ciclo celular
c. Pertenece al grupo de los genes reparadores del ADN
d. Codifica una proteína de la membrana celular que activa la vía MAP-cinasa
e. Fosforila la proteína codificada por el gen del retinoblastoma

1473. Es indicador de lesión celular:

a. Rotura de los lisosomas
b. Tumefacción turbia
c. Degeneración vacuolar
d. Estenosis
e. Todas las anteriores son ciertas

1474. Respecto de la neumonía lobular es FALSO que:

a. Es causada por una infección bacteriana
b. Los alveolos están ocupados por material fibrino-purulento
c. Es casi siempre bilateral en focos dispersos y con formación de membranas hialinas
d. El absceso puede ser una complicación
e. En la fase de resolución el exudado es fagocitado por los macrófagos

1475. Sobre la cirrosis biliar primaria:

a. Se asocia a anticuerpos antirribosomales
b. Es mas frecuente en los hombres
c. Es mas frecuente antes de los 50 años
d. Cursa desde el principio con cirrosis
e. Se destruyen las vías biliares intrahepáticas

1476. Sobre el carcinoma de mama, es FALSO:

a. El carcinoma intraductal no invade el estroma mamario
b. El sistema de Nottingham (Bloom-Richarson modificado), clasifica los carcinomas de mama en tres grados según su agresividad histológica
c. El carcinoma lobulillar infiltrante es el tipo histológico más frecuente
d. El carcinoma tubular esta bien diferenciado y tiene un buen pronostico
e. El carcinoma micropapilar infiltrante es muy agresivo y con mal pronostico

1477. Sobre el carcinoma de células en anillo de sello, es FALSO:

a. Incide con mayor frecuencia en el estomago
b. Contiene vacuolas de glucógeno citoplasmático
c. Es un adenocarcinoma
d. Puede desarrollarse en el apéndice cecal
e. Tiene mal pronostico

1478. La vasculitis más frecuente y que cursa con inflamación crónica granulomatosa en la pared de las arterias, sobre todo de la cabeza es:

a. Vasculitis leucocitoclastica
b. Arteritis de células gigantes de la temporal
c. Poliarteritis nodosa
d. Granulomatosis de wegener
e. Enfermedad de Kawasaki

1479. Sobre el teratoma:

a. Son los tumores germinales mas frecuentes
b. El 40% segregan estrógenos
c. Casi siempre metastatizan
d. 1/3 de los casos se asocia a síndrome de Peutz-Jegher
e. Pueden tener componentes derivados de las tres capas germinativas

1480. Sobre el hiperparatiroidismo terciario, es FALSO:

a. Ocurre sobre un hiperparatiroidismo segundo previo
b. Las glándulas presentan hiperplasia compensadora
c. Hay un adenoma autónomo en una de las glándulas
d. Hay hipercalcemia
e. Es muy frecuente

1481. NO es un signo de alcaptonuria:

a. Manchas oscuras en la esclerótica
b. Color azulado del cartílago auricular
c. Vasculopatía mitral
d. Cálculos prostáricos
e. Micrognatia

1482. Los tumores del estroma gastrointestinal (GIST):

a. Son los tumores mesenquimales mas frecuente
b. Se originana en las células de Cajal
c. La mayoría están en el estomago
d. Casi todos presentan mutaciones en el oncogen c-kit
e. Todas son ciertas

1483. Tras la rotura de un aneurisma de aorta abdominal el paciente podría probablemente sufrir:

a. Un infarto séptico
b. Un infarto hemorrágico
c. Un shock neurogénico
d. Un shock hipovolémico
e. Un shock cardiogénico

1484. El angioedema hereditario es consecuencia de:

a. Deficiencias genéticas en el sistema del complemento
b. La inmunodeficiencia con trombocitopenia y eccema
c. La inmunodeficiencia combinada grave
d. La inmunodeficiencia variable común
e. La agammaglobulinemia ligada al X de Bruton

1485. Complicación mas frecuente en el lupus eritematoso sistémico:

a. Infarto de miocardio
b. Ceguera
c. Insuficiencia respiratoria
d. Insuficiencia renal
e. Sequedad de boca

1486. Con respecto a los núcleos del carcinoma papilar de tiroides:

a. son hipercromaticos
b. presentan un macronucleolo
c. pueden tener inclusiones citoplasmáticas
d. tienen contornos lisos y sin arrugas
e. se disponen en las papilas muy separados unos de otros

1487. ☐Respecto de la hiperplasia es FALSO que:

a. Supone un incremento de células en órgano o tejido
b. Puede producirse por estimulación hormonal excesiva
c. Puede darse en cualquier tipo de celular
d. Responde al control de crecimiento regular
e. El crecimiento mamario en el embarazo es un ejemplo de hiperplasia fisiológica

1488. Cuando los adenomas hipofisarios compriman el quiasma óptico producen:

a. Hemianopsia bitemporal
b. Hemianopsia binasal
c. Cuadrinopsia bitemporal inferior
d. Ceguera total
e. Visión cañón de escopeta

1489. NO es característico de la pancreatitis aguda:

a. Se asocia en la mayoría de los casos a patologías biliares o alcohol
b. Edema difuso e infiltración por neutrófilos del parenquima
c. Hemorragia intersticial
d. Hiperplasia reactiva de los islotes de Langerhans
e. Necrosis grasa

1490. Con respecto a la amiloidosis:

a. Se tiñe específicamente con Luxol Fast Blue
b. Presenta birrefringencia azulada con luz polarizada
c. Se tiñe con Rojo Congo
d. En el riñón se deposita en la capsula de Bowman
e. La forma AA (secundaria) es la más frecuente

1491. Sobre los tumores de células germinales del testículo, es FALSO:

a. Son frecuentes las alteraciones del brazo corto del cromosoma 12
b. A veces regresa y desaparece, llamándose tumor quemado "burn out"
c. La criptorquidia no aumenta su incidencia
d. La lateralidad de la diseminación ganglionar, depende del testículo afectado
e. La mayor parte de los casos son mixtos

1492. Lesión arborescente, revestida por un epitelio y de características benignas localizada dentro de un conducto galactofórico:

a. Un papiloma intraductal
b. Una huiperplasia ductal florida
c. Alteración columnar de los lóbulos
d. Adenosis esclerosante
e. Carcinoma ductal in situ

1493. Cuál es FALSA:

a. Los cuerpos de Councilman son hepatocitos apoptoicos
b. Se considera hepatitis crónica cuando hay mas de 6 meses de evidencia clínica y bioquímica /serológica de hepatitis
c. Para que ocurra una hepatitis D se necesita un infección previa o simultanea de la hepatitis B
d. El modo de trasmisión de la hepatitis E es oral-fecal
e. La cirrosis causada por consumo de alcohol es reversible

1494. En el adenocarcinoma prostático, qué característica en las técnicas inmunohistoquímicas diferencian las glándulas malignas:

a. luces glandulares pequeñas
b. ausencia de células basales
c. ausencia de nucléolos
d. secreción intraluminal densa
e. glándulas adosadas entre sí

1495. En cuál de estos síndromes de inmunodeficiencia, la transfusión de productos hemáticos puede provocar un shock anafiláctico:

a. Agammaglobulinemia
b. Síndrome hiper IgM
c. Déficit aislado de IgA
d. Síndrome de DiGeorge
e. Inmunodeficiencia variable común

1496. El criostato es un equipo del servicio de anatomía patológica que sirve para:

a. Realizar cortes a partir de bloques de parafina enfriados
b. Congelar muestras para almacenar en banco de tejidos o tumores
c. Realizar cortes por congelación de tejido sin fijar
d. Enfriar los casettes con parafina líquida para que se solidifiquen
e. Mantener fríos los corte de parafina hasta su tinción

1497. NO es un tipo de exudado inflamatorio agudo:

a. Exudado caseoso
b. Exudado hemorrágico
c. Exudado seroso
d. Exudado fibrinoso
e. Exudado purulento

1498. Respecto a la displasia:

a. La epitelial es consecuencia siempre de un proceso metaplásico
b. La epitelial de bajo grado puede ser un proceso reversible
c. Evoluciona invariablemente a cáncer
d. La de bajo grado no progresa a cáncer
e. La de alto grado y el carcinoma in situ son una misma lesión

1499. Los anticuerpos contra la Topoisomerasa 1 del ADN son muy específicos de:

a. La dermatomiositis
b. El lupus eritematoso
c. La miopatía con cuerpos de inclusión La esclerosis sistémica
d. La artritis reumatoidea

1500. Forma mas común de cardiopatía congénita cianogena:

a. Tetralogía de Fallot
b. Transposición de las grandes arterias
c. Conducto arterioso permanente
d. Comunicación interauricular
e. Tronco arteriovenoso

1501 **D**	1526 **A**	1551 **D**	1576 **C**
1502 **A**	1527 **B**	1552 **C**	1577 **C**
1503 **E**	1528 **A**	1553 **C**	1578 **A**
1504 **A**	1529 **A**	1554 **C**	1579 **C**
1505 **B**	1530 **D**	1555 **D**	1580 **C**
1506 **D**	1531 **D**	1556 **C**	1581 **C**
1507 **D**	1532 **C**	1557 **A**	1582 **B**
1508 **A**	1533 **A**	1558 **A**	1583 **B**
1509 **D**	1534 **A**	1559 **B**	1584 **D**
1510 **D**	1535 **B**	1560 **D**	1585 **A**
1511 **B**	1536 **D**	1561 **A**	1586 **C**
1512 **A**	1537 **B**	1562 **C**	1587 **D**
1513 **B**	1538 **D**	1563 **D**	1588 **C**
1514 **C**	1539 **D**	1564 **D**	1589 **A**
1515 **B**	1540 **D**	1565 **C**	1590 **D**
1516 **C**	1541 **C**	1566 **C**	1591 **D**
1517 **D**	1542 **C**	1567 **D**	1592 **D**
1518 **A**	1543 **B**	1568 **A**	1593 **D**
1519 **D**	1544 **A**	1569 **D**	1594 **B**
1520 **D**	1545 **C**	1570 **A**	1595 **D**
1521 **A**	1546 **D**	1571 **D**	1596 **B**
1522 **C**	1547 **B**	1572 **C**	1597 **D**
1523 **C**	1548 **D**	1573 **D**	1598 **D**
1524 **D**	1549 **C**	1574 **D**	1599 **D**
1525 **B**	1550 **B**	1575 **C**	1600 **A**

FALLOS:

1501. Tinción rutinaria por excelencia para el estudio de la citología:

a. La hematoxilina-eosina
b. El tricrómico de Masson
c. El Diff-quick
d. El Papanicolaou
e. El May Grünwald Giemsa

1502. El termino cistoadenoma denota:

a. Una neoplasia epitelial quística benigna
b. Un adenoma de vejiga urinaria
c. Una neoplasia benigna derivada del blastocisto
d. Una neoplasia quística exclusiva del ovario
e. Una neoplasia maligna quística

1503. Sobre los aneurismas:

a. En los disecantes la lesión histológica mas frecuente es la degeneración de la capa media
b. Los disecantes se relacionan con la HTA en enfermedades del tejido conectivo en los jóvenes
c. Los aneurismas sifilíticos se producen casi siempre en la aorta torácica
d. La mayoría de los aneurismas cerebrales se localizan en el polígono de Willis en sus ramas principales
e. Todas las anteriores son ciertas

1504. Los anticuerpos frente a proteínas unidas a fosfolípidos son frecuentemente causantes de un síndrome caracterizado por:

a. Trombosis vasculares recurrentes
b. Hemorragias sitémicas
c. Síndrome diarreico
d. Fiebre y urticaria
e. Hipercolesterolemia

1505. Es más característico de la enfermedad de Crohn que de la colitis ulcerosa:

a. Afectación solamente a la mucosa y submucosa
b. Formación de granulomas no caseificantes
c. Solo afecta al colon
d. Abscesos crípticos
e. Afectación continua de la mucosa

1506. NO es un mecanismo de adaptación celular:

a. Atrofia
b. Hiperplasia
c. Metaplasia
d. Displasia
e. Hipertrofia

1507. Sobre el carcinoma de pulmón, es FALSO:

a. El carcinoma indiferenciado de células pequeñas casi siempre ha producido metástasis en el momento del diagnostico
b. El carcinoma escamoso es el que mayor relación tiene con el tabaquismo
c. El carcinoma indiferenciado de células pequeñas es el que se origina síndromes paraneoplasicos con mayor frecuencia
d. El marcador inmunohistoquímico TTF1 es exclusivo de neoplasias de origen pulmonar
e. El carcinoma epidermoide raramente expresa TTF1

1508. Respecto a la inflamación crónica, es FALSO:

a. Siempre va precedida de inflamación aguda previa
b. Puede desencadenarse tras repetidos brotes de una inflamación aguda previa
c. Se caracteriza por la presencia de células inflamatorias mononucleadas
d. La célula dominante son los macrófagos
e. Los eosinófilos pueden formar parte del componente inflamatorio

1509. La aterosclerosis:

a. En escasas ocasiones provoca isquemia coronaria
b. Hiperlipemia e hipertensión son factores de riesgo no modificables
c. En su fase inicial puede provocar tromboembolismo
d. La estrías grasas es la lesión inicial
e. Todas las anteriores son ciertas

1510. Sobre los adenomas hipofisarios, es FALSO:

a. Cada adenoma suele estar compuesto por uno de los tres tipos de células habituales en la hipófisis (cromófobas, acidofilas y basófilas)
b. Aunque infiltren el hueso adyacente no se clasifican como malignos
c. El resto de la glándula suele estar comprimido
d. Mediante el aspecto histológico es fácil deducir su comportamiento
e. Cuando son menores de 1 cm se llaman microadenomas

1511. Los pacientes con S. Marfan suelen tener las siguientes características fenotípicas EXCEPTO:

a. Estatura alta
b. Miembros cortos
c. Pectum excavatum
d. Dolicocefalia
e. Escoliosis

1512. En la enfermedad de Graves Basedow es FALSO:

a. Hay un aumento nodular del tiroides
b. Hay exoftalmos
c. El coloide de la luz de los folículos esta vacuolado en contacto con células foliculares
d. Suele haber acúmulos de linfocitos incluso formando folículos.
e. La enfermedad se debe a la presencia de anticuerpos que estimulan las células foliculares

1513. Sobre el tumor del sendo endodérmico, es FALSO:

a. Se pueden ver cuerpos de Schiller-Duvall
b. Es el tumor testicular mas frecuente después de los 30 años
c. Puede haber aumento de AFP en suero, aunque no es especifico
d. Puede haber glóbulos hialinos PAS diastasa +
e. Puede tener varios patrones microscópicos

1514. Respecto de la cardiopatía isquémica es FALSO que:

a. En la mayoría de los casos es causada por obstruccion arterioesclerótica
b. En la angina de pecho hay dolor pero no necrosis miocárdica
c. La mayoría de los infartos de miocardio están causados por embolia coronaria
d. El vasoespasmo suele contribuir a la isquemia del infarto de miocardio
e. Una consecuencia es la perdida de contractilidad miocárdica

1515. Objetivo final del procesamiento de los tejidos seleccionados en la sala de tallado de un servicio de anatomía patológica:

a. Una correcta fijación
b. La impresión en parafina
c. La deshidratación de los cortes
d. Evitar la degradación de los ácidos nucleicos
e. Realizar buenos cortes

1516. Las Micobacterias no presentan una de estas características:

a. Bacilos ácido alcohol resistentes
b. No esporulados e inmóviles
c. Anaerobios
d. Con tinción Gram no se tiñen o lo hacen de forma escasa

1517. Respecto al Streptococcus pyogenes:

a. Es un estreptococo del grupo B
b. Es habitual del tracto digestivo
c. Son cocos catalasa positivos
d. Algunas cepas producen toxinas eritrogénicas

1518. Qué es la concentración mínima inhibitoria (CMI):

a. La mínima concentración de antibiótico capaz de inhibir el desarrollo de una bacteria
b. La menor concentración de antimicrobiano capaz de eliminar una cepa bacteriana
c. La concentración a la que un antimicrobiano deja de ser efectivo después de su administración
d. Todas son correctas

1519. Las técnicas analíticas de monitorización de fármacos pueden ser:

a. Enzimoinmunoanálisis
b. Inmunoensayos
c. Cromatografía
d. Todas son correctas

1520. El síndrome de Turner:

a. Es una trisomía
b. Los pacientes tienen fenotipo femenino y son de pequeña estatura
c. Su fórmula genómica es: 2 n – 1
d. Son ciertas B y C

1521. Los marcadores de formación ósea son: La fosfatasa alcalina y...

a. osteocalcina y protocolágeno
b. osteocalcina e hidroxiprolina
c. osteocalcina y piridinolina
d. protocolágeno e hidroxiprolina

1522. El valor de un control para un determinado parámetro tiene una media de 50 y una DE de 5. Tomando como límite de confianza el 95%, cuál estos valores debería ser rechazado:

a. 47   b. 58   c. 62   d. 41

1523. Para la determinación de la densidad de la orina no se utiliza:

a. Urinómetro   b. Refractómetro
c. Crioscopio   d. Tiras reactivas

1524. Cuál de estas drogas es un depresor del Sistema Nervioso Central (SNC):

a. Morfina   b. Marihuana
c. Mescalina   d. Alcohol etílico

1525. Sobre la respuesta inmune celular:

a. Está mediada por anticuerpos
b. Está mediada por los linfocitos T citotóxicos
c. Es una inmunidad inespecífica
d. Todas son correctas

1526. Qué tipo de marcadores ofrecen una información precisa sobre la mayor o menor agresividad de las células tumorales:

a. Marcadores diagnósticos
b. Marcadores terapéuticos
c. Marcadores de evolución
d. Marcadores genómicos

1527. Qué tipo de hipersensibilidad puede darse en las reacciones transfusionales:

a. Anafilaxia
b. Citotóxica
c. Mediada por inmunocomplejos
d. Celular o retardada

1528. Tipos de contadores. Respecto a los contadores de cinco poblaciones, señale la INCORRECTA:

a. Disponen de cinco canales, cada uno con su sistema óptico correspondiente
b. Cuentan plaquetas y hematíes
c. Determinan la concentración de hemoglobina
d. El canal de las peroxidasas cuenta e identifica los diversos tipos de leucocitos

1529. En relación a la tinción de Sudán es cierto que:

a. Los glóbulos de grasa de las heces, al microscopio simple, aparecen de color rojo
b. Se emplea en el test del aliento y se puede cuantificar el CO_2 espirado tras ingerir una comida prueba marcada con el colorante Sudán
c. Se emplea en el análisis de reflectancia con infrarrojos para ver la malabsorción de grasas
d. Se emplea, junto con trioleína marcada, en el test del aliento

1530. Los anticuerpos protegen al organismo mediante mecanismos de:

a. Neutralización de toxinas
b. Opsonización
c. Activación del sistema complemento
d. Todas son ciertas

1531. El parasitismo es:

a. Una forma de comensalismo
b. Una forma de mutualismo con asociación útil para uno de ellos
c. Una relación íntima e ineludible en la que los dos tienen ventajas
d. Una relación íntima e ineludible en la que uno de ellos se nutre a costa de otro y éste carga con las desventajas

1532. Durante el embarazo:

a. Aumentan extraordinariamente los niveles de estrógenos y disminuye la progesterona
b. Aumenta la progesterona y disminuyen los estrógenos
c. Aumentan extraordinariamente los niveles de estrógenos y de progesterona y decaen bruscamente al final del mismo
d. Al eliminarse la placenta se secreta estriol, fundamental en la producción de leche

1533. Con respecto a los anticuerpos del sistema Rh:

a. Son anticuerpos inmunes
b. El anticuerpo anti-Rh más frecuente es el anticuerpo E
c. No atraviesan la barrera placentaria
d. Todas son correctas

1534. La determinación de enzimas pancreáticas en suero (amilasa, lipasa) es esencial en:

a. El diagnóstico de pancreatitis aguda
b. El diagnóstico de pancreatitis crónica
c. El diagnóstico de ambas pancreatitis
d. No tiene una importancia real

1535. Nomenclatura de los factores plasmáticos de la coagulación. El factor II es

a. Fibrinógeno
b. Protrombina
c. Proacelerina
d. Proconvertina

1536. Indique la correcta:

a. La Transferrina es una alfa-globulina que se sintetiza en el hígado y tiene como principal función transportar hierro desde los tejidos a la médula ósea para reutilizarlo
b. La Haptoglobina es una beta-globulina cuya principal función es unirse a la hemoglobina resultante de la lisis de los eritrocitos
c. Cuando solicitan una muestra de crioglobulinas la jeringuilla debe de estar fría para evitar que se cristalicen
d. La alfa2 macroglobulina tiene como principal función inhibir el exceso de plasmina una vez saturada la capacidad inhibitoria de la alfa2- antiplasmina

1537. Cuál de estas poliglobulias es verdadera y primaria:

a. Poliglobulias hipoxémicas
b. Policitemia vera
c. Poliglobulias por hipoxia citotóxica
d. Poliglobulias por hipoxia local renal

1538. El anticoagulante lúpico (LA):

a. Es un anticuerpo antimembrana citoplasmático
b. Inhibe el paso de protrombina a trombina
c. Está presente en una tercera parte de los enfermos de Lupus eritematoso sistémico
d. Todas son ciertas

1539. Para el cultivo de virus se emplean:

a. Medios de enriquecimiento
b. Medios sintéticos
c. Medios diferenciales
d. Ninguno de ellos

1540. Qué anticoagulante presenta el tubo de suero:

a. Heparina sódica
b. Citrato sódico
c. EDTA
d. Ninguno

1541. Receptor universal:

a. AB y Rh -
b. A y Rh +
c. AB y Rh +
d. O y Rh -

1542. Respecto a la urea, es FALSO:

a. Proviene de la destrucción de los aminoácidos formadores de las proteínas
b. Un método para determinar la urea es la reacción de Berthelot
c. Disminuye en la insuficiencia renal
d. Disminuye en personas con poca masa muscular

1543. El marcador más específico de la fase aguda de la Hepatitis B es

a. HBs Ag
b. Anti-HBc IgM
c. Anti- HBs
d. HBe Ag

1544. Si en el etiquetado de un producto químico nos aparece un pictograma con forma de X acompañada de las letras Xn nos está indicando que el producto es:

a. Nocivo
b. Tóxico
c. Comburente
d. Irritante

1545. Qué autoanticuerpo es específico del lupus eritematoso sistémico (LES):

a. Anti-centrómero
b. Anti-Scl 70
c. Anti-DNA
d. Anti-histona

1546. NO es un mecanismo de acción de los antimicrobianos:

a. Inhibir la síntesis de ácidos nucleicos
b. Inhibir la síntesis de la pared bacteriana
c. Desestructurar la membrana citoplasmática
d. Favorecer la síntesis proteica en el ribosoma

1547. En relación a la prueba de laboratorio llamada "tiempo de trombina (TT)":

a. En presencia de heparina no presenta un tiempo alargado
b. Está alterada en una hipofibrinogenemia o afibrinogenemia
c. Es sensible a la concentración de todos los factores de la coagulación
d. Se realiza para el estudio del factor Von Willebrand

1548. En relación al líquido:

a. Se extrae por punción lumbar
b. Se extrae mediante artrocentesis
c. Debe obtenerse mediante jeringuilla con heparina de sodio y distribuirse en tubos estériles con o sin anticoagulante para realizar los diferentes estudios
d. Son correctas B y C

1549. Cuál de estas alteraciones cromosómicas NO es numérica:

a. Monoploidía
b. Monosomía del par 18
c. Síndrome del maullido de gato
d. Síndrome XYY

1550. La temperatura óptima de crecimiento de la mayoría de los hongos de interés médico oscila entre:

a. 15 y 20ºC
b. 25 y 30ºC
c. 35 y 40ºC
d. 10 y 20ºC

1551. Sobre las enzimas, es FALSO:

a. La aldolasa muscular está aumentada en la distrofia muscular de Duchenne
b. En clínica sólo tiene importancia el aumento de la aldolasa muscular
c. El aumento de la GGT es un indicador sensible de alcoholismo oculto
d. La CK es una hidrolasa que necesita cofactores, especialmente el Mg

1552. Cuál de estos microorganismos NO es una enterobacteria:

a. E.coli
b. Klebsiella pneumoniae
c. Enterococcus
d. Proteus mirabilis

1553. Cuál de las siguientes sustancias no suele estar elevada en el semen normal:

a. Fructosa
b. Ácido cítrico
c. Fosfatasa alcalina
d. Todas están elevadas

1554. La Gluconeogénesis es el proceso metabólico que tiene como objetivo:

a. la conversión de glucosa en glucógeno
b. la escisión o rotura del glucógeno para liberar glucosa a la sangre
c. la formación de Hidratos de Carbono o partir de proteínas o de lípidos
d. la producción de cuerpos cetónicos a partir de glucosa

1555. Los anticuerpos:

a. Son glicoproteínas presentes en el suero y líquidos del organismo
b. Son producidos por las células plasmáticas procedentes de los linfocitos T
c. Son producidos por las células plasmáticas procedentes de los linfocitos B
d. Son correctas las respuestas a y c

1556. Sobre el marcador tumoral CA 15-3:

a. Es un marcador usado en el diagnóstico y seguimiento de tumores hepatobiliares
b. Es un marcador asociado a tumores de ovario
c. Es un marcador usado en el seguimiento de tumores de mama
d. Su aumento es indicativo de procesos tumorales de próstata

1557. Sobre los cromosomas, es FALSO que:

a. Solamente son visibles con microscopio óptico durante la meiosis
b. Son los encargados de la transmisión de los caracteres hereditarios
c. Son cada uno de los corpúsculos que existen en el núcleo de las células
d. Están compuestas por dos cromátidas

1558. Cómo se denomina la hipersensibilidad de respuesta inmediata en la que intervienen alergenos, reagininas, basófilos, mastocitos y eosinófilos:

a. Tipo I o anafiláctica
b. Tipo II o citotóxica
c. Tipo IV o celular
d. Tipo V

1559. Cuál de estas afirmaciones es cierta respecto a las bacterias:

a. Son células eucariotas
b. Su citoplasma contiene ribosomas
c. Tienen un tamaño medio entre 5 y 30 μm
d. Todas tienen flagelos

1560. El principio por el que el paciente debe recibir el trato y atención que merece es el de

a. Autonomía
b. Beneficencia
c. No maleficencia
d. Justicia

1561. La destrucción de la fibrina está realizada por:

a. La plasmina
b. La proteína C
c. La proteína S
d. Todas son correctas

1562. A qué grupo de riesgo pertenece un agente biológico que puede causar enfermedad grave en el hombre, supone un serio peligro para los trabajadores, tiene un probable riesgo de propagación y existe frente a él profilaxis o tratamiento eficaz:

a. 1
b. 2
c. 3
d. 4

1563. Las pruebas de sobrecarga oral de glucosa sirven:

a. Para establecer el diagnóstico en casos de personas que tienen glucosuria pero no manifiestan síntomas clínicos de diabetes y que además tienen niveles de glucosa normales tanto en ayunas como postprandial
b. Para aquellas personas que tienen síntomas de diabetes pero no presentan glucosuria y además tienen los niveles de glucosa en ayunas normales
c. Para mujeres que han dado a luz niños con peso excesivo (4- 5 Kg)
d. Las tres son correctas

1564. Las soluciones que contienen una elevada concentración de hidrogeniones:

a. Son ácidas y su pH es mayor de 7
b. Son básicas y su pH es inferior a 7
c. Son básicas y su pH es superior a 7
d. Son ácidas y su pH es inferior a 7

1565. Cuál es el orden de los siguientes colorantes en la tinción de Gram:

a. Violeta de genciana, lugol, safranina, alcohol-acetona
b. Violeta de genciana, alcohol-acetona, lugol, safranina
c. Violeta de genciana, lugol, alcohol-acetona, safranina
d. Safranina, lugol, violeta de genciana, alcohol-acetona

1566. Cuál de estas hormonas que intervienen en la ovulación son producidas en la hipófisis:

a. LH y progesterona
b. Estrógeno y progesterona
c. FSH y LH
d. FSH y progesterona

1567. El ciclo biológico de un virus sigue las etapas:

a. Absorción- penetración- liberación y expresión del genoma viral
b. Absorción- liberación- penetración y expresión del genoma viral
c. Liberación-absorción-penetración y expresión del genoma viral
d. Adsorción- penetración – liberación y expresión del genoma viral

1568. Señale la correcta:

a. La anemia es más frecuente en mujeres que en varones en una proporción 4:1
b. El aumento del gasto cardíaco no es un mecanismo compensador en la disminución de la hemoglobina
c. El aumento de hemoglobina da lugar a una hipoxia hística
d. La anemia es uno de los síndromes menos habituales de toda la patología humana

1569. En qué situación la VSG se encuentra aumentada:

a. Necrosis hepática
b. Coagulación intravascular diseminada
c. Insuficiencia cardiaca congestiva
d. Embarazo y envejecimiento

1570. Qué virus es RNA:

a. Virus de la Hepatitis C
b. Virus de la Hepatitis B
c. Citomegalovirus
d. Virus Herpes simple

1571. El test de Coombs directo:

a. Detecta los anticuerpos ya fijados al hematíe
b. Se usa para la detección de anticuerpos incompletos
c. Se usa para el diagnóstico de la enfermedad hemolítica del recién nacido
d. Las respuestas a y c son correctas

1572. Uno de los fundamentos éticos del consentimiento informado es el principio de autonomía. En aplicación del mismo el profesional sanitario tiene el deber de

a. Evitar el mal del paciente
b. Hacer el bien al paciente
c. Respetar la libre determinación del paciente
d. Actuar sin discriminación

1573. Respecto a los monocitos, señale la INCORRECTA:

a. Tienen un diámetro entre 14 y 20 micras
b. Se producen en la médula ósea
c. Constituyen el 4-10% del total de leucocitos de sangre periférica
d. Permanecen en sangre periférica entre 12 y 24 h, luego migran a los tejidos convirtiéndose en histiocitos y macrófagos

1574. No es un síntoma de la Acidosis Metabólica:

a. Aliento con olor a frutas
b. Cansancio
c. Cefalea
d. Respiración lenta y superficial

1575. Qué marcador tiene mayor sensibilidad y especificidad que el CA125 en el diagnóstico del cáncer de ovario:

a. AFP   b. CEA   c. HE4   d. CA 15.3

1576. Una mascarilla auto-filtrante tipo FFP2 tiene una eficacia de filtración de:

a. 50%   b. 78%   c. 92%   d. 98%

1577. El inhibidor más importante de las reacciones de coagulación es:

a. Alfa -2-macroglobulina
b. Alfa-1-antitripsina
c. Antitrombina III
d. Todas son correctas

1578. En un ciclo de PCR, la desnaturalización tiene como finalidad:

a. Separación de la doble cadena de DNA
b. Alineación de los cebadores
c. Comenzar la síntesis de la nueva cadena
d. Ninguna de ellas

1579. Antes de realizar una tinción de Gram en LCR, las muestras deben ser

a. Filtradas   b. Calentadas a 37ºC
c. Centrifugadas   d. Mezcladas

1580. Sobre el método de Northen:

a. Permite detectar proteínas
b. Se utiliza para caracterizar la organización del DNA
c. Se utiliza para detectar moléculas de RNA mensajero y su tamaño
d. No existe el método de Northen

1581. Básicamente la diferencia entre el agar chocolate y el agar Thayer Martin es:

a. El agar chocolate contiene antibióticos
b. El agar Thayer Martin contiene factores V y X
c. El agar Thayer Martin contiene antimicrobianos
d. El agar chocolate es un medio más selectivo

1582. Cuál de las siguientes técnicas no debe realizarse en una cabina de seguridad biológica:

a. Resiembra de hemocultivos
b. Manipulación de sustancias químicas volátiles tóxicas
c. Descontaminación de muestras para micobacterias
d. Inoculación de cultivos celulares para cultivo de virus

1583. Caracteriza los micoplasmas:

a. Poseer ácidos micólicos en su pared
b. No poseer pared bacteriana
c. Ser siempre aerobios
d. Ser parásitos intracelulares

1584. Sobre el Staphylococcus aureus, es FALSO:

a. Es hemolítico
b. Es catalasa positivo
c. Se agrupa en racimos
d. Es coagulasa negativo

1585. Pruebas de función hepática. Señale cuál de estas pruebas es excretora:

a. Prueba del rosa de Bengala
b. Prueba de Hanger
c. Prueba de Kunkel
d. Prueba de la galactosa

1586. La lipoproteína más aterogénica es:

a. Quilomicrón   b. HDL
c. LDL   d. VLDL

1587. Cuál es el parámetro más importante para controlar la hibridación entre dos ácidos nucleicos:

a. Temperatura
b. Concentración de formamida
c. Fuerza iónica
d. Todas son correctas

1588. Es característica macroscópica de Candida albicans:

a. Colonias lisas de color rosado y aspecto mucoso
b. Colonias mates, blancas y cremosas
c. Colonias blancas, lisas y brillantes
d. Ninguna de las anteriores

1589. Cuál de las siguientes respuestas es INCORRECTA:

a. La IgG no puede traspasar la placenta
b. La IgE se encuentra en la primera línea de actuación frente a los helmintos
c. La IgA es específica de las zonas mucosas
d. La IgD es una inmunoglobulina con una vida media corta

1590. En el infarto agudo de miocardio, la CPK comenzará a elevarse, tras el inicio del daño, al cabo de:

a. 2-4 h   b. 2-3 h   c. 1-4 h   d. 3-6 h

1591. La tinción de Ziehl-Neelsen, qué tipo de tinción es:

a. estructural
b. calcoflúor
c. simple
d. diferencial

1592. Respecto a la prevención de la sensibilización materna al sistema Rh:

a. La prevención materna se realiza administrando una inmunoglobulina anti-Rh a la madre
b. La inmunoglobulina detectará y hemolizará los hematíes fetales y desaparece así la posibilidad de sensibilización
c. Esta inmunoglobulina debe administrarse a las madres que hayan tenido un aborto, un traumatismo abdominal, hemorragias durante el embarazo, o las hayan practicado una amniocentesis, como profilaxis para embarazos posteriores
d. Todas son ciertas

1593. En cuál de estas determinaciones bioquímicas, debemos evitar la hemólisis de la muestra para no cometer errores diagnósticos:

a. Proteínas totales
b. GPT
c. Amilasa
d. Son correctas A y B

1594. Cuántos aumentos obtendremos con un microscopio óptico con el objetivo de inmersión de 100, si el ocular tiene 15:

a. 15.000   b. 1.500   c. 150   d. 15

1595. Qué caracteriza a los medios inmunoenzimáticos (ELISA):

a. El marcador es un isótopo radioactivo
b. No tiene sensibilidad ni especificidad
c. No son aplicables a la reacción antígeno-anticuerpo
d. El marcador es una enzima

1596. Sobre Legionella spp:

a. Es el agente más frecuente de neumonía típica
b. Se pueden diagnosticar mediante la detección de su antígeno en orina
c. Crecen fácilmente en agar sangre
d. Son bacterias anaerobias estrictas

1597. En la determinación del grupo sanguíneo se pone de manifiesta la presencia de

a. Antígenos en la superficie del hematíe
b. Antígenos en el suero
c. Anticuerpos en el suero
d. Las respuestas A y C son correctas

1598. Cuál de estas pruebas podríamos hacer para un estudio del eje hipotálamo-hipófiso-tiroideo:

a. Determinación de las hormonas T3 y T4 libres en suero
b. Captación del I-131
c. Estimulación con TSH
d. Todas son ciertas

1599. Qué fase de la coagulación mide el tiempo de protrombina:

a. Vía extrínseca
b. Vía intrínseca
c. Vía común
d. Son correctas A y C

1600. A qué Ley relativa a los gases corresponde el siguiente enunciado: "A presión constante, los volúmenes de una determinada masa de gas, son directamente proporcionales a las temperaturas absolutas"

a. Primera Ley de Gay-Lussac
b. Ley de Boyle-Mariote
c. Segunda Ley de Gay-Lussac
d. Ley de Dalton

1601 **D**	1626 **B**	1651 **D**	1676 **C**
1602 **B**	1627 **D**	1652 **C**	1677 **C**
1603 **A**	1628 **B**	1653 **C**	1678 **A**
1604 **B**	1629 **D**	1654 **B**	1679 **C**
1605 **D**	1630 **B**	1655 **B**	1680 **A**
1606 **D**	1631 **B**	1656 **C**	1681 **D**
1607 **D**	1632 **A**	1657 **C**	1682 **A**
1608 **D**	1633 **D**	1658 **D**	1683 **A**
1609 **D**	1634 **C**	1659 **D**	1684 **C**
1610 **C**	1635 **A**	1660 **C**	1685 **B**
1611 **A**	1636 **A**	1661 **B**	1686 **A**
1612 **B**	1637 **A**	1662 **B**	1687 **B**
1613 **D**	1638 **D**	1663 **D**	1688 **A**
1614 **A**	1639 **C**	1664 **D**	1689 **B**
1615 **C**	1640 **B**	1665 **D**	1690 **C**
1616 **D**	1641 **D**	1666 **A**	1691 **B**
1617 **D**	1642 **D**	1667 **C**	1692 **D**
1618 **D**	1643 **D**	1668 **D**	1693 **C**
1619 **D**	1644 **C**	1669 **C**	1694 **B**
1620 **D**	1645 **B**	1670 **A**	1695 **A**
1621 **C**	1646 **C**	1671 **D**	1696 **D**
1622 **C**	1647 **D**	1672 **B**	1697 **B**
1623 **B**	1648 **D**	1673 **C**	1698 **B**
1624 **C**	1649 **C**	1674 **B**	1699 **B**
1625 **D**	1650 **C**	1675 **D**	1700 **A**

FALLOS:

1601. La separación de componentes de distinta densidad de una muestra heterogénea la realizaremos por

a. Filtración
b. Tamizado
c. Atracción magnética
d. Sedimentación

1602. Qué tipo de anticoagulante llevarán las jeringas para un extracción de líquido sinovial:

a. Heparina litio
b. Heparina sódica
c. Oxaleto
d. Ninguna de las tres

1603. Qué mide el tiempo de trombina:

a. La conversión de fibrinógeno en fibrina
b. La velocidad de formación de trombina
c. La velocidad de destrucción del coágulo
d. Todas son correctas

1604. Microorganismo que NO suele producir infecciones fúngicas de piel:

a. Epidermophyton
b. Thropheryma whippelii
c. Microsporum
d. Trichophyton

1605. Con qué tipo de bacteria se relaciona la Fiebre Q:

a. Mycoplasma
b. Treponema
c. Chlamydias
d. Coxiella burnetii

1606. Qué métodos sirven para determinar la CK-MB:

a. Enzimoinmunología
b. Electroforesis
c. Cromatografía
d. Todas son ciertas

1607. Los individuos del grupo 0:

a. Tienen los antígenos A y B
b. Carecen de antígenos A y B
c. Presentan en el suero anti-A y anti-B
d. Son ciertas B y C

1608. Qué es el sistema HLA:

a. Un grupo de moléculas que permite diferenciar unos linfocitos de otros
b. Un grupo de antígenos que el sistema inmune reconoce en los microorganismos invasores y frente a los cuales desarrolla una respuesta inmune
c. Un grupo de genes que determina la diferenciación funcional de los linfocitos
d. Un grupo de antígenos que proporcionan a las células de un individuo su propia especificidad dentro de la especie

1609. El test de Coombs indirecto en una madre cuyo hijo presenta una anemia hemolítica se emplea para:

a. Detectar anticuerpos Ig M
b. Detectar hematíes maternos recubiertos de anticuerpos
c. Detectar hematíes fetales recubiertos de anticuerpos
d. Detectar anticuerpos inmunes contra antígenos fetales

1610. Qué tipo de cilindros aumentan drásticamente durante el curso de un síndrome nefrótico:

a. Cilindros granulosos
b. Cilindros céreos
c. Cilindros hialinos
d. Cilindros epiteliales

1611. El método de tinción más empleado para una detección rápida de Plasmodium en sangre:

a. Tinción Giemsa
b. Microscopía electrónica
c. Hidróxido de potasio
d. PAS

1612. Para la determinación indirecta de la fracción LDL-colesterol de las lipoproteínas, se utiliza frecuentemente la fórmula de:

a. Oswald
b. Friedewald
c. Fredrickson
d. Mendel

1613. La coloración verdosa en el orina puede ser indicativo de:

a. Presencia de metahemoglobina
b. Ictericia obstructiva
c. Infección por la bacteria pseudomona
d. Son ciertas B y C

1614. Cómo se denomina la segunda etapa fundamental en una PCR:

a. Hibridización o anneling 45°C - 60°C
b. Desnaturalización (94°C)
c. Introducción del vector de clonación
d. Extensión (72°C)

1615. Qué se determina mediante la reacción de Pandy:

a. La determinación de mielina
b. La determinación de glucosa en orina
c. La determinación cualitativa de globulinas
d. La determinación cuantitativa de inmunoglobulinas

1616. La maduración de la línea eritropoyética se caracteriza fundamentalmente por:

a. Aumento progresivo de la acidofilia celular
b. Aumento progresivo de la basofilia celular
c. Disminución del contenido de RNA
d. Son correctas A y C

1617. Qué tipo de microscopio utilizarías para observar una preparación teñida con naranja de acridina:

a. de campo oscuro
b. de contraste de fases
c. de campo claro
d. de fluorescencia

1618. Son reacciones inmediatas inmunes de una reacción transfusional:

a. La sobrecarga circulatoria
b. Reacciones hipotensivas
c. Púrpura post-transfusional
d. Ninguna es correcta

1619. En qué fase de la Mitosis celular, los cromosomas se ordenan en un solo plano:

a. Anafase
b. Profase
c. Telofase
d. Metafase

1620. El parámetro RDW que calculan algunos contadores hematológicos;

a. Mide la distribución de hemoglobina en el hematíe
b. Nos informa sobre la forma de los hematíes
c. Nos informa sobre la distribución de las plaquetas en función del tamaño
d. Mide la distribución de los hematíes en función del tamaño

1621. En el método del antibiograma disco-placa, generalmente se utiliza el medio:

a. CLED
b. Hektoen
c. Mueller - Hinton
d. Lowestein

1622. Un individuo que posee un trastorno cromosómico consistente en la pérdida del par de cromosomas homólogos tiene una:

a. Trisomía
b. Tetrasomía
c. Nulisomía
d. Monosomía

1623. Qué es una aféresis:

a. Extracción de sangre total para donación
b. Extracción de sangre, separación de sus componentes, reteniendo las partes que se necesitan y devolviendo el resto al paciente
c. Extracción de sangre, separación de sus componentes, utilización de las partes que se necesitan desechando el resto
d. Extracción de plaquetas

1624. En la tinción de Gram, cómo se observarán las bacterias gramnegativas:

a. Teñidas de azul
b. Teñidas de un fondo verde
c. Teñidas de rosa
d. De ninguna de las anteriores

1625. Qué fase NO corresponde al procesamiento de una muestra:

a. Precentrifugación
b. Almacenamiento
c. Centrifugación
d. Diferenciación

1626. En el test de Coombs directo se investiga:

a. Sí en el suero existen anticuerpos incompletos
b. La presencia de anticuerpos incompletos en la superficie de los hematíes
c. La presencia de anticuerpos completos en el suero
d. La presencia de antígenos en la superficie de los hematíes

1627. Si como resultado de las pruebas de compatibilidad obtenemos un estudio de anticuerpos irregulares negativo pero la prueba cruzada es positiva, puede ser debido a:

a. Fallo técnico que requiere la repetición de la prueba
b. Los hematíes del donante están sensibilizados, realizar un coombs directo
c. El receptor posee anticuerpos que reaccionan con algún antígeno del donante no frecuente y no presente en los hematíes reactivo del escrutinio. Identificar el anticuerpo
d. Todas son correctas

1628. El microorganismo que tiene como característica ser la primera causa en el origen de la neumonía atípica bacteriana primaria es:

a. Streptococcus pneumoniae
b. Mycoplasma pneumoniae
c. Escherichia coli
d. Klabsiella pneunoniae

1629. Las proteínas presentan diferentes solubilidades en disolución. De qué depende esta solubilidad:

a. PH
b. Fuerza iónica
c. Temperatura
d. Todas son ciertas

1630. La tinción de Calcoflúor es muy utilizada en:

a. Tinción para micobacterias
b. Tinciones para hongos
c. Tiñe selectivamente las endosporas
d. Permite observar los flagelos

1631. De acuerdo con el sistema internacional de medidas el volumen corpuscular medio se expresa en:

a. Picolitros
b. Femtolitros
c. Gigalitros
d. Nanolitros

1632. En términos estadísticos el grado de dispersión de un conjunto de datos respecto a un valor medio es:

a. Desviación típica o standard (S o DS)
b. Media aritmética (x)
c. Moda
d. Ninguna de ellas

1633. El aspecto amarillento de un semen después de la licuefacción, qué nos indicará:

a. Presencia de hematíes
b. Consumo previo de colorantes alimentarios
c. Baja concentración de espermatozoides
d. Ictericia

1634. Dónde aparece, principalmente, la enzima LDH-2:

a. Miocardio y hematíes
b. Pulmones
c. Glóbulos blancos
d. Hígado y músculo esquelético

1635. A qué se debe que las Micobacterias sean ácido alcohol resistentes:

a. A la composición de la pared celular
b. A la composición de la membrana nuclear
c. A la composición del RNA
d. A la composición del DNA

1636. Qué produce el Pneumocystis carinii:

a. Neumonía en inmunodeprimidos
b. Vaginitis
c. Esplenomegalia
d. Diarrea

1637. Cuál de estos pasos forma parte de una electroforesis típica:

a. Mezclar las muestras con un amortiguador y azul de bromofenol
b. Secuenciación de DNA
c. Unión de un fragmento a un vector de clonación
d. Observación microscópica

1638. La tinción de PAS:

a. Se emplea en el diagnóstico diferencial de las leucemias agudas
b. Es positiva en la L.A. linfoblástica
c. Es negativa en la L.A. mieloblástica
d. Todas son ciertas

1639. Las enzimas pueden estar asociadas a otras sustancias no proteicas para ejercer su actividad llamadas cofactores, cómo se llama la unión cuando el cofactor es un compuesto orgánico:

a. Grupo prostético
b. Apoenzima
c. Coenzima
d. Holoenzima

1640. Al conjunto de operaciones que se realizan a un instrumento analítico o equipo de medida para que nos garantice la exactitud de sus especificaciones se denomina:

a. Control de calidad
b. Calibración
c. Verificación
d. Mantenimiento

1641. La atención primarla comprenderá:

a. Actividades de promoción de la salud, educación sanitaria, prevención de la enfermedad, asistencia sanitaria, mantenimiento y recuperación de la salud
b. Rehabilitación Física
c. Trabajo Social
d. Las tres son correctas

1642. Una disminución severa de la antitrombina III puede dar lugar a:

a. Infecciones
b. Hemorragias
c. Alargamiento del tiempo de trombina
d. Trombosis venosas

1643. Cuáles son las principales proteínas que podemos encontrar en el líquido cefalorraquídeo:

a. IgG
b. Albúmina
c. IgA
d. Son ciertas A y B

1644. La enfermedad inmunitaria más relacionada con el HLA B27 es:

a. Enfermedad celíaca
b. Artritis reumatoide
c. Espondilitis anquilosante
d. Enfermedad de Reiter

1645. En un Hipotiroidismo Primarlo:

a. LA T3 y T4 estarán aumentadas y la TSH disminuida
b. La T3 y T4 estarán disminuidas y la TSH aumentada
c. La T3 ,T4 y TSH estarán disminuidas
d. Ninguna de las tres

1646. En qué tipo de placas se siembra un Líquido Cefalorraquídeo:

a. CNA y McConkey
b. Lowestein
c. Agar Sangre y Chocolate
d. Hektoen

1647. La leucemia aguda se caracteriza por:

a. Ser enfermedad clonal
b. Invasión de blastos en la M. O.
c. Cursa con anemia de grado variable
d. Todas son ciertas

1648. Cuál de las siguientes sustancias NO es una lipoproteína:

a. Quilomicrones
b. VLDL
c. LDL
d. Triglicéridos

1649. El hígado se encarga de eliminar el amonio del organismo transformándolo en:

a. Bilirrubina conjugada
b. Ácidos biliares
c. Urea
d. Urobilinógeno

1650. Cuáles de las siguientes enzimas necesita como cofactor el pirodoxal fosfato:

a. GOT y GT
b. GPT y ALP
c. GOT y GPT
d. GPT y GT

1651. Es FALSO que los concentrados de plaquetas:

a. Se pueden obtener de donaciones múltiples por centrifugación
b. Se pueden obtener por tromboféresis
c. Es preferible que sean Rh compatibles
d. No presentan riesgos de transmisión de enfermedades

1652. Cuál es el nivel normal de inmunoglobulina IgM en mg/100 ml:

a. < 14
b. 60-300
c. 56 -352
d. <2,47

1653. Dentro de la clasificación de barreras higiénicas empleadas en la lucha de las infecciones hospitalarias cuál de las siguientes no pertenecen a las barreras químicas:

a. Antisépticos
b. Antibióticos
c. Vacunaciones
d. Desinfectantes

1654. Los cuerpos de Heinz son:

a. Restos nucleares
b. Precipitaciones de hemoglobina anómala
c. Restos de membrana celular
d. Acúmulos de hemosiderina

1655. En qué consiste la secuenciación de ADN:

a. Obtener muchas copias de una fragmento de ADN
b. En determinar el orden y tipo de nucleótidos que forman el ADN
c. Unión de un fragmento a un vector de clonación
d. Separar moléculas de ADN

1656. Cuál es la principal función metabólica del hígado:

a. Control de la secreción biliar
b. La síntesis de glucosa
c. La síntesis proteica
d. El control de los factores de coagulación

1657. Es FALSO:

a. La vida media del hematíe es de 120 días
b. El diámetro medio del hematíe es de 6 a 8 micras
c. En las anemias el VCM siempre está disminuido
d. En las cirrosis existe una macrocitosis

1658. Cuál de las siguientes afirmaciones es FALSA:

a. Las tinciones vitales y supravitales se realizan sobre células vivas
b. Las tinciones no vitales fijan las células con etanol, metanol o calor, para mantener su morfología normal
c. Los colorantes utilizados para las tinciones pueden ser básicos, ácidos, neutros o indiferentes
d. El Azul de Metileno, el Azul de Cresil brillante y el Verde Jano, son colorantes no vitales

1659. El Agar de Hektoen es un medio de cultivo para:

a. Aislamiento de Neisseria spp
b. Aislamiento de micobacterias
c. Aislamiento de gram-positivos
d. Aislamiento de Shigella spp y Salmonella spp

1660. Dentro de las proteínas plasmáticas, la que se encuentra en mayor concentración en el plasma es:

a. Alfa-Globulina
b. Crioglobulína
c. Albúmina
d. Beta-Globulina

1661. Las enzimas que catalizan la unión de dos moléculas utilizando la energía que proviene del ATP, son:

a. Isomerasas
b. Ligasas
c. Hidrolasas
d. Oxidoreductasas

1662. Los medios que facilitan el crecimiento de microorganismos, especialmente patógenos, son los:

a. Diferenciales
b. Enriquecidos
c. Selectivos
d. Electivos

1663. El test de Coombs se aplica en:

a. Investigación de anticuerpos irregulares
b. Enfermedad hemolítica del recién nacido
c. Pruebas de compatibilidad
d. Las tres son correctas

1664. Respecto al control de calidad interno:

a. El laboratorio debe disponer de un programa de calidad interno para evaluar sus actividades
b. Un control de calidad interno debe incluir al menos dos niveles de control, normal y patológico
c. Los datos obtenidos en el control de calidad diario se representan gráficamente para una mejor visualización de los datos
d. Todas son correctas

1665. El método de Biuret se basa en:

a. La medida refractométrica del suero
b. La formación de un color azul al utilizar sales de molíbdeno
c. La formación de un complejo con azul de coomassie
d. La formación de color violáceo mediante sales de cobre en medio alcalino

1666. Cuando se diagnostica una enfermedad por infección vírica, encontraremos la proteína C reactiva:

a. Baja
b. Elevada
c. Muy elevada
d. Son ciertas B y C

1667. Cuál es el elemento mineral más abundante del organismo:

a. Hierro
b. Magnesio
c. Calcio
d. Fósforo

1668. Sobre el ISI:

a. Es el índice de Sensibilidad Internacional
b. Cada tromboplastina tiene su propio ISI
c. Se utiliza para el cálculo del INR
d. Todas son correctas

1669. Para aislar un microorganismo de una muestra que contiene varios tipos de bacterias, qué medio usaremos:

a. Deficiente en glucosa
b. Enriquecido
c. Selectivo
d. Electivo

1670. Respecto a la incompatibilidad feto-materna del sistema Rh, es FALSO:

a. Nos encontramos ante un feto Rh negativo y una madre Rh positiva
b. Nos encontramos ante un feto Rh positivo y una madre Rh negativa
c. La sensibilización puede deberse a un embarazo anterior
d. Los anticuerpos anti-Rh maternos atraviesan la placenta, provocando la lisis de los hematíes fetales

1671. Dentro de la creatin kinasa (CK) existen tres isoenzimas MM, MB y BB. Esta última isoenzima es característica de:

a. Músculo
b. Hígado
c. Tejido cardiaco
d. Cerebro

1672. Cuál de los siguientes Streptococcus produce infecciones en el tracto respiratorio superior:

a. Suis
b. Pyogenes
c. Agalactiae
d. Viridans

1673. Sobre el método de recuento indirecto de plaquetas, es FALSO:

a. Se denomina método de Fonio
b. El número de plaquetas se relaciona con el número de hematíes
c. Se contabiliza el número de plaquetas por cada 100 hematíes contados
d. Es una forma rápida y sencilla de realizar el recuento

1674. Respecto al control de calidad externo, es FALSO que:

a. Sirve para valorar nuestros resultados frente a otros laboratorios
b. Conocemos qué resultado debe damos el control y entre qué desviación estándar
c. Analizaremos muestras desconocidas suministradas por una fuente externa
d. Recibiremos un informe con nuestros resultados comparados con los de otros participantes

1675. Para realizar un recuento de reticulocitos con el microscopio teñiremos la muestra con azul de cresil brillante que se fijará:

a. A la membrana del hematíe
b. Al núcleo del reticulocito
c. Al citoplasma del reticulocito
d. A los restos de RNA del reticulocito

1676. Qué características de las citadas a continuación no es propia de los estadios inmaduros de las células sanguíneas:

a. Contorno irregular y presencia de nucléolos
b. Tamaño celular mayor que células maduras (con algunas excepciones)
c. Croma tina de tipo grosero con aspecto agrumado
d. Citoplasma basófilo y ausencia de granulaciones de tipo especifico

1677. Se define el PH como:

a. La concentración molar de hidrogeniones
b. El logaritmo de la concentración de Iones hidrógeno
c. El logaritmo negativo de la concentración de hidrogeniones
d. La concentración normal de iones hidrógeno

1678. Los servicios de salud nombrarán personal estatutario fijo:

a. a quienes superen el correspondiente proceso selectivo
b. sin procedimiento alguno en aras a facilitar la incorporación
c. como consecuencia de un procedimiento formativo
d. cuando lo solicite el interesado por interés particular

1679. Las fimbrias y pili de las bacterias, a qué estructuras diríamos que son muy semejantes:

a. A los ribosomas
b. A las inclusiones
c. A los flagelos
d. A las cápsulas

1680. En un antibiograma de discos en placa de agar para bacterias de crecimiento rápido, al cabo de cuántas horas debemos leer los resultados:

a. 16 -18 horas a 35°C
b. 4 horas a temperatura ambiente
c. 24 horas a 25°C
d. 36 horas

1681. Cuál es la indicación más importante, a tener en cuenta, para la extracción de hemocultivos:

a. Endocarditis
b. Fiebre alta
c. Estado de Shock
d. Todas son correctas

1682. Cuál de las siguientes afirmaciones es cierta sobre el mantenimiento correctivo:

a. Es aquel que se realiza cuando existe parada o daños importantes en el equipo
b. Actividad encaminada a reducir el desgaste y conservar los equipos en buenas condiciones de funcionamiento
c. Se realiza a través de las revisiones preventivas
d. Reduce las averías, y a largo plazo hace que se inviertan menos horas de servicio técnico y ahorra materiales

1683. El aclaramiento de creatinina mide:

a. La velocidad del filtrado glomerular
b. La cantidad de orina que produce el riñón
c. La actividad de la vena renal
d. La absorción de elementos de la orina

1684. Si se sospecha de meningoencefalitis producida por Cryptococcus, qué tipo de tinción emplearlas:

a. Rodamina-auramina
b. Zielh - Neelsen
c. Tinta china
d. Naranja de acridina

1685. El virus de la hepatitis D sólo puede replicarse en células infectadas por:

a. VHC
b. VHB
c. VHA
d. VIH

1686. En la recepción de la orina es necesario que venga acompañada de alcohol previamente como medio fijador:

a. No, ya que el material tiene que venir sin fijar
b. En Alcohol de 95° a partes iguales
c. En alcohol de 70°
d. En alcohol metílico

1687. La orina se considera un líquido:

a. Patológico
b. Fisiológico
c. Lavado de órganos
d. Histológico

1688. Técnica de concentración para obtener material representativo en la orina:

a. Centrifugación
b. Extensión directa
c. Toma con pipeta
d. Con asa de platino

1689. Una vez preparado el material se aprovecha:

a. El sobrenadante
b. El Sedimento
c. Toda la muestra
d. Cualquier parte sirve

1690. Las revoluciones adecuadas para realizar la concentración de las células suspendidas en la orina será:

a. 5.000 rpm
b. 250 rpm
c. 1.500 rpm
d. 15.000 rpm

1691. La fijación de la muestra de orina se realiza:

a. Inmediata a la recepción
b. Una vez concentrada
c. La realiza el paciente o se hace en planta
d. No es necesario fijarla

1692. El fijador ideal para las muestras de orina de entre los enumerados es:

a. Formaldehído
b. Alcohol 50°
c. Acetona
d. Alcohol 95°

1693. Cuando la orina es escasa, en material representativo, se puede utilizar:

a. Inclusión
b. Liofilización
c. Citocentrífuga
d. Cultivo

1694. Al Paciente para recoger la orina se le informará que tiene que ser la primera de la mañana y descartando la primera porción de la micción, por qué hay que descartarla:

a. Porque sobra para llenar el frasco
b. Para evitar que contenga un exceso de cristales y dificulte la concentración celular
c. Para que le sea más fácil depositarlo en el frasco
d. Por higiene

1695. La técnica de tinción de rutina para el material de orina será:

a. Hematoxilina-Eosina
b. Rojo Congo
c. Perls
d. Papanicolaou

1696. Ante la presencia de flora bacteriana de bacilos de Döderlein en las muestras de orina pensaremos que es:

a. Normal
b. Infecciosa
c. Metaplásica
d. En estas muestras no aparece esta flora

1697. Si la tinción realizada a la muestra es demasiado débil puede suceder:

a. Mayor definición de la morfología celular
b. Atipias inadvertidas o mal interpretadas
c. La intensidad de la tinción siempre es igual
d. Mejora la detección de patologías

1698. Una tinción demasiado intensa nos lleva a:

a. Citolisis
b. Sobrevalorar alteraciones benignas
c. Mayor objetividad diagnóstica
d. Mayor definición del epitelio

1699. Las preparaciones citológicas procedentes de orinas son observadas por:

a. El patólogo exclusivamente
b. Inicialmente por el citotécnico
c. Por el clínico
d. El más rápido en diagnosticar

1700. Factor que NO interviene en un diagnóstico citológico :

a. Manipulación en cabinas de flujo laminar
b. Tomar la muestra de forma inadecuada
c. Fijación incorrecta del material
d. Obtención pobre de material

1701 **D**	1726 **B**	1751 **C**	1776 **C**
1702 **B**	1727 **B**	1752 **B**	1777 **D**
1703 **A**	1728 **D**	1753 **B**	1778 **A**
1704 **D**	1729 **C**	1754 **D**	1779 **C**
1705 **A**	1730 **C**	1755 **D**	1780 **C**
1706 **A**	1731 **A**	1756 **D**	1781 **C**
1707 **B**	1732 **C**	1757 **C**	1782 **B**
1708 **B**	1733 **D**	1758 **B**	1783 **B**
1709 **D**	1734 **A**	1759 **C**	1784 **D**
1710 **B**	1735 **B**	1760 **C**	1785 **D**
1711 **A**	1736 **D**	1761 **A**	1786 **C**
1712 **D**	1737 **B**	1762 **D**	1787 **C**
1713 **C**	1738 **D**	1763 **D**	1788 **D**
1714 **A**	1739 **D**	1764 **A**	1789 **A**
1715 **C**	1740 **C**	1765 **B**	1790 **C**
1716 **D**	1741 **D**	1766 **C**	1791 **B**
1717 **A**	1742 **B**	1767 **B**	1792 **D**
1718 **A**	1743 **B**	1768 **B**	1793 **D**
1719 **C**	1744 **A**	1769 **D**	1794 **C**
1720 **A**	1745 **C**	1770 **B**	1795 **A**
1721 **A**	1746 **C**	1771 **D**	1796 **A**
1722 **C**	1747 **B**	1772 **B**	1797 *****
1723 **B**	1748 **A**	1773 **B**	1798 **D**
1724 **D**	1749 **C**	1774 **C**	1799 **A**
1725 **D**	1750 **B**	1775 **D**	1800 **B**

Fallos:

1701. La técnica de May-Grünwald-Giemsa precisa de una fijación de:
a. Formol
b. Glutaraldehido
c. Acetona
d. Secado al aire

1702. La fijación con alcoholes facilita la manifestación de:
a. Rotura de citoplasmas
b. Detalle nuclear
c. Material amieloide
d. Definición del retículo endoplasmático

1703. Los fijadores de revestimiento:
a. Utilizan alcohol y ceras de revestimiento
b. Se aplican a distancias muy cortas
c. Causa desperfectos en los citoplasmas
d. No existen fijadores de revestimiento

1704. Para manipular estos líquidos:
a. No es necesario el uso de guantes
b. Pipeteando con la boca
c. El acceso al laboratorio será controlada
d. Se descontaminará la zona de trabajo una vez al dia

1705. Los restos sobrantes de la centrifugación de líquidos biológicos se:
a. Reservan hasta su diagnóstico
b. Eliminan convenientemente
c. Reservan hasta pasados dos años
d. Se congelan

1706. La muestra recepcionada se considera como:
a. Biopsia incisional
b. Biopsia excisional
c. Biopsia estereotáxica
d. Pieza quirúrgica

1707. Las muestras de médula ósea se realizan para estudiar patologías de carácter:
a. Tumoral
b. Hematológico
c. Infeccioso
d. Contagioso

1708. El fijador en el que viene la muestra de médula ósea es solución de Bouin, que NO contiene:
a. Formol
b. Dicromato
c. Ácido Pícrico
d. Ácido Acético glacial

1709. Tras la fijación en Bouin hay que lavar la muestra. Usaremos:
a. Agua
b. Alcohol 50%
c. Alcohol 95%
d. Alcohol 70%

1710. El siguiente paso que tenemos que hacer para poder obtener cortes del tejido óseo en el micrótomo es extraer ciertos componentes, como:
a. Macromoléculas
b. Sales cálcicas
c. Fibras de reticulina
d. Fibras de colágeno

1711. La decalcificación de la médula ósea se realiza con una mezcla fijadora decalcificante:
a. Bouin
b. Formalina
c. Alcohol-Nítrico
d. Acetona-Fórmico

1712. Como descalcificante para la médula ósea podemos usar Ácido Nítrico en una proporción de:
a. 25%
b. 2%
c. 50%
d. 5%

1713. En caso de decalcificación de muestras de tejido óseo de gran tamaño, éstas se seccionarán en cortes que no sean superiores a:
a. 10-15 mm
b. 1-2 mm
c. 3-4 mm
d. El tamaño es indiferente

1714. Antes de proceder a la decalcificación, el tejido deberá estar completamente:
a. Fijado
b. Deshidratado
c. Hidrolizado
d. Decalcificado

1715. NO es una mezcla fijadora-decalcificante:
a. Mezcla de Jenkins
b. Decalcificación de Mallory
c. Solución de Van Gienson
d. Solución de Zenker

1716. NO es una característica principal de un buen decalcificante:
a. Que no produzca destrucción tisular
b. Que no impida la coloración posterior
c. Rapidez en su proceso
d. Que elimine totalmente las sales Sódicas

1717. Forma más usual de comprobar si el proceso de decalcificación ha concluido:
a. Comprobación manual con una aguja o cuchilla
b. Con oxalato cálcico
c. Radiología
d. Pesandolo

1718. El exceso de exposición de una muestra en un decalcificante conlleva el efecto:
a. Tinción nuclear pobre
b. Tinción nuclear intensa
c. Tinción citoplasmática pobre
d. Tinción citoplasmática intensa

1719. Terminado el proceso de decalcificación lavaremos la muestra en una solución de:
a. Alcohol
b. Celoidina
c. Carbonato de litio
d. Solución hidro-oleica

1720. Una vez decalcificada la muestra, el proceso para inclusión se realiza:

a. En parafina
b. En celoidina
c. En metacrilato
d. En plástico

1721. En caso de no decalcificarse la muestra de tejido óseo, para que no pierda sus características, la incluiremos en:

a. Metil-Metacrilato
b. Celoidina
c. Parafina
d. Gelatina

1722. Las soluciones decalcificantes son más efectivas si están disueltas en medios:

a. Alcohólicos   b. Sólidos
c. Acuosos   d. Gaseosos

1723. La acción electrolítica es un proceso:

a. De lisis tisular inducido
b. De decalcificación
c. De cambios iónicos
d. De modificación estructural

1724. Un micrótomo está formado por tres partes fundamentales. Cuál NO es una de ellas:

a. Mecanismo de avance
b. Soporte de cuchilla
c. Avance de tornillo
d. Motor térmico

1725. Temperatura ideal de un criostato para obtener buenos cortes:

a. -1°C   b. -250°C
c. 3°C   d. -23°C

1726. Los cortes para estudios de inmunofluorescencia son de un espesor aproximado de:

a. 1 micra
b. 5 micras
c. 15 micras
d. 1.000 nanómetros

1727. En las técnicas de inmunofluorescencia la detección de un antígeno mediante un anticuerpo marcado con fluorocromo se denomina 'técnica...

a. indirecta
b. directa
c. antigénica
d. secundaria

1728. Son ventajas de la microtomía por congelación, EXCEPTO:

a. Rapidez de ejecución
b. Evita artefactos por procesos químicos
c. Permite identificar grasas
d. Cortes muy finos

1729. En los cortes por congelación los tejidos se adhieren al porta por diferencia...

a. osmótica
b. de humedad
c. de temperatura
d. de presión

1730. Las intraoperatorias vienen remitidas en:

a. Formol
b. Alcohol 96°
c. En fresco
d. Bouin

1731. La técnica de tinción que aplicamos en fresco al corte de intraoperatoria es Azul de Tolouidina. Qué tipo de colorante es:

a. Metacromático
b. Monocromático
c. Colorante ácido
d. Colorante nuclear

1732. Recibimos la pieza en fresco y la ponemos en contacto con un porta. Se trata de:

a. Citología
b. Raspado
c. Impronta
d. Decantado

1733. El Azul de Toluidina es la primera tinción de rutina en intraoperatorias. Cuál es el segundo:

a. PAS
b. Azul Alcián
c. Sudan Rojo
d. Hematoxilina-Eosina

1734. Un fluorocromo se considera óptimo para las técnicas de inmunofluorescencia si reúne las siguientes condiciones, EXCEPTO:

a. El fluorocromo debe descomponerse lo más posible al exponerlo a la luz
b. Mínima interferencia en la reacción antígeno-anticuerpo
c. Máxima estabilidad para las condiciones de almacenamiento
d. Máximo de emisión comprendido dentro del espectro de luz visible

1735. La acreditación de los UGC que conforman el SSPA tiene una validez de cuántos años:

a. 2   b. 5   c. 1   d. 4

1736. NO es una medida de contención primaria en el manejo de material infeccioso:

a. Buenas técnicas de manipulación
b. Utilización de EPI
c. Uso de vacunas
d. Protección del medio ambiente externo

1737. Cómo orientaríamos generalmente una muestra de piel por exéresis con el borde profundo pintado de negro en la realización de un bloque:

a. Apoyando los fragmentos orientados por la tinta en el fondo del molde
b. Si no hay unas instrucciones específicas por parte del facultativo, colocaríamos los fragmentos de canto en la base del molde, de forma que pudiéramos obtener secciones que abarcasen de la epidermis al borde de resección profundo
c. Apoyando en el fondo del molde la parte opuesta a la tinta
d. Ninguna de las tres

1738. Cuando usamos la decalcificación electrolítica realizamos:

a. Aplicación de una corriente alterna de 100 voltios produciendo que las sales de calcio salten del tejido
b. Empleo de ultrasonidos de una frecuencia entre 10 y 11.000 ciclos por segundo
c. La muestra sumergida en el decalcificante se lleva a un horno microondas que acelera el proceso
d. Paso de una corriente continua por el decalcificante para provocar la ionización de la solución, desplazando los cationes cálcicos de la muestra al electrodo negativo

1739. Para contrasta cortes obtenidos en microscopía electrónica:

a. El primer paso de contraste lo realiza el tetróxido de osmio durante el proceso de refijación
b. El acetato de uranil–magnesio
c. El citrato de plomo
d. Todas son correctas

1740. Estamos realizando una técnica de hierro (Perls) por una enfermedad por depósitos de hierro:

a. Es un método poco importante por ser el hierro férrico el menos presente en los tejidos
b. Se basa en la propiedad del ferrocianuro potásico para transformarse en hidróxido de hierro
c. Siempre deben utilizarse cortes con control positivo
d. El hierro se colorea de rojo

1741. Cuáles de estos reactivos podríamos usar como agentes aclarantes:

a. Xileno (Dimetil–Benceno)
b. Benceno
c. Tolueno (Metil–Benceno)
d. Todas son correctas

1742. En un estudio de cáncer bucal, se decide utilizar un colorante que presenta metacromasia. Cuál de estos es un metacromásico:

a. azul de anilina
b. azul de toluidina
c. violeta de cresilo
d. ninguna de las tres

**1743. El estudio de la sustancia ami-
loidea de una muestra se realiza
en un microscopio de luz polarizada. La polarización de un microscopio consiste en:**

a. La división del campo de visualización en
dos polos o zonas horarias las 12 y las 6h

b. La colocación en el microscopio de un po-
larizador entre la fuente de luz y el condensador y un analizador entre el objetivo
y el ocular

c. La variación de los contrastes de la imagen
utilizando técnicas de absorción y de mar-
cha en el sistema óptico del microscopio

d. Todas son correctas

**1744. Para el estudio del tejido con-
juntivo en el laboratorio se realiza
un tricrómico de Gomori cuál es el
ph óptimo de la coloración:**

a. entre 2'5 y 27

b. entre 4'5 y 47

c. entre 3'5 y 37

d. menor de 2

**1745. Nos remiten una biopsia de
piel para estudio por inmunofluorescencia. Qué fijación aplicamos:**

a. Fijación bioquímica

b. Fijación inmunohistoquímica para conservación molecular y bioquímica

c. Fijación física por medios de congelación
rápidos

d. Ninguna de las tres

**1746. Finalidad de la gestión de los
residuos sanitarios:**

a. Evitar en la mayor medida posible la acumulación de residuos en un hospital

b. Promover al máximo el reciclado de todos
los residuos generados

c. Dar a los residuos sanitarios el destino
final más adecuado en base a sus características

d. Son correctas A y B

**1747. Examinando una muestra de ci-
tología ginecológica convencional
en el microscopio, encontramos células con estas características: núcleos con aspecto de 'vidrio
esmerilado" y marginación de la
cromatina, estamos ante:**

a. Cambios producidos por DIU

b. Herpes simple

c. Cambios por Trichomonas vaginalis

d. Torulosis glabrata

**1748. Estudiamos en citopatología el
HPV:**

a. El HPV se considera el principal agente
causal del cáncer de cuello uterino

b. De todos los genotipos el 16 y 18 son
causantes del 90% de las verrugas genitales

c. De todos los genotipos el 6 y 11 causan
el 70% de los cánceres de cérvix

d. Todas son ciertas

**1749. Posteriormente a la fijación y
deshidratación y antes de su inclusión en parafina, una muestra
recibe un tratamiento de aclaramiento. En qué consiste:**

a. En el empleo de métodos de transparen-
tar el tejido

b. En el empleo de agentes deshidratantes

c. En sustituir al agente deshidratante por
una solución miscible en el medio de inclusión

d. Todas son correctas

**1750. Cuál sería la forma correcta de
obtener una muestra de orina espontánea para citología:**

a. Orina de veinticuatro horas

b. La segunda orina de la mañana

c. La primera orina de la mañana y en ayunas

d. Ninguna de las tres

**1751. En la realización de cortes en
el criostato para IFD, hemos de
saber que la temperatura aproxi-
mada de la cámara fría tiene que
estar en:**

a. -5°C

b. 0°C

c. -20°c

d. -80°C

**1752. En una muestra de citología
cervical observamos, en el microscopio, células de extracto intermedio, con plegaduras
citoplasmáticas y abundantes bacilos de Doderlein. Podríamos
decir que la paciente está en fase:**

a. Ovulatoria

b. Secretora

c. Estrogénica

d. Perimenopáusica

**1753. Para la eliminación y trata-
miento de contenedores de formol
con restos anatómicos, se deberá:**

a. Etiquetar los contenedores y remitirlo a
la empresa encargada de su incineración

b. Separar el formol y el material anatómico
en contenedores distintos, antes de remitirlo a la empresa que gestionará su eliminación y tratamiento

c. En base a la proximidad a la que se en-
cuentre la empresa que gestione estos
residuos, se hará de una de las dos formas anteriores

d. Ninguna de las tres

**1754. Recibimos en el laboratorio
para procesar una muestra de líquido pericárdico coagulada. Qué
harías:**

a. Devolverla a la unidad de procedencia

b. Licuarla en solución tamponada

c. Heparinizarla

d. Fijarla en formol para estudio en parafina

**1755. Recibimos una muestra en
fresco, cubierta con una gasa empapada en suero fisiológico. De
qué puede tratarse:**

a. De una biopsia intraoperatoria que debe-
remos congelar

b. De una biopsia de médula ósea que de-
beremos decalcificar inmediatamente

c. De una biopsia de piel que requiere estudio para inmunofluorescencia

d. Son correctas A y C

**1756. Tenemos que determinar un
virus mediante biología molecular.
Es falso que:**

a. La sensibilidad de la técnica es una ventaja

b. Utilizar siempre guantes, sin talco, con
cambios frecuentes

c. Siempre que sea posible mantendremos
las muestras y los reactivos a 4°C durante la extracción y amplificación

d. No son necesarios los controles negativos para controlar la contaminación

**1757. A una muestra ya fijada para
su estudio por microscopía electrónica. Qué procesos necesitaremos realizar hasta su inclusión:**

a. Rehidratación

b. Rehidratación y aclaramiento

c. Deshidratación y aclaramiento

d. Son correctas A y B

**1758. En una paciente con infección
por VIH se le realiza un esputo y
observamos al microscopio un
criptococo, estamos ante una infección por:**

a. Bacterias

b. Hongos

c. Virus

d. Parásitos

**1759. Qué líneas generales de ac-
tuación técnica seguiremos durante la realización de una
autopsia clínica:**

a. La colocación de las muestras en sus res-
pectivos recipientes

b. Su identificación si es necesario

c. La misma sistemática general que con los
estudios de biopsias

d. Ninguna de las tres

**1760. Para la estandarización de los
protocolos de citometría es necesario:**

a. Realizar la calibración del equipo

b. Realizar el control de calidad del equipo

c. Realizar calibración y control de calidad

d. El equipo viene calibrado y su control de
calidad está verificado en serie

1761. Recibimos en el laboratorio un fragmento óseo en fresco para su estudio rutinario. Procedimientos a utilizar:

a. Fijar la pieza y posteriormente aplicar los procedimientos que dicte el facultativo
b. Procederemos sin demora a la descalcificación
c. Esperaremos a que sean cortadas las secciones óseas para proceder a su fijación y posterior descalcificación
d. Ninguna de las tres

1762. Nos llega a la sección de citopatología un líquido cefalorraquídeo (LCR). Indique la FALSA:

a. Generalmente se obtiene del espacio subaracnoideo por punción lumbar
b. En condiciones normales es claro y transparente
c. Si es turbio y purulento puede deberse a una meningitis bacteriana
d. Las células menos frecuentes en el LCR son linfocitos y monocitos

1763. En una citología, qué debemos observar al microscopio para poder hacer una aproximación diagnóstica:

a. El núcleo: número, forma, tamaño
b. El aspecto general del extendido incluyendo disposición de las células y sustancia de fondo
c. La estructura, color, cantidad y relación núcleo citoplasma
d. Todas son correctas

1764. Células que tienen una importancia crucial para determinar que una muestra de esputo sea representativa del espacio alveolar o de las áreas más profundas del árbol bronquial:

a. Macrófagos alveolares
b. Células plasmáticas
c. Linfocitos y neumocitos
d. Ninguna de las tres

1765. Recibimos una muestra de esputo con su volante donde nos indican sospecha de Pneumocystis carinii. Coloraciones más indicadas:

a. Papanicolaou y Pas
b. Papanicolaou y Grocott
c. Papanicolaou y Azul alcián
d. Papanicolaou y Gram

1766. Estudiamos a una paciente diagnosticada de L–SIL. Un biomarcador apropiado en citología para identificar pacientes con CIN de alto grado es la coexpresión de Ki 67 y:

a. S33
b. CK19
c. P16
d. S100

1767. Acabamos una inmunofluorescencia y el facultativo no puede verla hasta el día siguiente. Cómo almacenaremos las preparaciones preferentemente:

a. en nevera a 0ºC
b. refrigeradas a 4ºC sin presencia de luz
c. en congelador a -20ºC
d. a temperatura ambiente preservadas de la luz

1768. Necesitamos estudiar células argirófilas y lo hacemos mediante la impregnación argéntica en un tiempo por el método de Grimelius. En el paso de fijación durante aproximadamente 30 segundos en qué solución lo haremos:

a. ácido peryódico al 5%
b. tiosulfato sódico al 2%
c. hidróxido potásico al 3%
d. ácido clorhídrico al 2%

1769. Cuáles de estas coloraciones histológicas son de conjunto:

a. Hematoxilina–eosina
b. Hematoxilina ácida fosfotúngstica (PTAH)
c. Técnica de Giensa
d. Todas son correctas

1770. Tenemos que teñir las citologías del día. Tinción de elección:

a. hematoxilina eosina   b. Papanicolaou
c. May Grünwald Giemsa   d. Diff Quick

1771. Un paciente puede adquirir una enfermedad nosocomial por:

a. Contacto con el VIH, tras transfusión
b. Contacto con aspergillus vía aérea
c. Durante un parto
d. Todas son correctas

1772. A un paciente con enfermedad renal, se le somete a estudio biópsico. Realizamos un rojo Congo. Indique la FALSA:

a. Los cortes serán en parafina o congelación
b. La fijación se optimiza utilizando Zénker
c. La diferenciación con cloruro sódico a saturación potencia la fijación del colorante al amiloide
d. Los núcleos se tiñen de azul

1773. Una vez realizada una tinción con el colorante Diff–Quik y ésta no sale bien coloreada. Para aumentar la eosinofilia y la basofilia volveríamos a...

a. fijar la preparación
b. teñir con el colorante I y con el II
c. teñir con el colorante I
d. teñir con el colorante II

1774. A la recepción en laboratorio de una muestra renal en fresco para su estudio por inmunofluorescencia, histoquímico y por microscopía electrónica cuáles serían los distintos procedimientos de fijación:

a. Se introduce la muestra en formol 1h, posteriormente se secciona en tres partes la muestra para sus correspondientes estudios
b. El primer fijador a utilizar con toda la muestra es el glutaraldehído durante 24h
c. Un fragmento en formol, otro por congelación y otro en glutaraldehído
d. Ninguna de las tres

1775. Al terminar su jornada, un Técnico limpia con lejía un mesado donde ha realizado el procesamiento de líquidos biológicos:

a. Correcto, ya que es el mejor método para esterilizar cualquier material o superficie
b. No, debería utilizar clorhexidina
c. No, debería utilizar una solución de fenol al 10%
d. Si, es un buen método para desinfectar superficies

1776. En una botella de un reactivo observamos este pictograma:

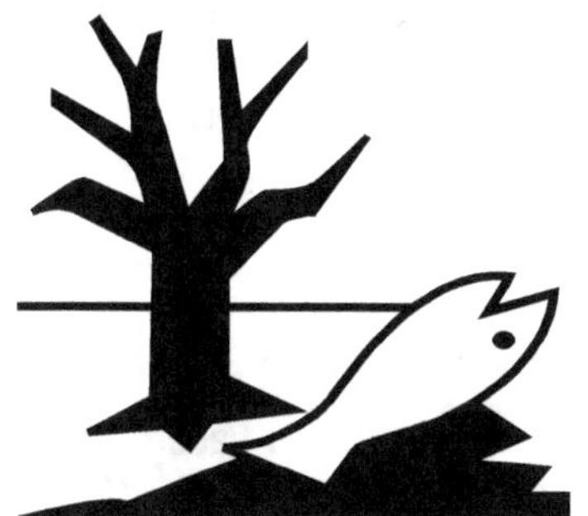

a. Es tóxico
b. Es irritante
c. Es peligroso para el medio ambiente
d. Es nocivo

1777. Regla general en el manejo del microscopio:

a. Para cambiar el objetivo giramos el revólver sin modificar la posición del tubo
b. Cuando se usen técnicas de inmersión se evitará ensuciar las lentes secas
c. Los objetivos secos se limpiarán con agua destilada o toallitas de limpieza de objetivos
d. Todas son correctas

1778. Recibimos una muestra en fresco para su estudio por microscopía electrónica. Qué fijador usaremos:

a. Primer fijador el glutaraldehído. Segundo el tetraóxido de osmio
b. Formaldehído ácido y líquido de Carnoy
c. Únicamente utilizaremos el tetraóxido de osmio durante 24h
d. Ninguna de las tres

1779. La Asociación Médica Mundial (AMM) ha promulgado como una propuesta de principios éticos para investigación médica en seres humanos, incluida la investigación del material humano y de información identificables:

a. Los Principios Bioéticos de la OMS
b. La Declaración de Milán
c. La Declaración de Helsinki
d. A Declaración Internacional de Dublín

1780. A una muestra para estudio por inmunofluorescencia le realizaríamos las secciones con:

a. Microtomo tipo Minot
b. Microtomo de balanceo
c. Criotomo
d. Todas son correctas

1781. Se trata de investigar la causa del fallecimiento de una persona por un acto criminal. En qué tipo de autopsia estamos:

a. Total
b. Parcial
c. Legal
d. Todas son correctas

1782. Si observamos al microscopio un extendido cérvico–vaginal en el que las células escamosas presentan, tinción anófila, halos perinucleares, cariólisis, binucleación, estamos ante:

a. Atipia escamosa de significado indeterminado
b. Inflamación
c. Lesión intraepiteiial escamosa de bajo grado
d. Tratamiento hormonal

1783. Es necesario hacer una dilución de ácido sulfúrico al 5% en agua destilada. Cómo:

a. En una probeta se echan 5 cc. de ácido y a continuación 95 cc. de agua destilada
b. Se echa en una probeta 95 cc. de agua y a continuación 5 cc. de ácido
c. En una probeta, 5 cc. de ácido y a continuación 100 cc. de agua destilada
d. En un matraz se echan 5 cc. de ácido y a continuación 95 cc. de agua destilada

1784. Para realizar una autopsia necesitaremos el instrumental adecuado, consistente en…:

a. Balanzas, cuchillos, bisturís
b. Pinzas de diferentes tipos
c. Tijeras, sondas, sierras, martillos
d. Todas son correctas

1785. Realizamos una tinción de Papanicolaou, antes de la coloración citoplasmática lavamos con alcohol. Por qué:

a. El EA es un colorante básico
b. Para que no se diluya el colorante
c. El EA trabaja en medio alcohólico
d. Son correctas B y C

1786. Nos piden que interpretemos los resultados de la tinción de Gram. Es cierto que:

a. Los gérmenes Gram positivo se tiñen de rojo
b. Los gérmenes Gram negativo se tiñen de azul
c. Los núcleos aparecen de color rojo
d. Todas son correctas

1787. Queremos estudiar sustancias PAS (+) positivas, y para ello efectuamos la técnica de PAS con el Reactivo de Schiff. Cuál de estos compuestos es PAS (–) negativo con esta técnica:

a. mucopolisacáridos neutros
b. glucógeno
c. mucopolisacáridos ácidos
d. mucoproteínas

1788. Es 'material anatomo-patológico':

a. Las muestras procedentes de individuos o animales enfermos
b. Toda muestra procedente de tejido obtenido de individuos o animales sanos
c. Aquellos estudios citológicos o histológicos sobre células o tejidos vivos sin ser separadas del ser que los contiene
d. Las muestras procedentes de individuos o animales enfermos utilizadas para diagnostico o investigación etiológica de la enfermedad

1789. Según el tipo de estudio, la muestra para estudio óptico rutinario se fijará:

a. Formalina al 10%
b. Glutaraldehido
c. Acetona
d. En fresco

1790. La muestra para estudio intraoperatorio es remitida al laboratorio de Anatomía Patológica:

a. Fijada en formol
b. Fijada en alcohol
c. Tejido fresco
d. Fijada en tetróxido de osmio

1791. La muestra de estudio inmunoenzimático es remitida al laboratorio de Anatomía Patológica:

a. Fijadas en alcohol metílico
b. En fresco y congelar con isopentano
c. Las muestras no deben venir en fresco
d. Lo ideal es que las muestras vengan en formol

1792. Las muestras para estudios de microscopías electrónica deben venir fijadas:

a. Cloruro de mercurio
b. Dicromático potásico
c. Acido crómico
d. Glutaraldehído al 2,5% a 4º C

1793. Los fragmentos para estudio de microscopia electrónica deben tener un tamaño de:

a. 3 a 5 cm
b. 5 a 10 cm
c. 3 a 5 micras
d. 3 a 5 mm

1794. Objetivo de la fijación tisular:

a. No interrumpir el proceso de degradación que aparece tras la muerte celular
b. Trata de conservar incompleta la arquitectura y composición tisular
c. Interrumpir el proceso de degradación que aparece tras la muerte celular
d. Conseguir la imagen real

1795. El objetivo fundamental de la técnica histológica es conseguir la mayor similitud posible entre:

a. Imagen real, imagen equivalente
b. Conseguir solo la imagen real
c. Conseguir solo la imagen equivalente
d. Imagen real, imagen constante

1796. Un estudio histológico sobre material con graves defectos de fijación:

a. No se puede realizar
b. Se puede realizar
c. Se puede realizar haciendo previamente un lavado con agua destilada
d. Se puede realizar haciendo una doble fijación con formol

1797. [ANULADA] La fijación de las biopsias endomiocárdicas se realizara de la siguiente forma:

a. Se fijara un mínimo de cuatro fragmentos de tejido en formalina tamponada al 10%
b. Se fijara un mínimo de cuatro fragmentos de tejido en acetona al 4%
c. Se fijara un mínimo de cuatro fragmentos de tejido en glutaraldehído
d. Todos los fragmentos se emplearan para microscopía electrónica

1798. Para las biopsias endomiocardicas qué tipo de estudios se requieren:

a. Microscopia óptica
b. Microscopia electrónica
c. Estudios especiales
d. Microscopia óptica, microscopia electrónica y estudios especiales

1799. Las biopsias transbronquiales deben ser fijadas en:

a. Formol tamponado
b. Formol cálcico
c. Formalina ácida
d. Solución de Baker

1800. Cómo debe llegar una muestra de biopsia renal al laboratorio de Anatomía Patológica:

a. Fijada en formol
b. En gasa húmeda con suero salino a 4º C
c. En gasa humedecida en alcohol a 4º C
d. En contenedor con hielo picado

1801 C	1826 B	1851 B	1876 A
1802 B	1827 C	1852 A	1877 B
1803 A	1828 C	1853 B	1878 C
1804 B	1829 D	1854 B	1879 C
1805 A	1830 C	1855 C	1880 C
1806 C	1831 B	1856 A	1881 D
1807 A	1832*	1857 A	1882 B
1808 C	1833 D	1858 B	1883 B
1809 C	1834 C	1859 C	1884 A
1810*	1835 D	1860 D	1885 C
1811*	1836 A	1861 C	1886 A
1812 B	1837 B	1862 D	1887 B
1813 C	1838 D	1863 A	1888 C
1814 D	1839 D	1864 C	1889 A
1815*	1840 C	1865 D	1890 A
1816 D	1841 C	1866 C	1891 A
1817 C	1842 C	1867 B	1892 B
1818 A	1843 A	1868 C	1893 B
1819 D	1844 B	1869 D	1894 C
1820 A	1845 D	1870 A	1895 B
1821 A	1846 C	1871 D	1896 D
1822 C	1847 D	1872 A	1897 C
1823 D	1848 C	1873 C	1898 B
1824 A	1849 A	1874 B	1899 C
1825 D	1850 C	1875 A	1900 A

FALLOS:

1801. Cómo debe ser la congelación óptima del material renal para inmunofluorescencia:

a. Congelar directamente en -25º

b. Congelar con anhídrido carbónico

c. Congelación isopentano entre -50º y -70º C tras colocar la muestra en O.C.T

d. Congelación en isopentano entre -50º y -70º C

1802. Cómo debe ser la fijación para microscopia electrónica de la biopsia renal:

a. Formalina al 10%

b. Glutaraldehído del 2,5 al 3%

c. Formol tamponado

d. En fresco

1803. La biopsia transuretral vesical se debe incluir:

a. En totalidad

b. Solo los fragmentos más grandes

c. Solo los fragmentos más significativos

d. Se prestara especial interés a los fragmentos que contengan capa muscular

1804. Sobre las piezas de conización cervical, es FALSO:

a. Requieren un estudio de los márgenes de recepción quirúrgica

b. Deben venir sin fijar

c. Deben tener una orientación detallada

d. El ginecólogo facilita la orientación mediante un punto de sutura

1805. El material de aborto espontáneo procedente de legrados suele remitirse fijado:

a. Formol

b. Fresco

c. Envuelto en gasa con suelo fisiológico

d. B 5

1806. Las muestras obtenidas por gastroscopia (esófago, estómago y duodeno) son muy pequeñas antes de su fijación:

a. No requieren tratamiento previo

b. Se deben de adherir a un trozo de papel sin orientación

c. Se deben de adherir a un trozo de papel dejando la mucosa en la superficie y la submucosa pegada al papel

d. No es imprescindible orientarlas con lupa estereoscópica

1807. Dependiendo del material y para obtener una adecuada fijación se procederá del siguiente modo en órganos sólidos:

a. Se realizaran cortes seriados sin transfixiarlos por completo

b. Fijación a 4º C

c. Se pueden congelar

d. Inyección del fijador

1808. Para que tipo de órgano es aconsejable abrirse en fresco o bien ser fijadas simultáneamente desde el exterior por inmersión y desde el interior mediante inyección con jeringa:

a. Piezas de gran tamaño

b. Lesiones quísticas

c. Vísceras huecas

d. Órganos sólidos

1809. En lesiones quísticas es aconsejable:

a. Fijarlas en formol directamente

b. Realizar cortes seriados sin transfixiarlos

c. Extraer por punción su contenido líquido y reemplazarlo por formol

d. Fijación a 4º C

1810. [ANULADA] Las piezas de gran tamaño son aconsejables:

a. Se fija e incluye directamente

b. Conservar a 4º C

c. Desde el exterior se le inyecta formón mediante jeringa o catéter

d. Hacer cortes seriados

1811. [ANULADA] El estudio de los límites de recepción quirúrgica es de vital importancia marcarlos con:

a. Un punto de sutura

b. Una solución indeleble

c. Una solución deleble

d. Con hematoxilina

1812. Las piezas de tamaño muy pequeñas:

a. La orientación no es necesaria

b. Se fijan e incluyen directamente

c. No requieren fijación

d. Es necesario marcarlas con un colorante

1813. Sobre las piezas milimétricas:

a. Su procesamiento es igual al de cualquier pieza

b. Por su tamaño no son idóneas para su estudio

c. Deben colocarse en cestillas específicas de mallas muy finas

d. No hace falta hacer coloración con hematoxilina o mercurio cromo

1814. Cuál de las siguientes muestras requiere una posición concreta y se incluirá en material que la mantenga en dicha posición:

a. Piezas huecas

b. Órganos sólidos

c. Piezas de gran tamaño

d. Piezas de tamaño muy pequeño

1816. La campana de tallado debe de disponer, de lo siguiente, EXCEPTO:

a. Dictáfono
b. Material quirúrgico
c. Cinta métrica
d. Sistema de refrigeración a 4º C

1817. Función del técnico en la sala de macroscopía:

a. Describir exactamente el tipo de material remitido para el estudio
b. Seleccionar las áreas sobre las que se va a realizar el estudio microscópico
c. Colaborar con el facultativo
d. No tiene ninguna función

1818. Los fragmentos que se incluirán en la cestilla deben tener un grosor de:

a. No superar los 3-5 mm de espesor
b. Superior a 5 mm de espesor
c. Es indiferente
d. Abarcar el grosor de la lesión

1819. En el formulario de estudio macroscópico NO debe constar:

a. Numero de biopsia
b. Tipo de tejido incluido
c. Fecha de estudio
d. Diagnostico

1820. Cuando se reciben las muestras en el líquido fijador hay que comprobar:

a. Que es el adecuado y su volumen debe ser al menos 20 veces el del tejido
b. Que el volumen debe de ser al menos 10 veces el del tejido
c. Que el volumen debe de ser al menos 40 veces el del tejido
d. Que el líquido fijador es formol

1821. El técnico deberá de ayudar al médico en aquellos tareas que lo requiera, como por ejemplo:

a. Retirar los casetes seleccionados
b. Tirar las piezas una vez realizado el estudio macroscópico
c. Seleccionar la parte más representativa del tumor
d. Solicitar estudios especiales

1822. Quién es el responsable de la limpieza del material de la campana de tallado:

a. Celador
b. Auxiliar de enfermería
c. Técnico de Anatomía Patológica
d. Médico residente

1823. NO es una regla de la fijación:

a. Evitar la autolisis
b. El tejido debe estar seccionado en láminas de 0,5 mm de espesor
c. El volumen será de 20 a 1
d. La presión osmótica entre el líquido fijador y el tejido será diferente

1824. El hinchamiento de un tejido en el proceso de fijación es debido a que:

a. la presión del tejido es superior a la del fijador
b. la presión del tejido es inferior a la del fijador
c. la presión del tejido es igual a la del fijador
d. el volumen del fijador es excesivo

1825. Por qué se produce retracción tisular tras la fijación:

a. El agua es arrastrada hacia el interior del tejido
b. Nunca se produce retracción
c. El fijador fluye hacia fuera del tejido
d. El agua fluye hacia el fijador

1826. Presión osmótica ideal entre el fijador y el tejido:

a. Diferente
b. Equivalente
c. La del fijador mayor
d. La del tejido mayor

1827. Las extensiones para citología ginecológicas vendrán fijadas en:

a. Alcohol etílico
b. En fresco
c. Citospray
d. En acetona

1828. Las muestras procedentes de punciones para tinción de Papanicolaou vendrán fijadas en:

a. Citospray
b. Acetona
c. Alcohol de 96º
d. En fresco

1829. Las muestras procedentes de punciones para May-Grünwald-Giemsa o Diff Quck deben venir en:

a. Citospray
b. Acetona
c. Alcohol de 96º
d. Dejar secar al aire

1830. Las muestras de orina deben de ser enviadas a Anatomía Patológica:

a. Fijadas en citospray
b. Fijadas en alcohol absoluto
c. Deben venir en fresco
d. Se deben conservar en frío

1831. En caso de no ser posible procesar en poco tiempo una orina, se debe fijar en:

a. Citospray
b. Alcohol etílico al 50% a un volumen igual o ligeramente superior al de la orina
c. Mantener en fresco
d. En acetona

1833. Los cepillados orofaringoesofagicos y bronquiales se fijan en:

a. Se pueden extender y fijar en Carbowax
b. No se extiende y se fija en citospray
c. Se extiende y se fija en etanol absoluto
d. Se puede extender y fijar en etanol al 96%

1834. La biopsia muscular debe ser enviada a Anatomía Patológica:

a. En formol al 10%
b. En alcohol al 96%
c. En fresco
d. En metanol absoluto

1835. En qué tipo de estudio rutinario no se realiza a la biopsia muscular:

a. Inmunoenzimático
b. Microscopia electrónica
c. Microscopia óptica
d. Citológico

1836. El proceso histológico del material de autopsia sigue en líneas generales:

a. La misma sistemática que cualquier biopsia
b. La sistemática es totalmente diferente
c. Sigue el mismo tratamiento que una biopsia intraoperatoria
d. Sigue el mismo tratamiento que una biopsia por congelación

1837. Fijador compatible con la mayor parte de tinciones rutinarias en Anatomía Patológica:

a. Cloruro de mercurio o sublimado
b. Formól
c. Acido pícrico
d. Glutaraldehido

**1838. NO es un agente descalcifi-
cante:**

a. Ácido nítrico
b. Acido clorhídrico
c. Acido sulfuroso
d. Acido crómico

**1839. Por su facilidad de manejo y
rapidez de acción. Cuál es la solución descalcificante más usada
para las técnicas histológicas de
rutina:**

a. Solución acuosa de ácido nítrico
b. EDTA
c. Bouin
d. Formalina y ácido nítrico

**1840. Después de cualquier proceso
de descalcificación química en el
que se ha empleado ácido es necesario eliminar el exceso de este
mediante lavado con...**

a. suero fisiológico
b. agua destilada
c. agua corriente
d. agua oxigenada

**1841. La descalcificación de los ci-
lindros de médula ósea se realiza
en:**

a. Acido nítrico
b. Líquido de Perenyi
c. Líquido de Bouin
d. Formalina y ácido nítrico

**1842. Cuando la biopsia es recibida
por el Técnico Especialista, lo primero que tiene que hacer es:**

a. Llevar la petición de estudio al registro
b. Comunicar al patólogo que ha llegado la
biopsia
c. Comprobar que la muestra viene identificada con los datos del paciente y estos
coinciden con los de la petición de estudio anatomopatológico
d. Registrar el volante de la petición de estudio

**1843. Una vez registrado el volante
de petición de estudio anatomopatológico, al bote que contiene la
muestra:**

a. Se le asignará el mismo número que al
volante de petición
b. Se le asignará el número de la sala de
corte
c. Ya ha sido identificada en la resección,
por lo que no procede darle número alguno
d. Se le asignará un número por orden de
llegada

**1844. La muestra debe venir sumer-
gida en medio fijador en proporción a un volumen:**

a. 15 a 2
b. 20 a 1
c. 30 a 1
d. 20 a 2

**1845. La formalina o formol comer-
cial viene en solución madre del
35 al 40%, tras lo que lo rebaja-
mos con agua en proporción del:**

a. 4'8%
b. 5%
c. 15%
d. 10%

**1846. Método de inclusión más co-
múnmente empleado y para las
biopsias de rutinas:**

a. Celoidina – parafina
b. Gelatina
c. Parafina
d. Metacrilato

**1847. Para una buena inclusión de la
biopsia en parafina es necesario:**

a. Una buena hidratación y eliminación del
alcohol en la pieza
b. Incrementar la temperatura de la parafina
c. El paso sucesivo de la muestra por alcoholes
d. Una buena deshidratación y aclaración
con líquidos intermedios

**1848. Para qué se utilizan los baños
sucesivos de alcohol en concentraciones crecientes:**

a. Hidratación
b. Descalcificación
c. Deshidratación
d. Aclarante

**1849. Las parafinas presentan una
temperatura de fusión de:**

a. 54-58° C
b. 60-65° C
c. 50-70 ° C
d. 60-90° C

**1850. En la confección del bloque la
orientación de la muestra se realiza en:**

a. Superficie fría
b. Placa fría
c. Placa caliente
d. Depósito de parafina

**1851. La biopsia intraoperatoria
para su procesamiento debe llegar:**

a. Incluida en medio fijador
b. En fresco
c. En suero fisiológico
d. Su procesamiento es inmediato, por lo
que es lo mismo

**1852. La muestra para estudio in-
traoperatorio se considera:**

a. Biopsia incisional
b. Biopsia excisional
c. Pieza Quirúrgica
d. Son correctas A y B

1853. El criostato:

a. Tiene los mecanismos de avance y rotación dentro de la cámara de congelación
b. Tiene el microtomo dentro de la cámara
de congelación
c. Corta mejor las muestras cuanto mas alta
es la temperatura
d. Mantiene la hoja de corte y el portabloques a diferente temperatura

**1854. La finalidad de los cortes por
congelación es:**

a. Conseguir cortes rápidos
b. La rapidez del proceso para contar con
cortes histológicos
c. Estudios que precisen realizar técnicas
de microscopia electrónica
d. Estudios que precisen la inclusión rápida

1855. El criostato:

a. No se suele utilizar en cortes seriados
b. Sus cortes suelen ser de 1 a 3 micras
c. Sus cortes suelen ser de 4 a 10 micras
d. La pieza se incluye en parafina

**1856. La muestra a la que se le ha
realizado la intraoperatoria tomamos una pequeña porción para
microscopia electrónica. Ésta la
fijaremos con:**

a. Glutaraldehido
b. Fijador de Orth
c. Fijador de Müller
d. Bouin Hollander

**1857. Tras el procesamiento de la
biopsia intraoperatoria por congelación y su diagnóstico, la muestra sobrante:**

a. Se incluirá en medio fijador
b. Se archivará tal cual
c. Se realizará su inclusión en parafina
d. Se realizará su inclusión en celoidina

**1858. La muestra para estudio de
microscopia electrónica la inclusión la realizaremos con:**

a. Gelatina
b. Epoxiresinas
c. Celoidina
d. Celoidina-parafina

1859. En la deshidratación de la muestra en microscopia electrónica, los tiempos de permanencia en los baños tienden a ser:

a. Más largos que en la inclusión en parafina
b. Igual que en la inclusión en parafina
c. Más cortos que en la inclusión en parafina
d. Son correctas A y B

1860. Una vez confeccionado el bloque para microscopia electrónica, para realizar los cortes utilizaremos:

a. Microtomo de oscilación
b. Microtomo de rotación
c. Microtomo de deslizamiento
d. Ultramicrotomo

1861. En microscopia electrónica las cuchillas más utilizadas para el corte son:

a. De acero inoxidable
b. De diamante
c. De vidrio
d. De níquel

1862. En microscopia electrónica, tras la fijación de la muestra, ésta se:

a. Hidrata
b. Incluye
c. Colorea
d. Deshidrata

1863. Al realizar los cortes representativos de la pieza quirúrgica, éstos:

a. Tienen que ir orientando en los casetes
b. No se tienen que identificar la zona de la que se toman
c. El grosor de los cortes da igual
d. En el tallado no se tiene por que orientar los cortes

1864. La cuchilla del microtomo, con respecto a la muestra a cortar, ha de formar un ángulo de entre:

a. 5 y 10º
b. 10 y 20º
c. 10 y 15º
d. 20 y 30º

1865. El estirado de los cortes se hará en baño de agua caliente a una temperatura de:

a. 40º C
b. 50º C
c. 60º C
d. 45º C

1866. Cuando los cortes histológicos salen con efecto persiana es debido a:

a. Enfriamiento brusco
b. Deshidratación incompleta
c. Vibraciones e inclinación deficiente de la cuchilla
d. Posible dureza del tejido

1867. El estómago presenta:

a. 3 Capas: Mucosa, Submucosa y Muscular
b. 4 Capas: Mucosa, Submucosa, Muscular y Serosa
c. 3 Capas: Mucosa, Muscular y Serosa
d. 4 Capas: Mucosa, Subserosa, Muscular y Serosa peritoneal

1868. El cuerpo y el fondo del estómago presentan glándulas...

a. fúndicas en la serosa
b. de Liebekühn
c. fúndicas en la mucosa
d. cardiacas

1869. En el estómago nos encontramos con células:

a. Langerhans
b. Grandes
c. Cuboides ciliadas
d. Parietales

1870. El revestimiento epitelial superficial del estómago está constituido por células:

a. Células mucosas prismáticas
b. Células planas
c. Células ciliadas
d. Células caliciformes

1871. Las invaginaciones del epitelio de revestimiento del estómago forman depresiones microscópicas llamadas:

a. Hendiduras gástricas
b. Fosetas epiteliales
c. Hendiduras epiteliales
d. Fosetas gástricas

1872. Las células responsables de la producción del ácido clorhídrico del jugo gástrico son:

a. parietales
b. mucosas
c. argentafines
d. principales

1873. La capa muscular está formada por células:

a. parietales
b. mesenquimales
c. lisas
d. principales

1874. En el estómago la capa media circular forma parte de la:

a. Mucosa
b. Muscular
c. Submucosa
d. Serosa

1875. En el estómago Los nódulos linfoides se encuentran frecuentemente en:

a. Lámina propia de la mucosa y submucosa
b. Capa serosa
c. Capa muscular
d. En el mesotelio

1876. En el estómago pilórico, se encuentran las células G, cuya secreción es:

a. Gastrina
b. Serotonina
c. Enteroglucagón
d. Histamina

1877. Las células argentafines del estómago, llamadas células D, segregan:

a. Gastrina
b. Somatostatina
c. Colecitoquinina
d. Enteroglucagón

1878. Las células argentafines denominadas células A, situadas en el estómago fúndico, segregan:

a. Gastrina
b. Serotonina
c. Enteroglucagón
d. Secretina

1879. Los colorantes que tiñen estructuras básicas son:

a. Básicos
b. Neutros
c. Ácidos
d. Son ciertas A y B

1880. Propiedad que tienen algunos tejidos de reducir el nitrato de plata amoniacal a plata metálica sin intervención de agentes reductores externos:

a. Argerofobia
b. Argerofilia
c. Argentafinidad
d. Argirofilia

1881. Propiedad que poseen determinadas estructuras tisulares de unirse a los iones de plata:

a. Argerofobia
b. Argerofilia
c. Argentafinidad
d. Argirofilia

1882. Las fibras reticulares en las impregnaciones argénticas, aparecen:

a. Color castaño
b. En negro
c. Azul
d. Rosa

1883. Con el tricrómico de Masson, las fibras musculares se tiñen de:

a. Azul intenso
b. Rojo vivo
c. Azul pálido
d. Verde

1884. Para la demostración de las fibras elásticas se empleará:

a. Método de orceína
b. Impregnaciones argénticas
c. PAS
d. Sudan IV

1885. Las fibras de colágena, por el tricrómico de Masson se tiñen de:

a. Negro
b. Rosa
c. Verde
d. Rojo

1886. Con la tinción de Gram, las bacterias Gram +, se tiñen de:

a. Azules
b. Rojas
c. Verdes
d. Violeta

1887. Con la tinción de Gram, las bacterias Gram -, se tiñen de:

a. Azules
b. Rojas
c. Verdes
d. Violeta

1888. Técnica de tinción para las micobacterias:

a. Gram
b. Levaditi
c. Ziehl-Neelsen
d. Orceina

1889. El ARN se distingue del ADN mediante la técnica:

a. Verde metil pironina
b. Reacción PAS
c. Azul de Perls
d. Técnica de may

1890. Entre los tumores malignos del estómago se encuentra:

a. Adenocarcinoma y leiomiosarcoma
b. Adenoma
c. Carcinoma de células pequeñas
d. Condroma

1891. El adenocarcinoma enteroide se caracteriza por:

a. Células de gran tamaño de morfología poligonal o redondeada
b. Los citoplasmas son vacuolados
c. Células pleomórficas y fusiformes
d. Células pequeñas

1892. Para la deshidratación en microscopia electrónica se emplea:

a. Tolueno
b. Acetona
c. Benceno
d. Cloroformo

1893. La pieza quirúrgica es estudiada:

a. Para realizar el diagnóstico previo
b. Para ver posible afectación de los bordes de resección
c. Su estudio no sirve para sentar un pronóstico
d. Para tener completo el archivo del caso

1894. Excepto el esófago, el tubo digestivo está constituido por un epitelio:

a. Estratificado pavimentoso
b. Seudoestratificado
c. Simple
d. Estratificado prismático

1895. Para la identificación de hongos, con la técnica de Grocott, éstos se tiñen de:

a. Verde
b. Negro
c. Rojo
d. Violeta

1896. Las células argentafines, situadas en el estómago fúndico, denominadas Enterocromafín (E.C.L.) segregan:

a. Gastrina
b. Enteroglucagón
c. Secretina
d. Histamina, Serotonina y Dopamina

1897. En la mesa de tallado de las biopsias intraoperatorias podemos encontrar todos estos instrumentos, EXCEPTO:

a. Tijeras y pinzas
b. Reglas graduadas
c. Gradillas metálicas
d. Bisturís

1898. Los cortes del criostato están aplastados y de consistencia semi-líquida, el problema es debido a:

a. La criocámara demasiada fría
b. Muestra no está lo suficientemente fría
c. Cuchilla demasiada fría
d. Placa anti-roll está demasiado fría

1899. Ángulo determinado por el plano que se apoyan sobre la faceta superior del filo de la cuchilla y la superficie del bloque:

a. Ángulo libre
b. Ángulo de inclinación
c. Ángulo de corte
d. Ángulo regular

1900. Si los cortes que se realizan en el criostato no se estiran bien a pesar de haber seleccionado la temperatura apropiada y a pesar de qué la placa anti-roll está correctamente ajustada es debido a:

a. Cuchilla y placa anti-roll sucias ó anti-roll dañado y cuchilla sin filo
b. Muestra no está suficientemente fría o cuchilla y anti-roll aún no están fríos
c. Criostato expuesto a corriente de aire (ventanas o puertas)
d. Carga electroestática en el ambiente

1901 A	1926 C	1951 A	1976 A
1902 C	1927 A	1952 B	1977 C
1903 B	1928 B	1953 C	1978 C
1904 A	1929 D	1954 A	1979 B
1905 D	1930 C	1955 C	1980 D
1906 A	1931 A	1956 A	1981 C
1907 B	1932 B	1957 B	1982 C
1908 B	1933 D	1958 D	1983 B
1909 C	1934 C	1959 B	1984 A
1910 D	1935 C	1960 A	1985 A
1911 C	1936 D	1961 D	1986 A
1912 A	1937 B	1962 B	1987 D
1913 B	1938 C	1963 B	1988 B
1914 C	1939 B	1964 D	1989 A
1915 A	1940 D	1965 A	1990 C
1916 A	1941 A	1966 B	1991 B
1917 B	1942 B	1967 A	1992 C
1918 C	1943 C	1968 C	1993 B
1919 A	1944 C	1969 D	1994 D
1920 D	1945 B	1970 A	1995 A
1921 C	1946 C	1971 B	1996 C
1922 C	1947 D	1972 D	1997 B
1923 A	1948 B	1973 A	1998 C
1924 C	1949 B	1974 C	1999 B
1925 B	1950 C	1975 B	2000 D

Fallos:

1901. Si los cortes del criostato se despegan del portaobjeto durante su tinción, es debido a:

a. Cortes gruesos o que tienen muchas grasas

b. Portaobjeto caliente a la hora de recoger el corte

c. El corte está demasiado frío

d. Superficies del corte con rugosidades

1902. Los cortes del criostato quedan enrollados sobre la placa anti-roll, esto es debido a:

a. La cuchilla desechable no está bien fijada

b. Filo de la cuchilla dañado y borde anti-roll dañado

c. Placa anti-roll no está correctamente ajustada

d. La muestra no está congelada fijamente sobre la pletina portabloque

1903. La muestra congelada de la biopsia intraoperatoria ya cortada, se procesa y se tiñe de hematoxilina-eosina, esto se hace para:

a. Una vez realizado los cortes en el criostato, el resto de muestra se desecha

b. Confirmar diagnóstico intraoperatorio y especificar el tipo de tumor

c. El diagnóstico sé confirma en el proceso del estudio intraopertorio de ese día

d. Todo el procesamiento y cortes de técnicas se hace el mismo día que llega la biopsia intraoperatoria al laboratorio de anatomía patológica

1904. Los cortes del criostato son finos y gruesos alternativamente, es debido a:

a. La temperatura y el perfil de la cuchilla no son apropiados para las muestras

b. Filo de la cuchilla y borde de la placa anti-roll dañado

c. Selección del ángulo libre a 15º

d. Articulación esférica del cabezal portamuestra no está bien sujeto

1905. Si la biopsia intraoperatoria debe ser lavada por su gran contenido en sangre, moco, etc. se realiza con:

a. Agua corriente

b. Alcohol 50º

c. Agua destilada

d. Suero fisiológico

1906. Los cortes del criostato ya estirado se enrollan al despegar la placa anti-roll, esto es debido a:

a. La temperatura de la placa anti-roll demasiada alta

b. No hay carga electroestática o corriente de aire

c. La temperatura seleccionada demasiada baja para el tipo de tejido

d. La temperatura de la cuchilla es demasiada alta

1907. En las biopsias intraoperatorias de mamas, además de los cortes por congelación en el criostato, también se realiza:

a. Cortes de grasa, para sus posteriores estudios

b. Una impronta de tumor para estudios citológicos

c. Cortes no seriados para estudios rutinarios

d. Cortes gruesos para técnicas biológicas moleculares

1908. Para la limpieza diaria del criostato basta con quitar los desechos de los cortes mediante:

a. Una espátula

b. Un pincel frío

c. Una pinza a 37ºC

d. Una bayeta a temperatura ambiental

1909. Los cortes del criostato no se estiran bien por:

a. Angulo incorrecto

b. Cuchillas sin filo y temperatura alta de la muestra

c. Muestra no está suficientemente fría o muestra de gran tamaño

d. Perfil de la cuchilla no apropiado para la muestra

1910. El panóptico rápido es una técnica usada en el diagnóstico de impronta o citología de biopsia intraoperatoria; sus colorantes son según su orden de uso:

a. Colorante nuclear, citoplasmático y fijador

b. Colorante citoplasmático, nuclear y fijador

c. Fijador, colorante nuclear y citoplasmático

d. Fijador, Colorante citoplasmático y nuclear

1911. Antes de cualquier manipulación de cuchilla o muestra, así como antes de cada cambio de muestra y durante las pautas de trabajos en el criostato, hay que:

a. Limpiar y desinfectar la criocámara

b. Desactivar el sistema anti-roll

c. Bloquear el volante

d. La criocámara debe de tener la temperatura adecuada

1912. En la técnica del panóptico rápido, los porta objetos teñidos:

a. No hace falta montarlos con el cubreobjetos

b. Siempre hay que montarlos con el cubreobjeto

c. Los cortes montados con cubreobjetos pierden calidad en la coloración con el tiempo

d. Los portaobjetos sin montar con el cubreobjetos no se pueden ver al microscopio

1913. Para prevenir posibles efectos nocivos de los rayos ultravioletas sobre la salud, la desinfección con ultravioletas del criostato se hará:

a. Cuando el personal sanitario no estén en la habitación
b. Con la ventana corrediza completamente cerrada del criostato
c. Una vez al mes y por el servicio técnico
d. Con la ventana abierta para que los rayos ultravioleta no se concentré en la criocamara

1914. NO será una medida de seguridad con el criostato:

a. Manejar con cuidado las cuchillas
b. Siempre colocar primero la muestra en el portabloque y luego la cuchilla
c. Al manipular la cuchilla o la muestra, el volante debe estar desbloqueado
d. Un contacto prolongado de la piel con piezas congeladas pueden causar quemaduras por congelación

1915. El lugar de instalación del criostato debe de reunir las siguientes condiciones, EXCEPTO:

a. Temperatura ambiental inferior a 22º C
b. Ausencia de insolación directa
c. Ausencia de corriente de aire
d. Suelo exento de vibraciones

1916. La descongelación de la cámara criostática se debe hacer:

a. Una vez cada 24 h
b. Una vez a la semana
c. Una vez al mes
d. Nunca se debe descongelar la cámara criostática

1917. Cuando las secciones del criostato son quebradizas o rotas es debido a:

a. Muestra con gran superficie
b. Muestra demasiada fría
c. Muestra contiene grasa
d. Cuchilla demasiado fría

1918. Ruido raspante durante el corte y durante el movimiento de retorno de la muestra hacia arriba, es debido a:

a. Borde de la placa anti-roll dañado
b. Muestra demasiada fría y dura
c. Placa anti-roll sobresale demasiado del filo de la cuchilla y fricciona la muestra
d. El filo de la cuchilla necesita afilado

1919. Para realizar la congelación de la muestra en la pletina portamuestra, ésta debe estar:

a. A la misma temperatura que el criostato
b. La temperatura de las pletinas portamuestras no tienen importancia
c. Las pletinas portamuestras y la cuchilla tienen que tener distintas temperatura
d. Las pletinas portamuestras y la cuchilla deben estar a temperatura ambiente

1920. Los accesorios necesarios para el corte en el criostato como el pincel, aguja, etc. deben estar:

a. A temperatura ambiente
b. No importa la temperatura que tengan
c. Calentar antes de usar
d. A la misma temperatura que el interior del criostato

1921. El criostato es de uso común para realizar no solo intraoperatoria, sino también otros estudios, EXCEPTO:

a. Estudios para técnicas histoquímicas
b. Estudios para técnicas de inmunofluorescencia para tejido renal
c. Estudios para técnicas histopatológicas rutinarias
d. Estudios para técnicas de inmunofluorescencias para tejido cutáneo

1922. Las capturas de los cortes en el criostato se realizan mediante:

a. Un pincel frío
b. Aguja histológica a temperatura ambiente
c. Portaobjeto a temperatura ambiente
d. Una pinza de punta fina fría

1923. El criostato posee en su interior un micrótomo:

a. de rotación tipo Minot
b. de portabloque deslizante tipo Leitz
c. deslizante tipo Teтränder
d. de cuchilla móvil tipo Reichet-Jung

1924. Dentro de la cámara fría del criostato la temperatura normalmente es de:

a. -60ºC
b. -50ºC
c. -20ºC
d. -30ºC

1925. Para orientar correctamente la cuchilla del micrótomo del criostato hay que tener en cuenta que existen cuatro ángulos de control de la incidencia del bloque sobre la cuchilla. De estas respuestas cuál NO es un ángulo de incidencia:

a. Ángulo de incidencia
b. Ángulo regular
c. Ángulo de corte
d. Ángulo libre

1926. Las secciones obtenidas con el micrótomo del criostato para intraoperatorias son extremadamente delgadas. Su espesor oscila entre:

a. 9 y 10 micras
b. 0,5 y 2 micras
c. 4 y 6 micras
d. 7 y 9 micras

1927. Si la temperatura de la cámara de corte del criostato no es suficientemente baja, puede forzarse el mantenimiento de la congelación con:

a. Gas freón
b. Isopentano -50ºC
c. Nitrógeno líquido
d. Anhídrido carbónico

1928. Las biopsias intraoperatorias son enviadas al laboratorio de anatomía patológica envueltas en gasas estériles y...

a. sobre hielo picado
b. empapada en suero fisiológico
c. empapadas en fijador
d. empapadas en fijador

1929. Para realizar el corte en el micrótomo existen dos partes en que una es móvil y otra es fija. Cuál es cada una:

a. Cuchilla de movimiento semicircular y portabloques fijos
b. Cuchilla de movimiento lateral y portabloques móvil
c. Cuchilla semimóvil y portabloques fijo
d. Cuchilla fija y portabloque móvil

1930. Para la realización de la técnica histoenzimática es imprescindible que la congelación de la muestra no se haya realizado lentamente, ya que produce gran formación de:

a. La velocidad de congelación no importa
b. Cristales supratisular de hielo
c. Cristales intratisular de hielo
d. Cristales extratisular de hielo

1931. Congelación de las muestras para obtener cortes para técnicas de histoenzimático inmunoquímica:

a. Isopentano -50ºC en el interior de un termo con nitrógeno líquido
b. Isopentano -50ºC en el interior de un termo como medio sintético OCT
c. Nitrógeno líquido en el interior de su termo con isopentano -50ºC
d. Nitrógeno líquido en el interior de un termo con medio sintético OCT

1932. La técnica de coloración para teñir las secciones de una biopsia intraoperatoria es:

a. Hematoxilina ácida de Ehrlich
b. Hematoxilina-eosina
c. Hematoxilina de la Delafield
d. Hematoxilina acida fosfatúngstica

1933. NO forma parte de un micrótomo:

a. Portabloques
b. Portacuchillas
c. Mecanismo de avances del portabloque
d. Mecanismo de avances vertical de la cuchilla

1934. Durante el proceso del diagnostico intraoperatorio se deben hacer los cortes en:

a. Gelatina y congelación
b. Celoidina y congelación
c. Solo en congelación
d. Parafina y congelación

1935. La biopsia intraoperatoria de ganglios linfáticos vecino a un tumor tiene por objeto:

a. No tienen ningún interés
b. Estudia las posibles infecciones
c. Comprobar si hay metástasis
d. Comprobar si tiene suficiente linfa

1936. La utilización del nitrógeno líquido sin precaución puede producir:

a. Irritación nasal
b. Mareos
c. Vómitos
d. Quemaduras

1937. Las cuchillas del micrótomo del criostato son:

a. Bicóncavas en ambas caras
b. Biplana, en cuña o tipo C
c. Plano cóncava
d. Biplano con faceta

1938. Terminando los estudios de las biopsias intraoperatorias se procede:

a. El bloque congelado de la biopsia intraoperatoria se tira y el resto se fija en formol
b. Se tira todo ya que el estudio intraoperatorio se ha terminado
c. El bloque congelado y el resto de las biopsias intraoperatorias se fijaran en formol
d. El bloque congelado se fijara en formol y el resto se tira

1939. Sobre los cortes de biopsias intraoperatorias de mamas:

a. Su gran tamaño dificulta el corte
b. La gran cantidad de grasa dificulta el corte
c. Al ser tejido blando se corta bien
d. Es el tejido ideal para congelar

1940. Para realizar cortes de calidad en el criostato la muestra debe cumplir unos requisitos NO sería una muestra adecuada:

a. La muestra congelada no tiene que tener en su interior restos de puntos o grapas…
b. Las calcificaciones deben ser mínimas para no dificultar el corte
c. La muestra deben ser la más representativa del tumor
d. La muestra con grasa debe ser la más representativa

1941. Cuando se realizan cortes criostáticos para técnicas histoenzimáticas es fundamental fijar los cortes en:

a. Acetona 100%
b. Formol 10%
c. Etanol 100%
d. Acetato uranio

1942. Las biopsias cutáneas o tipo 'punch' que se corten en el criostato deben seguir el sentido de corte de:

a. Epidermis hacia el tejido adiposo subcutáneo
b. Tejido adiposo subcutáneo hacia la epidermis
c. Epidermis a la dermis
d. En muestra congelada la orientación no es importante

1943. La biopsia muscular debe ser remitida en fresco, con objeto de que el muestreo del material para diversas técnicas de estudios sea lo más correcta posible. NO es el procedimiento correcto:

a. Realización de secciones perpendiculares al eje longitudinal de la biopsia
b. Congelación inmediata con ISO pentano o nitrógeno líquido
c. El material sobrante sea fijado en acetona
d. Una porción de tejido sea fijada en glutaraldehído

1944. El transporte del material desde quirófano al laboratorio de anatomía patológica de biopsias intraoperatoria cerebral se debe realizar en:

a. Envueltas en gasas estériles empapadas en suero fisiológico
b. Envueltas en gasa estériles y sobre hielo picado
c. Sobre laminas de polietileno o papel aluminio, que permite cubrirla en su totalidad
d. Sobre una bandeja envuelta en un paño de quirófano

1945. En el estudio macroscópico de la biopsia intraoperatoria cerebral se recogen fragmentos para diversas técnicas cuál NO es correcta en el protocolo habitual:

a. Fragmentos en fresco
b. Fragmentos que se fijarán en líquido carnoy
c. Fragmentos que se fijarán en glutaraldehído
d. Fragmentos que se fijarán en formalina tamponada 10%

1946. La biopsia de nervio periférico debe ser remitida inmediatamente, y en fresco, al laboratorio de AP. El protocolo realizado habitualmente NO comprende:

a. Medida de longitud y diámetro del fragmento biopsico
b. Sección de un segmento en longitudinal tomado en un extremo para fijarlo en glutaraldeido
c. Sección del segmento de un extremo para fijarlo en solución Baker
d. Para disecciones de fascículos nervioso se fijaran en solución de glutaraldehído 2% en tampón Cacodilato 0.1M

1947. La biopsia renal es enviada en fresco al laboratorio anatómico patológico, las secciones que se seleccionan se fijara según técnica de estudio a realizar, EXCEPTO:

a. Isopentano -50ºc para técnicas inmunofluorescencia
b. Glutraldehido para microscopia electrónica
c. Formalina tampona para microscopia óptica
d. Anhídrido carbónico para micrótomo de congelación

1948. La forma de envió al servicio de anatomía patológica de biopsias hepáticas depende del diagnostico, cuál es FALSA:

a. En fresco para examen con luz ultravioleta
b. Fijado en formol tamponado para estudios enzimáticos
c. En fresco para estudio de lípidos o glucógenos
d. Fijado en glutaraldehído para microscopia electrónica

1949. Los cortes del criostato son de borde ondulado; esto es debido a:

a. Muestra demasiada fría
b. Filo de la cuchilla dañada
c. Angulo incorrecto de corte
d. Borde de la placa anti-roll no sobresale del filo d la cuchilla

1950. Diferencia fundamental entre el criostato y el micrótomo de parafina:

a. Porta-bloque
b. El sistema de avance de la cuchilla
c. Placa anti-roll
d. Porta-cuchilla

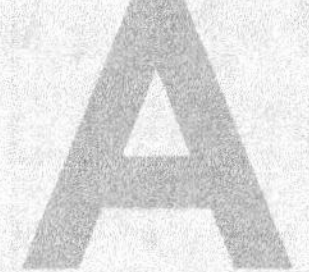

María fue siempre una mujer muy activa y desde joven vivió una vida muy intensa que la llevó por medio mundo. Siempre se preocupó de todos sus exámenes de salud, de forma que guarda todas las citologías de cuello uterino que se fue haciendo desde su juventud. Pasamos a discutirlas.

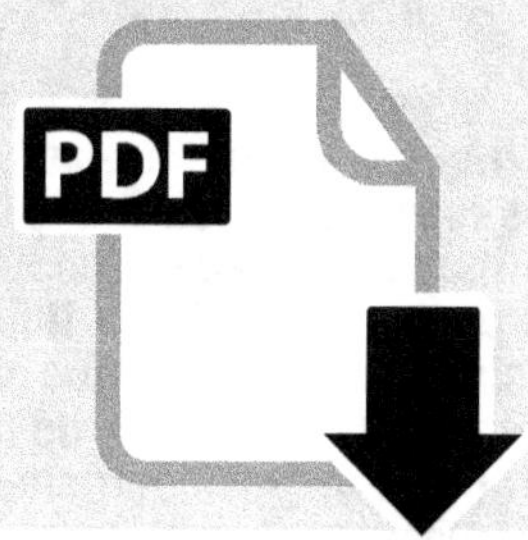

Disponibles a color en este link: **www.cacahuetest.com/ap/preguntascolor.pdf**

1951. La primera citología, tomada con apenas 17 años, es la que se ilustra en la figura inferior:
(a color en la página 1 del PDF)

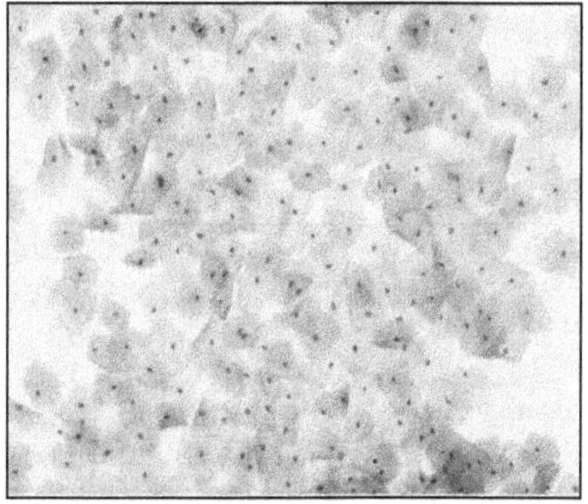

a. Es una citología normal
b. Muestra un extendido hipoestrogénico
c. Muestra atipia leve
d. Muestra atipia intensa

1952. A los pocos meses, María notó flujo, por lo que acudió a su médico general, que le tomó otra citología, que es la que se ilustra en la imagen inferior:
(a color en la página 2 del PDF)

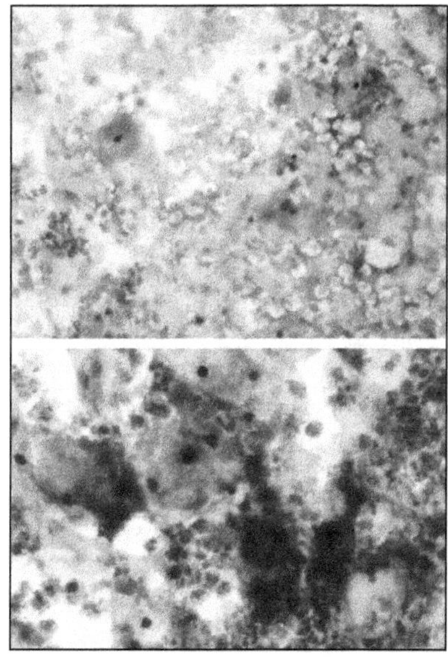

a. Es una citología normal
b. Es una vaginosis
c. Candidiasis
d. Lesión intraepitelial de bajo grado (LSIL)

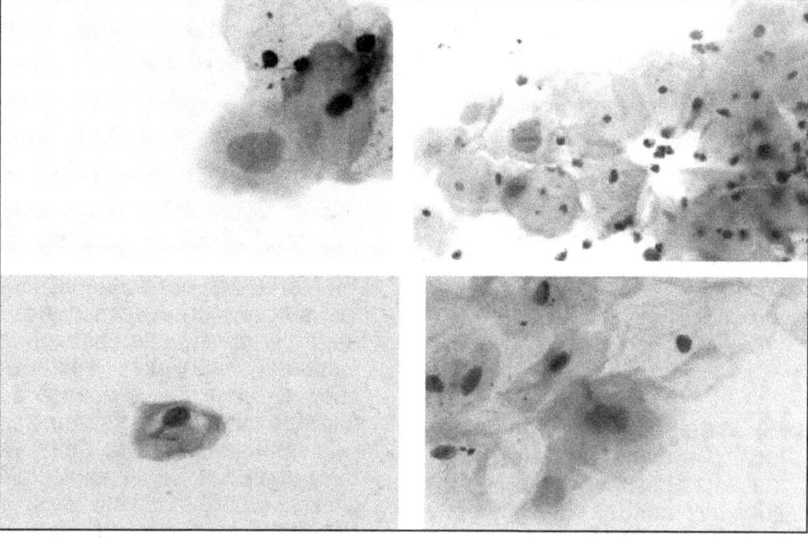

1953. Ya con 20 años, María pasó una fase emocional muy intensa, durante la cual mantuvo relaciones sexuales frecuentes, por lo que decidió tomar anticonceptivos orales. Después de unos meses, se realizó otra citología de cuello uterino, de la que mostramos cuatro imágenes (arriba). (a color en la página 3 del PDF). Diagnóstico citológico más probable:

a. Vaginosis
b. Candidiasis
c. Lesión intraepitelial escamosa de bajo grado (LSIL)
d. Carcinoma de células escamosas

1954. En referencia al diagnóstico derivado de la pregunta anterior, hoy en día, una mujer con 20 años, sin otros antecedentes de interés, a la que se le realiza ese diagnóstico. Lo siguiente será:

a. Repetir toma citológica a los 6 meses
b. Realizar determinación molecular de HPV
c. Realizar una colposcopia
d. Realizar una biopsia de cuello

1955. El carcinoma de células escamosas de cuello uterino es una enfermedad:

a. contra la que no es posible prevenir
b. de la que es posible realizar sólo prevención primaria
c. de la que es posible realizar prevención primaria y secundaria
d. contra la que aún no se dispone de vacunas que puedan prevenir su aparición

1956. El carcinoma de células escamosas de cuello uterino:

a. Se relaciona con diferentes tipos de virus HPV, más frecuentemente con los tipos 16 y 18, entre otros
b. No se conoce con qué tipos de HPV se relaciona
c. Se relaciona con diferentes tipos de virus HPV, más frecuentemente con el tipo 99
d. Se relaciona, sobre todo, con infección previa por virus herpes genital

1957. En referencia con la historia natural de la infección genital por virus del papiloma humano (HPV):

a. Es independiente de la edad de la mujer
b. Las infecciones en chicas jóvenes (de menos de 25 años) suelen aclararse solas
c. Las infecciones en mujeres de más de 35 años suelen derivar, casi siempre, en lesiones preinvasivas
d. Habitualmente, requiere pocos meses para desarrollar una lesión escamosa preinvasiva

1958. Situación de cribado citológico más generalizada en España:

a. Cribado poblacional
b. No se realiza cribado
c. Cribado molecular generalizado
d. Cribado oportunista

1959. Retomamos la vida de María. Dos años más tarde, con 22, volvió a su médico. Estaba preocupada porque tenía flujo blanquecino vaginal, por lo que se realizó otra toma citológica, de la que se adjuntan dos imágenes (abajo) (a color en la página 4 del PDF). **El diagnóstico sería:**

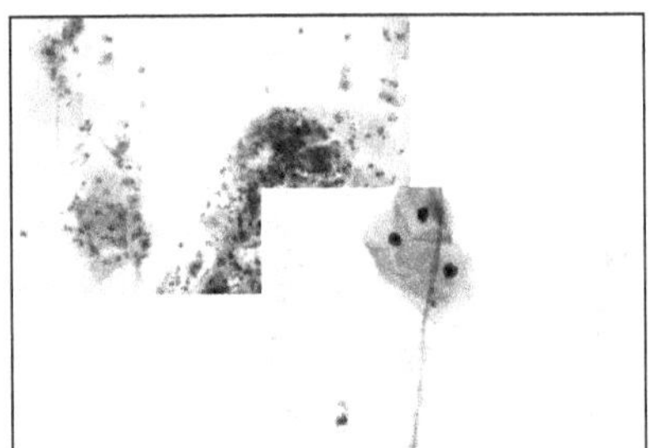

a. Vaginosis
b. Candidiasis
c. Infección por virus herpes
d. Infección por actinomices

1960. María recibió un tratamiento local con óvulo vaginales, y las molestias desaparecieron. Se realizó otro control citológico, que mostramos. En referencia a esta citología de la imagen inferior (a color en la página 5 del PDF), **en ella se ven:**

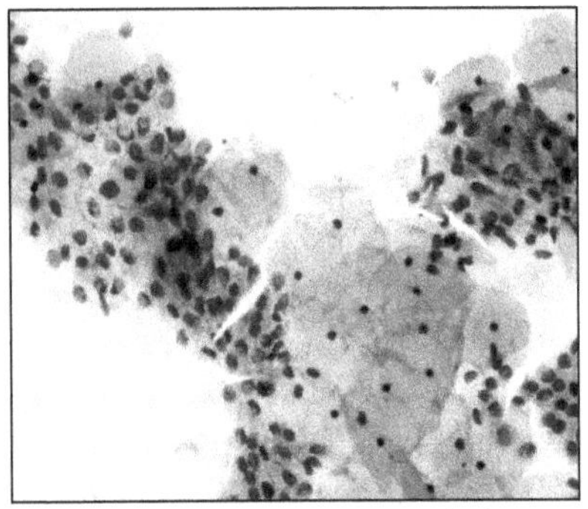

a. Células escamosas y endocervicales normales
b. Células escamosas anormales
c. Células endocervicales anormales
d. Adenocarcinoma de cuello uterino

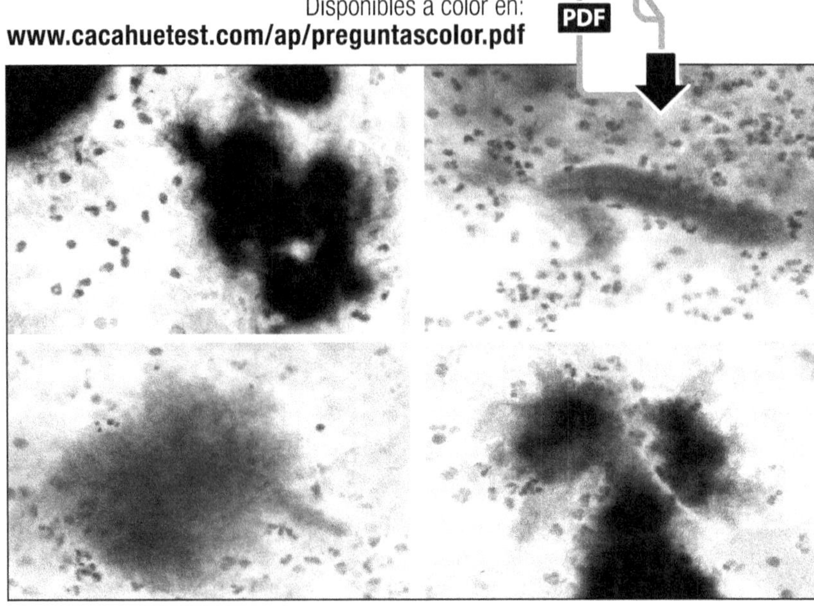

1961. María, después de tantos sustos, se tomó un descanso y durante varios años se abstuvo de mantener relaciones sexuales nuevas, hasta que se cansó de una vida tan austera, y retomó su vida sentimental previa. Como ya tenía una edad (40 años), decidió ponerse un DIU. 1 año más tarde, y tras haberse reencontrado con antiguas parejas, volvió a realizarse un control rutinario, cuyas cuatro imágenes mostramos arriba (a color en la página 6 del PDF). **Esta citología es una:**

a. candidiasis
b. trichomoniasis
c. infección por herpes genital
d. infección por Actinomices

1962. Este último episodio se resolvió satisfactoriamente y prosiguió su andadura por el mundo. Con 42 años, volvió a tener problemas, con un flujo maloliente vaginal, por lo que de nuevo se realizó esta toma citológica de la imagen inferior (a color en la página 7 del PDF). **Se trata de:**

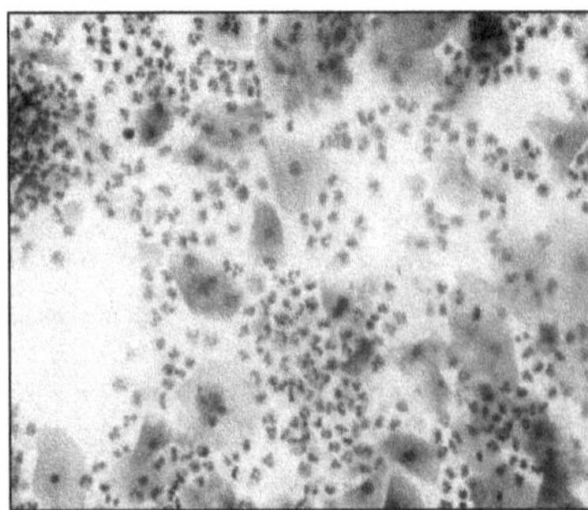

a. Una candidiasis
b. Una trichomoniasis
c. Una infección por HPV
d. Una citología normal

1963. Ya con 45 años decidió retomar una vida más tranquila, lejos de sus antiguas parejas. Decidió que se haría un último control citológico, que adjuntamos junto con la imagen de la biopsia que se tomó consecuentemente. En estas 4 imágenes inferiores (a color en la página 8 del PDF), **se observa:**

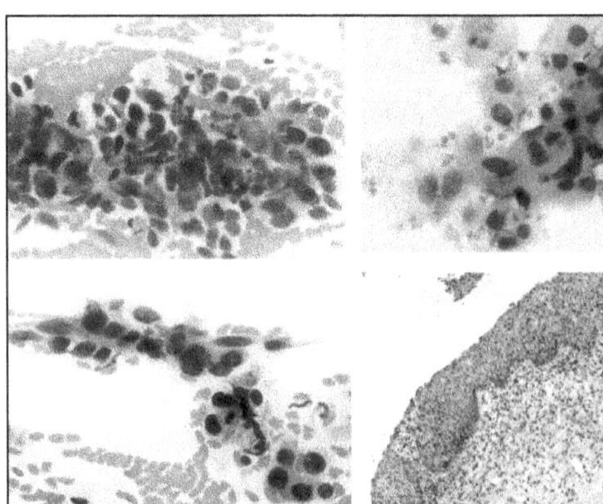

a. Una lesión intraepitelial escamosa de bajo grado (LSIL)
b. Una lesión intraepitelial escamosa de alto grado (HSIL)
c. Un adenocarcinoma
d. Una atipia de células escamosas indeterminada (ASCUS)

1964. En relación con el diagnóstico derivado del último control citológico y la biopsia correspondiente a los 45 años debería realizarse:

a. Una nueva biopsia
b. Una histerectomía
c. Un tratamiento con radioterapia
d. Una conización

1965. Sobre la Tinción usada como estándar para el cribado citológico de cáncer de cuello de útero:

a. Es la tinción de Papanicolaou
b. Es una tinción de Tipo Romanowski
c. La tinción estándar requiere al menos 2 h
d. Habitualmente no contiene hematoxilina

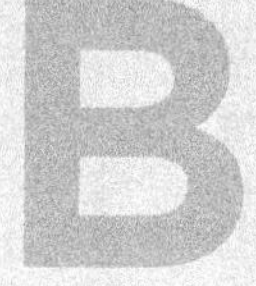

Supuesto Práctico B. En el servicio de Anatomía Patológica recepcionamos un cilindro renal en fresco acompañado de una petición de estudio anatomopatológico que nos informa de un paciente con enfermedad renal (nefropatía cambios mínimos). El estudio lo solicitan exclusivamente para microscopía electrónica. El proceso requiere la manipulación individualizada para su fijación, ya que el fijador estándar y los tiempos tampoco se adaptan a los aplicados al resto de biopsias y el departamento no cuenta con un procesador de muestras automático por lo que su trato será manual. El técnico se encargará de realizar todos los pasos necesarios hasta el final del proceso.

1966. Sobre el microscopio electrónico de barrido:

a. Fue introducido en el año 1838
b. No es necesario que los electrones atraviesen la muestra para realizar el estudio ultraestructural
c. Los electrones atraviesan la muestra y son recogidos en el haz de fotones
d. Posee muchas semejanzas con el microscopio de transmisión

1967. La fijación de las muestras para visualizarlas al microscopio electrónico de transmisión se hace preferentemente por fijadores químicos, El más usado en este tipo de microscopio es:

a. Glutaraldehído   b. Ácido acético
c. Solución de Allen   d. Alcohol

1968. En referencia al estudio de los tejidos con el microscopio electrónico de barrido:

a. La muestra es incluída en una película de plata
b. La deshidratación de las muestras se realiza en concentraciones crecientes de alcohol
c. Se fija la muestra, se deshidrata por desecación del punto crítico, se cubre con una película evaporada de oro-carbón y se monta
d. Se fija la muestra, se incluye en parafina

1969. Para poder observar los cortes al microscopio electrónico de barrido es necesario conseguir una completa desecación de la muestra, esto se puede conseguir a través del secado mediante punto crítico. Cuáles serían la temperatura y presión correctas:

a. 121°C y 1 atm de presión
b. 100°C y 90 atm de presión
c. 50°C y 100 atm de presión
d. 31,1°C y 72,9 atm de presión

1970. Para poder conseguir cortes ultrafinos y estudiar correctamente la muestra que nos han enviado, la inclusión del tejido se debe hacer en:

a. Metacrilato o Araldita, según el caso
b. Parafina
c. Celoidina
d. Nitrógeno líquido

1971. Tipos de cuchillas más utilizadas en microscopía electrónica

a. De metal   b. De vidrio
c. Desechables   d. De diamante

1972. Necesitan reforzar el contraste de la imagen con colorantes electrónicos los cortes ultrafinos procedentes de:

a. parafina
b. celoidina
c. una reinclusión en parafina
d. procesado con araldita o epon (resinas)

1973. Cuando realizamos cortes de hueso o incrustaciones minerales en el ultramicrotomo. Qué tipo de cuchilla se debe utilizar:

a. De diamante   b. De metal
c. Desechable   d. De vidrio

1974. Sobre la desecación de la muestra para el estudio ultraestructural y utilizar el microscopio de barrido, la técnica se efectuará mediante:

a. Liofilización
b. Secado en estufa, a 148°C durante 10 min.
c. Secado mediante punto crítico
d. Secado en estufa a 158°C durante 10 min.

1975. Es una ventaja del Tetraóxido de Osmio:

a. Su acción sobre los componentes del tejido es muy lenta
b. Su presencia permite un aumento de contraste de la imagen
c. Su uso es recomendable como medio de inclusión en microscopía electrónica
d. Su presencia permite una disminución de contraste de la imagen

1976. Uno de los siguientes componentes mencionados NO pertenece al microscopio electrónico:

a. Objetivo de inmersión en aceite
b. Sistema de vacío
c. Lente condensadora
d. Cañón de electrones

1977. En el contexto del microscopio electrónico de transmisión, cuando realizamos cortes del tejido en el ultramicrotomo y aparecen ranuras y rayas verticales en los cortes perpendiculares al eje de la cuchilla. A qué es debido:

a. Burbujas que quedaron en la polimerización
b. Existe diferencia de dureza dentro de la muestra
c. Defectos en el filo de la cuchilla
d. Inclusión incorrecta

1978. Sobre el cilindro renal, cuando se recibe en AP para microscopía electrónica se procede a tallarlo en pequeños cubos tisulares de:

a. 2 mm   b. 2,5 mm   c. 1 mm   d. 3 mm

1979. Se usan muestras tan pequeñas ("cubos o dados de tejido milimétricos") porque...

a. El deshidratante es lento
b. El fijador es lento y necesita penetrar
c. El deshidratante es rápido
d. El fijador es rápido y necesita penetrar

1980. La técnica de tinción de cortes ultrafinos en microscopía electrónica se basa en aplicar:

a. un colorante ácido
b. un colorante básico
c. una sustancia de número atómico bajo
d. una sustancia de número atómico alto

1981. En el proceso de tinción en microscopía electrónica para cortes ultrafinos se usa colorante:

a. Glutaraldehído
b. Oxido de propileno
c. Acetato de Uranilo
d. Rojo Congo

1982. En microscopía electrónica, y en referencia al tallado del bloque cuando lo piramidamos (forma de pirámide truncada) pretendemos darle el tamaño adecuado y poder obtener cortes seriados. Los lados del bloque deben quedar:

a. Circulares   b. Perpendiculares
c. Paralelos   d. Es indiferente

1983. Colorante más usado en microscopía electrónica para cortes semifinos:

a. Tricróm.de Masson   b. Azul de Toluidina
c. Azul Alcián   d. Masson-Fontana

1984. En microscopía electrónica, en el método de preparación de la solución primaria de óxido de osmio se emplea:

a. Agua destilada y desionizada
b. Alcohol 96°
c. Acetona
d. Formaldehído

1985. Sobre la balsa de agua que se elabora en el pocito para poder extender los cortes de araldita en el ultramicrotomo, porcentaje de acetona adecuado:

a. 10%   b. 30%   c. 50%   d. 70%

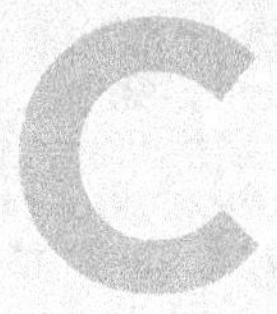

1986. El informe de autopsia clínica:

a. Debe recoger los diagnósticos principales de forma ordenada y comprensible, que incluyan al menos los diagnósticos primarios, las causas contribuyentes y los procesos secundarios o asociados

b. Debe estar validado como muy pronto al cabo del año de realizada la prosección

c. No debe incorporarse a la historia clínica

d. No debe incorporar fotografías de órganos o lesiones

1987. Estaría indicada la ecopsia en este caso:

a. No

b. Depende de la talla del paciente fallecido

c. Este procedimiento sólo se utiliza en medicina legal

d. Sí, fundamentalmente en caso de enfermedades contagiosas especiales

1988. Para poder realizar la autopsia a cualquier paciente fallecido en el hospital hace falta:

a. Que no haya sido intervenido quirúrgicamente el día previo

b. Que exista un certificado de muerte cierta

c. Que el paciente no tuviera una infección por micobacterias

d. Que el paciente sea español

1989. Habitualmente, los órganos extraídos durante la autopsia, tras su descripción, tendremos que:

a. Fijarlos en la solución adecuada

b. Congelarlos hasta que se vayan a procesar

c. Tallarlos y procesarlos

d. Conservarlos en cámara frigorífica hasta el momento de su tallado la semana siguiente

1990. El rigor mortis comienza:

a. Por extremidades superiores

b. Por extremidades inferiores

c. Habitualmente por la mandíbula, nuca, cara, tronco, extremidades superiores y, finalmente, extremidades inferiores

d. Sólo por el abdomen

1991. En la autopsia, para la extracción del cerebro, primera operación que haremos:

a. Colocar el cadáver en decúbito prono

b. Practicar incisión seccionando el cuero cabelludo desde una apófisis mastoides a la otra pasando por el vértice del cráneo

c. Colocar la cabeza de forma que cuelgue sobre la mesa para poder operar sobre ella con facilidad

d. Practicar una incisión seccionando horizontalmente el cuero cabelludo siguiendo una línea circular que pasa por encima de las dos órbitas oculares

1992. NO se considerará autopsia:

a. La extracción de órganos que se realice de forma parcial

b. La extracción de órganos que se realice de forma completa

c. La toma de muestras selectiva realizada en las 24 horas siguientes al fallecimiento

d. Aquella en la que se extraen los órganos de la cavidad torácica y la abdominal

1993. Qué es una ecopsia:

a. Método terapéutico que utiliza los ultrasonidos

b. Técnica de autopsia que obtiene material del cadáver para estudio anatomopatológico, mediante punciones y/o aspiraciones guiadas por ecografía

c. Es la obtención de piezas quirúrgicas con el apoyo de la ecografía

d. Método diagnóstico que consiste en localizar patologías mediante ecografía

1994. Para cortar los cartílagos costales. Utilizaremos un:

a. Escalpelo   b. Escoplo

c. Enterótomo   d. Costótomo

1995. Técnica que consiste en apertura del cadáver desde el mentón hasta los genitales bordeando el ombligo por la parte izquierda:

a. Virchow

b. Letulle

c. Mata

d. Rokitansky

1996. Según la OMS, feto muerto con entre 22 y 28 semanas completas de gestación (su peso suele estar comprendido entre 500 y 1.000 g):

a. Aborto

b. Muerte fetal temprana

c. Muerte fetal intermedia

d. Muerte fetal tardía

1997. Sobre la ecopsia del tubo digestivo:

a. No se debe aspirar el líquido de: estómago, ciego, ángulo hepático y colon descendente

b. En adultos se puede llenar con agua el estómago, a través del epigastrio, con la ayuda de una aguja y jeringuilla

c. En niños no se usa la sonda nasogástrica por lo que no se puede llenar el intestino

d. En niños es difícil la visualización de las glándulas suprarrenales

1998. Sobre el material e instrumental de una autopsia común. Se encuentran, entre otros, instrumentos utilizados para seccionar cerebro y médula. Cuál NO:

a. Escoplo en T   b. Sierra eléctrica

c. Condrótomo   d. Tijeras curvas y largas

1999. Sobre las autopsias clínicas:

a. Las puede realizar un celador

b. La responsabilidad total de la autopsia, desde el conocimiento de los datos clínicos hasta el informe final, corresponde al médico anatomopatólogo que la realice, dirija y supervise

c. Para poder realizar una autopsia clínica no es necesario al menos un certificado de muerte cierta

d. Una vez realizada la autopsia los familiares no tienen derecho a ver el cadáver

2000. Qué se persigue al realizar una autopsia médico clínica:

a. Comprobar las bases anatómicas del paciente fallecido

b. Hacer un estudio histológico en el cadáver

c. Comprobar las alteraciones fisiológicas

d. Determinar la enfermedad principal causante de la muerte y hacer una correlación clínico-patológica

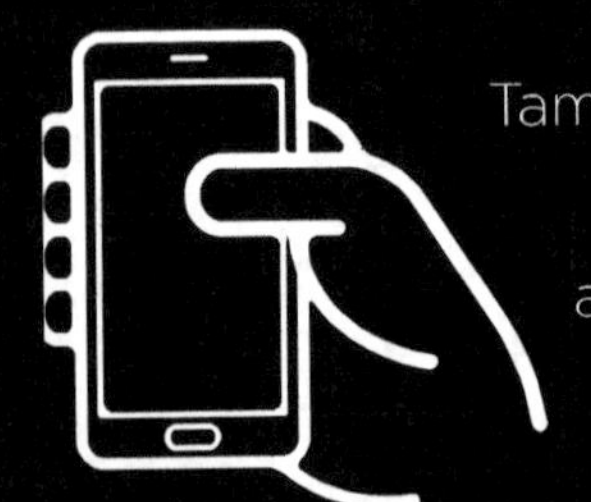